JN016903

進行性疾患患者の呼吸困難の緩和に関する診療ガイドライン

2023年版

がん患者の呼吸器症状の緩和に関するガイドライン 2016年版：改訂・改題

編集　特定非営利活動法人 日本緩和医療学会　JSPM
　　　ガイドライン統括委員会

金原出版株式会社

Clinical Guidelines for the Treatment of Dyspnea in Advanced Diseases

Revised edition of
the 2016 *Clinical Guidelines for Respiratory Symptoms in Cancer Patients*

edited by

Japanese Society for Palliative Medicine

KANEHARA & Co., Ltd., Tokyo Japan

Printed in Japan

ガイドライン統括委員会

委員長	中島　信久	琉球大学病院地域・国際医療部／緩和ケアセンター
担当委員	山口　崇	神戸大学医学部附属病院緩和支持治療科

呼吸器症状ガイドライン改訂WPG（Working Practitioner Group）

WPG員長	山口　崇	神戸大学医学部附属病院緩和支持治療科
WPG副員長	松田　能宣	国立病院機構近畿中央呼吸器センター心療内科／支持・緩和療法チーム
	渡邊　紘章	在宅緩和ケアあすなろ医院
WPG員	角甲　純	三重大学大学院医学系研究科看護学専攻実践看護学領域
	笠原　庸子	県立広島病院薬剤科
	合屋　将	公立学校共済組合近畿中央病院呼吸器内科
	小原　弘之	廿日市記念病院内科
	森　雅紀	聖隷三方原病院緩和支持治療科
	中山　健夫	京都大学大学院医学研究科社会健康医学系専攻健康情報学分野〔外部委員〕
WG員	越智　拓良	松山ベテル病院内科
	片山　英樹	岡山大学病院緩和支持医療科
	熊野　宏治	松下記念病院診療技術部リハビリテーション療法室
	小林　成光	聖路加国際大学大学院看護学研究科
	坂下　明大	兵庫県立はりま姫路総合医療センター緩和ケア内科
	佐藤　淳也	湘南医療大学薬学部
	菅野　康二	順天堂大学医学部附属順天堂東京江東高齢者医療センター呼吸器内科
	鈴木　梢	がん・感染症センター都立駒込病院緩和ケア科
	高木　雄亮	帝京大学医学部附属病院緩和ケア内科
	十九浦宏明	あかり在宅クリニック
	中野　泰	川崎市立井田病院呼吸器内科
	中村　陽一	東邦大学医療センター大森病院緩和ケアセンター
	西　智弘	川崎市立井田病院腫瘍内科／緩和ケア内科
	長谷川貴昭	名古屋市立大学病院緩和ケアセンター
	松沼　亮	甲南医療センター緩和ケア内科
	安田俊太郎	東京医科歯科大学病院薬剤部
	山本　泰大	小牧市民病院薬局
	吉田　沙蘭	東北大学大学院教育学研究科教育心理学講座臨床心理学分野
	大石　醒悟	真星病院循環器内科〔外部委員，日本心不全学会〕
	北川　知佳	長崎呼吸器リハビリクリニックリハビリテーション科〔外部委員，日本呼吸ケア・リハビリテーション学会〕
	清水　俊夫	東京都立神経病院脳神経内科〔外部委員，日本神経学会〕
	立川　良	神戸市立医療センター中央市民病院呼吸器内科〔外部委員，日本呼吸器学会〕
	樋野　恵子	順天堂大学医療看護学部成人看護学〔外部委員，日本呼吸ケア・リハビリテーション学会〕

発刊にあたって

　日本緩和医療学会では，症状緩和ガイドラインのひとつとして2009年から呼吸器症状の緩和ケアに関するガイドラインの作成に取り組んできており，今回のガイドラインは2011年版，2016年版に次ぐ第3版のガイドラインになります。

　この15年で緩和医療を取り巻く環境は大きく変わってきました。がん医療に携わる医師に対する基本的な緩和ケア研修プログラムPEACEの受講修了者は15万人を超え，オピオイド使用に対するバリアも以前に比べて少なくなってきていることを実感します。また，がん診療連携拠点病院では，病棟や外来で症状のスクリーニングが実施され，基本的な緩和ケアで緩和されない苦痛に対しては，緩和ケアチームによるコンサルテーション診療を利用することができるようになっています。それでも，対応が難しい症状の代表的なものが呼吸困難であると言うことができると思います。

　そのような中で，2018年から山口崇呼吸器症状ガイドライン改訂WPG員長のもと，WPG員を中心に多くの執筆者，Systematic Reviewグループメンバー，レビュワーがMinds診療ガイドライン作成マニュアル2017，2020に則って努力を重ね，関連学会代表者，患者会代表者にご参画を得て，総力を挙げて本書が作成されました。本ガイドラインには，この7年間に公表されたエビデンスが反映されているほか，大きな改訂が行われています。ガイドラインの名称が，「がん患者の呼吸器症状の緩和」から，「進行性疾患患者の呼吸困難の緩和」に変わっていることに注目してください。推奨に関しては，「呼吸困難への対処」に絞ってこのガイドラインは作成されています。また，非薬物療法の推奨に関しては，対象疾患を「がん，並びに非がん進行性疾患」としています。この努力は特筆に値するものだと思います。緩和ケアの対象疾患は今後急速に拡大することが期待されており，循環器疾患，呼吸器疾患で頻度の高い呼吸困難への対応は，疾患を問わず求められることであるからです。

　本ガイドラインがわが国の緩和医療・ケアを支える医療従事者にとって，呼吸困難への対応をナビゲートする海図としての役割を果たし，患者のQOL向上の一助となることを切に願い，巻頭の言葉とさせていただきます。

2023年5月

特定非営利活動法人 日本緩和医療学会
理事長　木澤義之

目 次

臨床疑問一覧

番号	臨床疑問
1-1	安静時低酸素血症があり呼吸困難を有する進行性疾患患者に対して，酸素吸入を行うことは呼吸困難の緩和に有用か？
1-2	安静時低酸素血症がない，または軽度にとどまるが呼吸困難を有する進行性疾患患者に対して，酸素吸入を行うことは呼吸困難の緩和に有用か？
2	低酸素血症があり呼吸困難を有する進行性疾患患者に対して，高流量鼻カニュラ酸素療法（high flow nasal cannula oxygen；HFNC）を行うことは呼吸困難の緩和に有用か？
3	呼吸困難を有する進行性疾患患者に対して，送風療法（顔への送風）を行うことは有用か？
4-1	呼吸困難を有するがん患者に対して，モルヒネ全身投与は有用か？
4-2	呼吸困難を有するがん患者に対して，オキシコドン全身投与は有用か？
4-3	呼吸困難を有するがん患者に対して，ヒドロモルフォン全身投与は有用か？
4-4	呼吸困難を有するがん患者に対して，フェンタニル全身投与は有用か？
4-5	呼吸困難を有するがん患者に対して，モルヒネ吸入は有用か？
5-1	呼吸困難を有するがん患者に対して，ベンゾジアゼピン系薬の単独投与は有用か？
5-2	呼吸困難を有するがん患者に対して，ベンゾジアゼピン系薬をオピオイドに併用することは有用か？
6-1	呼吸困難を有するがん患者に対して，コルチコステロイドの全身投与は有用か？
6-2	がん性リンパ管症による呼吸困難を有するがん患者に対して，コルチコステロイドの全身投与は有用か？
6-3	上大静脈症候群による呼吸困難を有するがん患者に対して，コルチコステロイドの全身投与は有用か？
6-4	主要気道閉塞（major airway obstruction；MAO）による呼吸困難を有するがん患者に対して，コルチコステロイドの全身投与は有用か？

I 章

はじめに

1 ガイドライン作成の経緯と目的

1 これまでのガイドライン作成・改訂の経緯 (2011年版, 2016年版)

　呼吸困難，その他の呼吸器症状は，がん患者において頻度が高く難治性であることが多い症状の一つとされる。日本緩和医療学会では，身体症状緩和のガイドラインとして，「疼痛」に続いて「呼吸器症状」の緩和に関するガイドラインの作成が必要であると考え，2009年に「呼吸器症状ガイドライン作業部会」が組織され，2011年に『がん患者の呼吸器症状の緩和に関するガイドライン2011年版』として発刊した。同ガイドラインには，「医療の進歩に遅れることなく内容の再検討および改訂を行うこととする」と記載されており，その後の医療環境の変化やエビデンスの蓄積にあわせた改訂を行うため，2013年に「呼吸器症状ガイドライン改訂 Working Practitioner Group（WPG）」が設けられ，2016年に改訂版である『がん患者の呼吸器症状の緩和に関するガイドライン2016年版』（以下，2016年版）が発刊された。

2 2023年版改訂の経緯

　2016年版作成の際に挙げられた残された課題をもとに，その後に公表されたエビデンスを盛り込むことや新規に日本国内で利用可能となった治療方法に関する項目を追加すること，さらには緩和ケアの非がん疾患への対応がますます求められてきている状況から，一部項目に関しては非がん疾患にも対象を広げた内容で改訂を行う方針のもと，2018年に新たな呼吸器症状ガイドライン改訂 WPG・Working Group（WG）が組織され，改訂作業を行った。対象は，薬物療法に関してはすべてのがん患者，酸素療法などの非薬物療法に関しては緩和ケアが必要なすべての進行性疾患患者とした。使用者は，医師，看護師，薬剤師などすべての医療従事者を想定した。『進行性疾患患者の呼吸困難の緩和に関する診療ガイドライン2023年版』（以下，本ガイドライン）では，EBM（evidence-based medicine）の考え方に基づき，Minds（Medical Information Network Distribution Service）の診療ガイドライン作成の手法（Minds診療ガイドライン作成マニュアル2017および2020）に則り，最新の文献を十分に検討して体系化されたガイドラインを目指したと同時に，アルゴリズムを示して臨床の場における医療チームの意思決定の手助けになるように工夫した（改訂作業の詳細は，P7，I章-3「作成過程」参照）。

3 ガイドラインの目的

　本ガイドラインの目的は，進行性疾患患者における代表的な呼吸器症状である呼吸困難の緩和に関する現時点で考えられる標準的治療法を示すことである。さらには，日々の診療現場における臨床疑問に対する答えとして治療推奨を示すことで，医療従事者に対する診療の指針を示し，対象患者の症状の緩和ならびに生活の質

（quality of life；QOL）の向上につなげることが目的である。

4　2023年版における主な改訂点

2023年版における主な改訂点は，以下の通りである。

①推奨部分に関しては，最も代表的な呼吸器症状である「呼吸困難」のみを扱うこととした。

②非がん疾患への対応を念頭に，酸素療法などの非薬物療法の推奨部分に関して対象疾患をがんならびに非がん進行性疾患とした。また，非がん進行性疾患患者の呼吸困難に対する薬物療法に関しては，推奨部分では扱わなかったが，関連学会の協力を得て背景知識部分として記載を行った。

③上記の全体方針ならびに臨床疑問の設定に関して，日本緩和医療学会会員へ広く意見を募り，あわせて患者会代表者にも事前に意見をいただいた。

④2016年版までで扱っていなかった「送風療法」「ヒドロモルフォン」の項目を新たに推奨部分で扱った。

⑤2016年版で推奨部分として扱っていた「悪性胸水」「咳嗽」「死前喘鳴」および新規の「血痰」「喀血」の各項目は背景知識部分で概説した。

⑥推奨部分で扱った各臨床疑問に関する系統的レビューはガイドライン推奨作成グループ（ガイドラインパネル）と独立したSystematic Review（SR）チームが行った。

⑦2016年版から引き続いて，他の関連学会代表者，患者会代表者に参画していただき，それらの意見を反映して，実際の臨床現場で役立つものになるよう配慮し工夫した（詳細はP7，Ⅰ章-3「作成過程」参照）。

（山口　崇）

2 ガイドラインの使用上の注意

1 使用上の注意

（1）適　用

　本ガイドラインでは，がんをはじめとした進行性疾患患者の呼吸困難に対する症状緩和のための治療介入を扱っている。一方で，薬物療法・外科治療をはじめとした各種侵襲的治療・放射線治療など原疾患に対する集学的治療を適切に行うことが症状緩和の観点でも重要であると考えられ，各種原疾患に対する治療適応に十分な検討が必要である。それらの原疾患に対する治療に関しては，それぞれの領域の成書を参照されたい。

（2）対象患者

　呼吸困難を合併しているすべての進行性疾患の患者を対象とする。

（3）使用者

　慢性疾患患者の診療・ケアに携わる医師（緩和ケア医，各臓器専門医，総合診療医など），看護師，薬剤師など，すべての医療従事者を想定される使用者とする。また，慢性疾患患者のケアに関わる介護関係者が参照したり，患者・家族も自身が受ける治療の参考として利用できるよう配慮する。

（4）効果の指標

　本ガイドラインでは，各臨床疑問におけるプライマリーアウトカムを「呼吸困難の緩和」として効果の指標とした。また，その他の「益のアウトカム（患者にとって望ましい効果）」として，例えば，「運動耐用能の向上，QOL の向上」など，また，「負のアウトカム（患者にとって望ましくない効果）」として，例えば，「重篤な有害事象」などを各臨床疑問で個別に挙げ，患者にとっての重要性の観点から重み付けして評価し，最終的に推奨度確定の参考とした（詳細は P7，Ⅰ章-3「作成過程」参照）。なお，本文上では各採用文献で報告されている数値をそのまま記載したため，メタアナリシスの結果と必ずしも一致しない場合がある。

（5）診療における個別性の尊重

　本ガイドラインは，ガイドラインに従った画一的な治療・ケアを勧めるものではない。ガイドラインは臨床的，科学的に満たすべき一般的な水準を示しているが，個々の患者への適用は，対象となる患者の価値観や好みなどを含めた個別性に十分配慮し，医療チームが責任をもって決定するべきものである。

（6）医療保険適用の扱い

　本ガイドラインの推奨内容には，医療保険の適用範囲外の用法・用量が含まれている。医療保険の適用範囲に関しては，今後将来にわたって変化がない絶対的なものではないため，本ガイドラインの推奨を決めるに際して，保険適用の範囲内外であることに関しては考慮に入れていない。しかしながら，実際の臨床現場においては保険適用の範囲かどうかに関しては，患者側の費用負担をはじめとして影響を及ぼすことが想定される。そのため，本ガイドラインを利用する際には，用法・用量

が保険適用の範囲内外であることに関しても十分に考慮に入れ，患者を直接担当する医療従事者が責任をもち対応すること。

（7）対象とする薬剤

本ガイドラインでは，原則的に本邦で使用可能な薬剤を評価対象として推奨文で取り扱った。しかし，海外の文献を解説する部分では，本邦で使用不可能な薬剤も記載している。その場合は英語表記とし，本邦で使用できる薬剤（カタカナ・漢字表記）と区別した。

（8）責　任

本ガイドラインの内容については日本緩和医療学会が責任をもつが，個々の患者への適用や対応に関しては，患者を直接担当する医療従事者が責任をもつ。

（9）利益相反

本ガイドラインの作成にかかる事務・運営費用は，日本緩和医療学会より拠出された。ガイドライン作成に関わる委員の活動・作業はすべて無報酬で行われ，委員全員の利益相反に関する開示が行われ，日本緩和医療学会で承認された。本ガイドライン作成のどの段階においても，ガイドラインで扱われている内容から利害関係を生じうる団体からの資金提供は受けていない。

2　構成とインストラクション

本ガイドラインの構成は以下の通りである。

まず，「I章　はじめに」では，「ガイドライン作成の経緯と目的」を簡単にまとめ，「ガイドラインの使用上の注意」として，本ガイドラインの対象とする状況や使用上の注意を説明した。次に，「作成過程」と「推奨の表現」において，本ガイドラインでの推奨の作成過程の概要の提示と，本ガイドラインで使用されている推奨の表現方法ならびに推奨の方向，強さ，エビデンスの確実性を決定する際の考え方について解説した。また，「用語の定義と概念」では，本ガイドラインで使用する用語の定義を記載した。

次に，「II章　背景知識」では，推奨文をよりよく理解し，呼吸困難への緩和ケアを行ううえで必要と思われる，呼吸困難ならびにその症状緩和治療に関する基礎知識をまとめた。また，「呼吸困難以外の呼吸器症状」「非がん進行性疾患の呼吸困難に対する薬物療法」「呼吸困難に対する非薬物療法」に関してもこの章で概説した。

ガイドラインの主要部分となる「III章　推奨」では，章の冒頭に全体を概観できるようアルゴリズムを示し，治療の考え方を概説した。続いて，臨床疑問，それに対する推奨文，推奨文の解説を記載した。推奨では，薬剤の投与量，投与方法については詳細を示さず，標準的な投与方法・投与量に関しては背景知識に記載することとした。推奨の参考としたエビデンスの内容に関しては，推奨の解説において個々の論文の概要がわかるように配慮して記載した。

次に「IV章　今後の検討課題」として，今後解決すべき研究課題や診療ガイドラインとしての検討課題に関して記載した。

最後に「V章　資料」では，「臨床疑問の設定」「文献検索式」「利益相反」を掲載した。

3　他の教育プログラムとの関係

　本ガイドラインでは，作成作業段階で得られた最新の知見をもとに，専門家の合意を得るためのコンセンサス法を用いた（P7，I章-3「作成過程」参照）。そのため，本ガイドライン作成前に作成された教育資料，「症状の評価とマネジメントを中心とした緩和ケアのための医師の継続教育プログラム」（PEACE；Palliative care Emphasis program on symptom management and Assessment for Continuous medical Education）とは，いくつかの点において相違が認められる。それらの教育資料との整合性については，随時，日本緩和医療学会ホームページなどで情報を提供する。

（山口　崇）

3 作成過程

　本ガイドラインは，日本緩和医療学会の「緩和医療ガイドライン作成委員会：呼吸器症状ガイドライン改訂WPG」（以下，WPG）が，「Minds診療ガイドライン作成マニュアル2017および2020」に準じて作成した。推奨の強さとエビデンスの確実性に関しては，「Minds診療ガイドライン作成マニュアル2017および2020」を参照し，WPG内の合議であらかじめ定めた。

1　概　要

　日本緩和医療学会において，WPGを組織し，ガイドライン作成のための手順を作成した。次に，2016年版で取り上げた項目および今後の課題として挙げられた内容，さらに昨今の緩和医療を取り巻く状況をふまえ，各WPG員より臨床疑問案を収集した。収集された臨床疑問案をもとに，WPGの合議において改訂ガイドラインで取り上げる臨床疑問リストを作成した。作成した臨床疑問リストに対する意見を学会員ならびに複数の患者団体に求め，意見をふまえて臨床疑問リストを確定した。

　続いて，SRを担当するWG員（SRチーム）が系統的文献検索を行い，基準を満たす論文を抽出した。抽出した文献の評価を行い，推奨の根拠となるエビデンス部分を確定させ，それらをふまえた臨床疑問に対する推奨文の原案を各臨床疑問の担当WPG員が作成し，WPG内での議論をふまえ推奨文案を確定させた。推奨文案は，修正デルファイ法に従って日本緩和医療学会，各関連学会，ならびに患者団体の代表者による討議を行い，合意が得られるまで修正を行い最終案を確定した。推奨文の最終案は，日本緩和医療学会と各関連学会それぞれの代表者からなる外部評価を得た後に，最終版を確定し，日本緩和医療学会理事会の承認を得て完成した。

2　臨床疑問の設定

　一般的には臨床疑問を定式化する際にはPICO形式（P：患者，I：介入，C：比較，O：結果）でなされる。本ガイドラインでは，疑問の中心である「介入」が広く「呼吸困難を緩和するか？」を検討する疑問とし，その比較対象は，プラセボ・実薬（active comparator）・無治療などを想定した（各臨床疑問）。重要臨床課題として6項目を定め，それに対応する臨床疑問として最終的に合計15項目の臨床疑問を設定した。

3　系統的文献検索

　重要臨床課題ごとにWG員2名一組の担当者（SRチーム）を決めた。以下に述べる系統的文献検索の各プロセスに関して，SRチームの2名がそれぞれ独立して作

表1　共通の採用基準

・18 歳以上
・性別・人種は問わない
・セッティング：入院，外来，在宅ケア。ただし，酸素療法・高流量鼻カニュラ酸素療法（HFNC）は救急・集中治療セッティングを除外
・疾患：酸素・HFNC・送風療法に関してはすべての進行性疾患，薬物療法に関してはがん患者のみ
・研究デザイン：酸素・HFNC・送風療法に関しては無作為化比較試験のみ，薬物療法に関しては無作為化比較試験，非無作為化比較試験，観察研究（症例シリーズ，症例報告は不採用）
・英語または日本語で記載されている

業を行い，プロセスごとに結果を SR チーム内で照らし合わせて合議のうえ，採用文献を確定した。

　一次スクリーニングでは，まず検索式を作成した（P174，Ⅴ章-2「文献検索式」参照）。次に，その検索式を用いて文献検索データベースを利用した文献検索を行った（検索日：英文 2019 年 9 月 23 日，和文 2019 年 10 月 17 日）。文献検索データソースには，PubMed・Cochrane Library・Embase・医学中央雑誌（医中誌）Web（日本語文献）を用いた。データベース検索で同定された文献のタイトルおよび抄録を確認し，採用基準に合致しないものを除外した。残された文献を二次スクリーニング用のデータセットとして採用し文献本体を収集した。

　二次スクリーニングでは，収集した文献の全文精読を行い，採用基準に合った文献を選び，採用文献を決定した。採用文献ならびに関連する総説の参考文献リストをハンドサーチし，データベースを利用した文献検索でカバーできていない文献を追加採用する作業を行った。

　共通の採用基準を表1に示す。薬物療法の項目に関する文献採用のルールとして，まず，対象患者に関して，①がん患者のみを対象とした研究，②研究全体としては非がん疾患患者を含んでいるが，がん患者のみのサブグループデータを報告している研究，③非がん疾患患者を含んでいるが，がん患者の割合が 50% 以上である（がん患者のみのサブグループデータは報告していない）研究，④非がん疾患患者を含み，がん患者の割合が 50% 未満にとどまり，がん患者のみのサブグループデータは報告していない研究，の 4 つの区分を設定した。①～③は採用可能とし，④は不採用の方針とした。次に，研究デザインに関しては，：①無作為化比較試験が複数存在する場合は無作為化比較試験以外は採用せず完了，②無作為化比較試験がない，または 1 つのみの場合は非無作為化比較試験/対照群のある観察研究を採用，③無作為化比較試験，非無作為化比較試験/対照群のある観察研究がない場合は対照群がない（単アームの）観察研究まで採用する，という方針とした。

　それぞれの採用文献に関して，バイアスリスク評価（「研究デザイン」「研究の限界（limitation）」「結果が一致しているか（consistency）」「研究の対象・介入・アウトカムは想定している状況に近いか（directness）」「データは精確であるか（precision）」「その他のバイアス」）を行い，各臨床疑問ごとに統合した効果推定量およびバイアスリスクの評価を行いエビデンスサマリを作成した。

4　推奨文の作成

　SRチームが作成したエビデンスサマリをもとに，WPG員8名によるガイドラインパネルが推奨および解説文案を作成した。その過程において，パネル内の議論を通じて，いくつかの項目に関しては採用したエビデンスからより細分化した推奨を作成することが望ましいと判断し，最終的に18項目の推奨およびその解説文の案を作成した。

5　推奨文の確定

　推奨の項目に関する妥当性の検証にあたって，日本緩和医療学会より8名（WPG員），関連学会（日本臨床腫瘍学会，日本呼吸器学会，日本プライマリ・ケア連合学会，日本がん看護学会，日本緩和医療薬学会）から代表として推薦された各1名，患者団体（ささえあい医療人権センターCOML）から代表として1名，合計14名をデルファイ委員として選抜した。修正デルファイ法を使用し，匿名で評価票を用いた評価を行い，デルファイ委員以外の事務担当者が評価票を回収・集計した後に結果をデルファイ委員に公表した。結果に基づきデルファイ委員の会議において修正が必要な部分に関して協議を行った。推奨・解説文に関して合意が得られるまで修正を行い，合計3回の検証ラウンドを行った。

❶　1回目のデルファイラウンド
　「推奨」の18項目それぞれについて妥当性を「推奨文の内容（推奨の方向と強さ）」「解説文の内容（推奨の根拠部分の記載）」に分けて，それぞれ1（適切でない）から9（適切である）の9件法で評価を求めた。その結果，「推奨文の内容」「解説文の内容」のいずれもあらかじめ定めた合意の基準（中央値8以上かつ最小と最大の差が5以下）を満たした項目が10項目，「推奨文の内容」「解説文の内容」のいずれかもしくは両方が合意の基準を満たさなかった項目が8項目であった。項目ごとに中央値，最小値，最大値を各委員に公開し，会議によって相違点を議論した。議論をふまえ，ガイドラインパネルにおいて合意基準を満たさなかった8項目および合意基準を満たしていたが修正が必要と判断した1項目の合計9項目に関して推奨・解説文の修正を行った。

❷　2回目のデルファイラウンド
　1回目のデルファイラウンド後に修正を加えた9項目の推奨・解説文について，1回目と同様に妥当性を1（適切でない）から9（適切である）の9件法で評価を求めた。その結果，「推奨文の内容」「解説文の内容」のいずれも合意の基準を満たした項目が8項目，「解説文の内容」が合意の基準を満たさなかった項目が1項目であった。項目ごとに中央値，最小値，最大値を各委員に公開し，会議によって相違点を議論した。議論をふまえ，ガイドラインパネルにおいて合意基準を満たさなかった1項目および合意基準を満たしていたが修正が必要と判断した3項目の合計4項目に関して推奨・解説文の修正を行った。

❸ 3回目のデルファイラウンド

　2回目のデルファイラウンド後に修正を加えた4項目の推奨・解説文について，1回目・2回目と同様に妥当性を1（適切でない）から9（適切である）の9件法で評価を求めた。その結果，すべての項目で「推奨文の内容」「解説文の内容」のいずれも合意の基準を満たした。これにより，デルファイラウンドにおける意見は収束したと判断し，この時点の推奨文・解説文を修正ガイドラインの暫定稿とした。

❹ 外部評価委員による評価

　暫定稿に対して，外部評価委員として本ガイドラインの作成に関与していなかった日本緩和医療学会の代表者（医師，看護師，薬剤師，各1名）と，関連学会（日本癌治療学会，日本呼吸ケア・リハビリテーション学会，日本プライマリ・ケア連合学会，日本肺癌学会）の代表者各1名の計7名に，自由記述による評価を依頼し，その結果をWPG員に配布した。外部評価の結果から小修正を加えたものをWPGの決定稿とした。

6　日本緩和医療学会の承認

　日本緩和医療学会代議員の意見公募手続きを経た後，本ガイドラインは，日本緩和医療学会理事会により承認された。

（山口　崇）

4 推奨の表現（推奨の方向，強さ，エビデンスの確実性）

1 推奨の方向

　本ガイドラインでは，推奨の方向性として，「行う」推奨と「行わない」推奨を設けた。介入によって想定される利益が想定される不利益を上回ると判断される場合には実施することを勧める「行う」推奨に，想定される不利益が想定される利益を上回ると判断される場合には実施しないことを勧める「行わない」推奨とする。

　また，合議の過程で「実施する/しない」の推奨の方向性の結論がつけられない場合は，「明確な推奨ができない」と表現する。

2 推奨の強さ

　本ガイドラインでは，「推奨の強さ」を，「推奨に従って治療を行った場合に患者の受ける利益が害や負担を上回る（下回る）と考えられる確信の強さの程度」と定義した。推奨は，エビデンスの確実性やエビデンスのなかで報告されている利益と不利益の大きさ，および臨床経験をもとに，推奨した治療によって得られると見込まれる利益の大きさと，治療によって生じる害や負担とのバランスから，総合的に判断した。治療によって生じる「負担」には，全国のすべての施設で容易に利用可能かどうか（availability；利用可能性）も含めて検討した。

　本ガイドラインでは，推奨の強さを「強い推奨」「弱い推奨」の2種類に分類し，実際の推奨文においては，強い推奨を「recommend；推奨する」，弱い推奨を「suggest；提案する」と表現した（**表1**）。

　「強い推奨」とは，得られているエビデンスと臨床経験から判断して，推奨した治療によって得られる利益が，治療によって生じうる害や負担を上回る（または，下回る）確信が強いと考えられることを指す（**表2**）。この場合，医師は，患者の多くが推奨された治療を希望することを想定し，患者の価値観や好み，意向もふまえたうえで，推奨された治療を行うことが望ましい。

　「弱い推奨」とは，得られているエビデンスと臨床経験から判断して，推奨した治療によって得られる利益の大きさが不確実であるか，または，治療によって生じうる害や負担と利益とが拮抗していると考えられることを指す（**表2**）。この場合，医師は，推奨された治療を行うかどうか，患者の価値観や好み，意向もふまえたうえで，患者とよく相談する必要がある。

　修正デルファイ法を用いた合議の過程において，デルファイ委員が各推奨文を「1：強い推奨」と考えるか，「2：弱い推奨」と考えるかについての集計後，不一致が生じた際には討議を行った。推奨の強さに対する意見が分かれた場合には，「専門家の合意が得られるほどの強い推奨ではない」と考え，「弱い推奨」とすることを原則とした。

　また，「実施する/しない」の推奨の方向性の結論がつけられない場合は，「強い/

表1　推奨度，記号，表現の対応

推奨度	記号	表現	
強い推奨（recommend）	1	「実施する」	行うことを推奨する
		「実施しない」	行わないことを推奨する
弱い推奨（suggest）	2	「実施する」	行うことを提案する
		「実施しない」	行わないことを提案する

表2　推奨の強さ

1：強い推奨（recommend）	推奨した治療によって得られる利益が，治療によって生じうる害や負担を明らかに上回る（あるいは下回る）と考えられる
2：弱い推奨（suggest）	推奨した治療によって得られる利益の大きさは不確実である，または，治療によって生じうる害や負担と拮抗していると考えられる

表3　エビデンスの確実性の参考とした研究デザイン

A	適切に実施された複数の無作為化比較試験から得られた一貫性のある結果；無作為化比較試験のメタアナリシス；バイアスのない複数の観察研究から得られた非常に強固な結果
B	重要な限界を有する無作為化比較試験；非無作為化比較試験[*1]；一致した結果の複数のバイアスのない観察研究[*2]
C	複数の観察研究；重大な欠陥もしくは非直接的な無作為化比較試験
D	単独の観察研究；非系統的な臨床観察・症例報告；専門家の意見

[*1]クロスオーバー比較試験を含む
[*2]無作為化比較試験の治療群，または，対照群を前後比較試験や観察研究として評価したものを含む

弱い」の推奨度の提示は行わない（「推奨の強さなし」）こととした。

3　エビデンスの確実性

　本ガイドラインでは，「エビデンスの確実性」を「治療効果推定の確信が，ある特定の推奨を支持するうえで，どの程度適切かを示す指標」と定義した。エビデンスの確実性は，「Minds 診療ガイドライン作成マニュアル 2017 ならびに 2020」を参照し，呼吸器症状ガイドライン改訂 WPG の合意に基づき，「研究デザイン」「研究の限界（limitation）」「結果が一致しているか（consistency）」「研究の対象・介入・アウトカムは想定している状況に近いか（directness）」「データは精確であるか（precision）」「その他のバイアス」から総合的に臨床疑問ごとに判断した。
・「研究デザイン」は，エビデンスの確実性を決定するための出発点として使用し，表3 の区別をした。
・「研究の限界（limitation）」は，割り付けのコンシールメント（隠蔽化），盲検化，アウトカム報告，アウトカム測定，適格基準の確立，フォローアップ期間など，研究の妥当性そのものを指す。
・「結果が一致しているか（consistency）」は，複数の研究がある場合に，研究結果（介入の効果）が一致しているかを指す。
・「研究の対象・介入・アウトカムは想定している状況に近いか（directness）」は，

表4　エビデンスの確実性

A（高い）	今後さらなる研究を実施しても，効果推定への確信性は変わりそうにない
B（中）	今後さらなる研究が実施された場合，効果推定への確信性に重要な影響を与える可能性があり，その推定が変わるかもしれない
C（低い）	今後さらなる研究が実施された場合，効果推定への確信性に重要な影響を与える可能性が非常に高く，その推定が変わる可能性がある
D（非常に低い）	効果推定が不確実である

　研究で扱われている臨床状況・集団・条件と，本ガイドラインにおける臨床疑問で想定している内容に相違があるかを示す。具体的な評価は，研究対象集団・介入内容・アウトカム測定方法に関して行った。
・「データは精確であるか（precision）」は，対象患者数やイベント数が十分であるかを示す。対象者数がサンプルサイズ計算に基づく予定症例数に達しているか，などが評価される。対象患者数やイベント数が少ない場合は信頼区間が大きくなり，データの不精確性が増す。
・「その他のバイアス」は，出版バイアス（publication bias）や利益相反などを評価した。
　エビデンスの確実性は，A〜Dの4段階に分けられており，それぞれ，A：「今後さらなる研究を実施しても，効果推定への確信性は変わりそうにない」，B：「今後さらなる研究が実施された場合，効果推定への確信性に重要な影響を与える可能性があり，その推定が変わるかもしれない」，C：「今後さらなる研究が実施された場合，効果推定への確信性に重要な影響を与える可能性が非常に高く，その推定が変わる可能性がある」，D：「効果推定が不確実である」ことを示す（**表4**）。
　以上のように，本ガイドラインでは，エビデンスの確実性を研究デザインだけでなく，研究の質，結果が一致しているか，研究の対象・介入・アウトカムは想定している状況に近いかなどを含めて，総合的に判断した。

4　推奨の強さとエビデンスの確実性の臨床的意味

　上述の通り，本ガイドラインでは，推奨の方向性として，「行う」推奨と「行わない」推奨を設け，それぞれに対しての推奨の強さが「強い推奨」と「弱い推奨」が組み合わされるため，最終的な推奨は4種類で表現することを基本とした。さらに，4段階のエビデンスの確実性がそれぞれに組み合わされる。それぞれの推奨文の臨床的解釈についても**表5**にまとめた。

（山口　崇）

表5　推奨度とエビデンスの確実性による臨床的意味

	臨床的意味
1A	推奨は，多くの状況において，多くの患者に対して適応できる。根拠のレベルが高く，したがって，推奨した治療を行う（または，行わない）ことが勧められる
1B	推奨は，多くの状況において，多くの患者に対して適応できる。ただし，根拠のレベルが十分ではなく，今後の研究結果により効果推定の確信性に影響が与えられる可能性があり，その推定が変わるかもしれない。したがって，根拠が十分ではないことを理解したうえで，推奨した治療を行う（または，行わない）ことが勧められる
1C	推奨は，多くの状況において，多くの患者に対して適応できる。しかしながら，根拠のレベルは低く，今後の研究により効果推定の確信性に影響が与えられる可能性が高く，その推定が変わる可能性が多分に存在する。したがって，根拠が不足していることを理解したうえで，推奨した治療を行う（または，行わない）ことが勧められる
1D	推奨は，多くの状況において，多くの患者に対して適応できる。ただし，根拠は非常に限られるもしくは臨床経験に基づくのみであり，今後の研究結果により推定が大きく変わる可能性がある。したがって，根拠は不確実であることを理解したうえで，推奨した治療を行う（または，行わない）ことが勧められる
2A	推奨による利益と不利益の差は拮抗しており，患者もしくは社会的価値によって最善の対応が異なる可能性がある。ただし，推奨の方向に関する根拠のレベルは高く，効果推定に関する確信性は高い。したがって，推奨内容を選択肢として呈示し，患者と推奨内容を行う（または行わない）かに関して相談することが勧められる
2B	推奨による利益と不利益の差は拮抗しており，患者もしくは社会的価値によって最善の対応が異なる可能性がある。また，推奨の方向に関する根拠のレベルは十分ではなく，今後の研究結果により効果推定の確信性に影響が与えられる可能性があり，その推定が変わるかもしれない。したがって，推奨内容を選択肢として呈示し，患者と推奨内容を行う（または行わない）かに関して相談することが勧められる
2C	推奨による利益と不利益の差は拮抗しており，患者もしくは社会的価値によって最善の対応が異なる可能性がある。また，推奨の方向に関する根拠のレベルは低く，今後の研究により効果推定の確信性に影響が与えられる可能性が高く，その推定が変わる可能性が多分に存在する。したがって，推奨内容を選択肢として呈示し，患者と推奨内容を行う（または行わない）かに関して相談することが勧められる
2D	推奨による利益と不利益の差は拮抗しており，患者もしくは社会的価値によって最善の対応が異なる可能性がある。さらに，推奨の方向に関する根拠は非常に限られるもしくは臨床経験に基づくのみであり，今後の研究結果により推定が大きく変わる可能性がある。したがって，推奨内容を選択肢として呈示し，患者と推奨内容を行う（または行わない）かに関して相談することが勧められる

【参考文献】
1) Guyatt GH, Cook DJ, Jaeschke R, et al. Grades of recommendation for antithrombotic agents: American College of Chest Physicians Evidence-Based Clinical Practice Guidelines (8th Edition). Chest 2008; 133 (6 Suppl): 123S-31S (Erratum in: Chest 2008; 134: 473)
2) Guyatt GH, Oxman AD, Vist GE, et al.; GRADE Working Group. GRADE: an emerging consensus on rating quality of evidence and strength of recommendations. BMJ 2008; 336: 924-6
3) Minds診療ガイドライン作成マニュアル編集委員会 編. Minds診療ガイドライン作成マニュアル2020 ver. 3.0
4) 相原守夫，三原華子，村山隆之，他. 診療ガイドラインのためのGRADEシステム―治療介入―. 青森，凸版メディア，2010

5 用語の定義と概念

■はじめに

　この項では，本ガイドラインの治療，ケアを考えるうえで，整理しておくべき用語の定義について本文から抜粋してまとめた。ここに挙げた用語（日本語訳）や定義は，今後，日本緩和医療学会のみならず関連団体を含めて，用語の統一を行っていく過程で変更される可能性がある。

呼吸困難

　呼吸時の不快な感覚。dyspnea/breathlessness/shortness of breath

呼吸不全

　呼吸機能障害のため動脈血ガス（特に O_2 と CO_2）が異常値を示し，そのために正常な機能を営むことができない状態。定義上，動脈血酸素分圧が 60 Torr 以下の状態を指す。急性呼吸不全と慢性呼吸不全がある。respiratory failure

心理療法

　患者が困っていることや悩んでいることを専門家との会話や対話を通して解決または自己受容あるいは自己変容していくもの。

〔厚生労働省．e-ヘルスネット．https://www.e-healthnet.mhlw.go.jp/information/dictionary/heart/yk-088.html より引用〕

看護ケア

　健康の保持増進，回復に関するケアを意味する。

〔注〕本ガイドラインでは，非薬物療法のうち看護師が関わる可能性がある介入を看護ケアとした。

呼吸リハビリテーション

　呼吸器の病気によって生じた障害をもつ患者に対して，可能な限り機能を回復，あるいは維持させ，これにより患者自身が自立できるように継続的に支援していくための医療。

〔注〕本ガイドラインでは，日本呼吸ケア・リハビリテーション学会/日本呼吸理学療法学会/日本呼吸器学会「呼吸リハビリテーションに関するステートメント」の定義を引用した。

呼吸理学療法

　呼吸障害に対する理学療法の呼称および略称さらには総称であり，呼吸障害の予防と治療のために適用される理学療法の手段。

〔注〕肺理学療法あるいは胸部理学療法は欧米での chest physiotherapy に相当する用語である。Chest physiotherapy は通常，伝統的な気道クリアランス法，特に体位ドレナージとそれに付随する排痰手技（特に軽打，振動）に代表される気道管理に関する理学療法手技のみを意味するものである。呼吸理学療法と，肺あるいは胸部理学療法は，しばしば混同されているが明確な相違がある。

酸素療法

　低酸素血症を是正するために，適量の酸素を投与し吸入気の酸素濃度（FiO_2）を高める治療法。oxygen therapy, supplemental oxygen など

高流量鼻カニュラ酸素療法

　加温・加湿した一定濃度の酸素を高流量で経鼻的に投与する新しい酸素療法。Nasal high flow therapy, high flow therapy などとも呼ばれる。high flow nasal cannula oxygen（HFNC）

送風療法

　扇風機（手持ち型，据置型，卓上型，ネック型など）を用いて顔に向けて風を送る支援のこと。fan, fan therapy など

オピオイド

麻薬性鎮痛薬やその関連合成鎮痛薬などのアルカロイドおよびモルヒネ様活性を有する内因性または合成ペプチド類の総称。opioid

〔注〕本ガイドラインでは，日本緩和医療学会『がん疼痛の薬物療法に関するガイドライン2020年版』の定義を引用した。

オピオイドナイーブ

オピオイド未使用の状態。opioid naive

VAS

水平あるいは垂直に引かれた100 mmの直線の両端に両極端の状態（例えば「息苦しさはない」「これ以上の息苦しさは考えられない」）を記載し，最も当てはまる線上にマークする自己評価法。visual analogue scale

NRS

0〜10の両端に両極端の状態（例えば「息苦しさはない」「想像しうる最もひどい苦しさ」）を記載し，最も当てはまる数字を選択する自己評価法。最大値は10以外に設定されることもある。numerical rating scale

修正Borgスケール

身体活動能力の評価を目的として開発されたカテゴリー尺度で，0〜10の12段階（0.5を含む）の呼吸困難の強さを選択する自己評価法。modified Borg scale

（山口　崇）

Ⅱ章

背景知識

1 呼吸困難のメカニズム

呼吸困難とは，「呼吸の際に生じる不快な感覚という主観的な経験（a subjective experience of breathing discomfort）」と定義されている（米国胸部学会，2012 年）。呼吸困難は，他の一般的な感覚のように，ある一定の外的刺激が感覚受容器→求心性神経路→大脳皮質の特定領域という経路で伝えられ知覚する，という単純な発生機序ではなく，複数の遠心性・求心性の刺激が複雑に関与して呼吸困難という特異的な感覚が発生するものと考えられる。呼吸調節機構は，呼吸中枢を中心として生体の恒常性を保持するために働いている仕組みである。呼吸困難は，呼吸調節機構の恒常性維持機能に異常が生じた場合に，危険信号として働く役割を担っていると考えられる。呼吸調節機構内の異常は通常，呼吸調節系内に存在するさまざまの神経受容器によって感知され，その受容器からの信号は恒常性維持に不可欠なものとなっている。同時に，受容器からの信号は呼吸困難の発生に最も本質的な役割を果たしている。

1 呼吸の調節機構

呼吸調節は，延髄を中心とする脳幹部の呼吸中枢で行われ，脊髄を介して横隔膜や肋間筋などの呼吸筋に情報が伝わり，呼吸運動を引き起こす。呼吸中枢は，呼吸運動の結果としての動脈血二酸化炭素分圧（$PaCO_2$），動脈血酸素分圧（PaO_2），pH を感知する中枢と末梢の化学受容器と，呼吸運動を感知する気道，肺，胸壁の機械受容器から情報を受け取り，その結果として呼吸中枢からの出力を呼吸筋に伝え，呼吸運動を引き起こす。さらに大脳皮質から呼吸中枢に対する随意調節も加わり，複雑な呼吸調節が営まれている。

2 呼吸困難の発生

❶ 呼吸困難の発生に関与する受容器（図 1）

以下の受容器が呼吸困難の発生に関与すると考えられている。

1）機械受容器

（1）迷走神経受容器

気道や肺には呼吸に影響するさまざまな受容器が存在し，その多くは肺迷走神経に支配されている。肺刺激受容器（irritant receptor）[*1]，C 線維受容器[*2]，肺伸展受容器（stretch receptor）[*3]などが代表的なものである。

肺刺激受容器や C 線維受容器は，機械的刺激以外には，ヒスタミン，ブラジキニン，プロスタグランジンなどの物質で刺激されて，しばしば咳嗽や気管支収縮などを発生させ，呼吸困難の発生に最も関連する受容器と考えられている。一方，肺伸展受容器は肺伸展時（深呼吸時）などに強く興奮する受容器であり，その興奮は気管支拡張を起こし，呼吸困難の発生に抑制的な役割を果たしていると考えられてい

＊1：肺刺激受容器（irritant receptor）
気管や中枢気管支の気道上皮内に存在し，主に咳嗽反射に関わる受容器である。呼吸困難の増悪に関与し，さまざまな機械的刺激や化学的刺激（刺激性のガスやヒスタミンなどの化学物質など）で興奮するほか，肺の急激な収縮や膨張（早い深呼吸や気胸発症時），肺コンプライアンスの低下でも興奮が起こる。

＊2：C 線維受容器
迷走神経無髄 C 線維はその末端が受容器になっており，肺毛細血管近傍や気道や咽頭の粘膜に存在する。間質のうっ血や肺水腫のような機械的刺激ならびにブラジキニンやセロトニンといった化学的刺激により興奮し，呼吸促進と呼吸困難を引き起こす。

＊3：肺伸展受容器（stretch receptor）
気道の平滑筋内に存在し，気道の圧変化を感知する受容器である。主に中心の太い気道に存在し，肺容量の増加に反応する。吸息とともに活動が増強し，吸息活動の抑制によって呼息への切り替えを促進する（Hering-Breuer の吸息抑制反射）。この受容器の興奮は，呼吸困難の発生を抑制すると考えられている。

図1 呼吸困難の発生に関与する刺激伝達

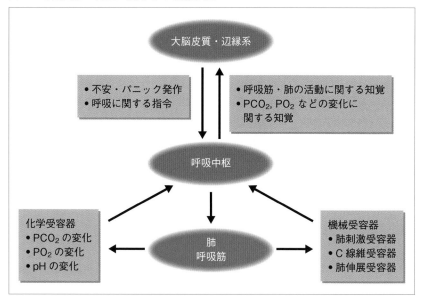

〔山口　崇. 症状マネジメント：呼吸困難. Hospitalist 2014; 2-4: 913-23 より引用〕

る。また，この受容器の活動の低下や抑制は，呼吸困難の発生に寄与すると考えられる。このように迷走神経受容器には呼吸困難の発生や増悪に関与する受容器と，逆にその緩和に関与する受容器の2つの性質の異なる受容器が混在している。

（2）胸壁（筋，腱）受容器

　ガス交換器である肺は胸壁によって覆われており，胸壁には呼吸筋，腱，肋骨が含まれ，これらの組織の中にも機械受容器は存在する。特に，肋間筋に密に存在する筋紡錘*という機械受容器の存在が知られており，これらの受容器が呼吸困難の発生に関与する可能性がある。

（3）上気道受容器

　鼻腔から喉頭に至る上気道には，圧，気流，機械的あるいは化学的刺激を感受することのできる受容器が存在する。呼吸・気道系に何らかの変化が生じた場合，これらの受容器活動の変化が呼吸困難の発生に関与する可能性がある。

2）化学受容器

　化学受容器は，中枢化学受容器と末梢化学受容器の2つに分類されている。このうち延髄に存在する「中枢化学受容器」は，主に$PaCO_2$の上昇によって刺激される。また，中枢化学受容器の興奮は呼吸中枢を刺激し，その結果として呼吸が亢進する。「末梢化学受容器」は総頸動脈分岐部に位置する頸動脈体（carotid body）と，大動脈弓に存在する大動脈体（aortic body）の存在が知られているが，大動脈体の役割は小さくあまり問題にされない。末梢化学受容器も中枢化学受容器と同様に動脈血液中の$PaCO_2$の上昇によって刺激されるが，$PaCO_2$による刺激効果は弱く，主にPaO_2の低下によって強く刺激される。化学受容器の刺激が呼吸中枢活動亢進を介して間接的に呼吸困難の発生に関与することは明らかになっているが，化学受容器の刺激が直接的に呼吸困難を発生させるか否かについての議論がある。

＊：**筋紡錘**
呼吸筋の筋線維間にある筋紡錘は，呼吸以外にも骨格筋の運動を調節する器官であるが，肋間筋に密に存在し，呼吸運動が妨げられた時などに反射的に呼吸筋を収縮して運動を高める。ストレッチングやバイブレーション刺激によく反応する。

3）呼吸運動出力を感知する中枢受容器

　呼吸困難の程度が呼吸中枢から呼吸筋への運動出力の程度に相関することが明らかになっている。これによって，呼吸中枢活動の変化を感受する中枢受容器の存在が想定されている。このような受容器（central corollary discharge receptors）は，気道抵抗上昇や二酸化炭素負荷によって呼吸中枢活動が上昇した場合や意識的に呼吸中枢活動を上昇させた場合，この呼吸中枢活動の上昇を感知し，その情報を大脳皮質の感覚野に伝えることで呼吸困難の発生に関与するものと考えられている。また，呼吸困難発生時に前部島皮質・帯状回・扁桃体などの大脳皮質辺縁系が活性化されることが機能的脳画像検査により確認されている。大脳皮質辺縁系は不安や情動に関わることが知られているが，呼吸困難の発生にもこの領域が関与すると考えられている。

❷ 呼吸困難の発生のメカニズム

　呼吸困難の発生のメカニズムに関しては，これまでも化学受容器関与説，気道内受容器説，呼吸筋長さ−張力不均衡説など，数多くの仮説が提唱されてきたが，いずれの仮説も呼吸困難の発生のメカニズムを説明するには不十分であった。呼吸に関わる受容器からさまざまな求心性刺激が呼吸中枢に伝わり，その刺激に対して中枢から呼吸筋への呼吸運動のコマンドが出力される。これが呼吸の調整に関する基本的なメカニズムである。さらにこのコマンドに対しての応答としての呼吸運動が同じ受容器により知覚され，中枢へフィードバックを行っていると考えられている。この中枢からのコマンド出力に見合った呼吸運動が起こる限り呼吸困難が発生しないが，コマンドと応答の間にミスマッチが起こると「呼吸困難」という感覚が発生する，という考えが呼吸困難発生のメカニズムの有力な仮説となっている。さらに，薬物（例えば，オピオイドの投与），不安・抑うつ，身体化（somatization）*によって，大脳皮質レベルで認知する症状の強さを増大，あるいは減少させる。すなわち，同じように呼吸困難が発生しても，多くの因子により認知のされ方が異なる。そして，精神的要因，信仰，社会文化的状況は，さらに患者の呼吸困難の強さの表出の程度に影響する。このように呼吸困難の発生も認知も評価することができないため，患者の表出に基づき呼吸困難を評価する。

（山口　崇）

＊：身体化（somatization）
人が心の不安や心理社会的ストレスを身体症状のかたちで訴えること。

【参考文献】

1）Parshall MB, Schwartzstein RM, Adams L, et al. An official American Thoracic Society statement: update on the mechanisms, assessment, and management of dyspnea. Am J Respir Crit Care Med 2012; 185: 435-52
2）Burki NK. Mechanisms of dyspnea. Chest 2010; 138: 1196-201
3）Nishino T. Dyspnoea: underlying mechanisms and treatment. Br J Anaesth 2011; 106: 463-74

2 呼吸困難の原因

1 呼吸困難の原因

　がん患者において呼吸困難の発生する頻度は54〜76％と報告されている。非がん進行性疾患患者ではその頻度はさらに多いと報告されており，特に呼吸器疾患，心疾患，神経筋疾患などでの合併頻度は90％にまで上ると報告されている。

　呼吸困難の原因の分類として，①胸腔内局所（心肺）における原因，②全身状態による原因，と解剖学的に分ける考え方と，①原疾患に関連した原因，②原疾患治療に関連した原因，③原疾患とは直接関連しない原因，と病因論的に分ける考え方とがある。これらを**表1**にまとめた。

表1　呼吸困難の原因

	胸腔内にある原因	胸腔外にある原因
原疾患に関連した原因	【がん】 ・肺実質への浸潤 　　肺がん，肺転移 ・胸壁の腫瘍 　　中皮腫，胸壁への広汎な浸潤 ・悪性胸水 ・主要気道閉塞（MAO） ・心血管性 　　上大静脈症候群 　　悪性心囊水 ・リンパ管性 　　がん性リンパ管症	【がん】 ・全身衰弱に伴う呼吸筋疲労 　　がん悪液質症候群 　　腫瘍随伴症候群 ・血液 　　貧血 　　過粘稠症候群 ・横隔膜の挙上 　　横隔膜麻痺 　　大量腹水 　　肝腫大
	【非がん進行性疾患】 ・心不全 ・慢性閉塞性肺疾患（COPD）/間質性肺疾患 ・胸水（心不全，肝硬変，腎不全など）	【非がん進行性疾患】 ・大量腹水（肝硬変，心不全など） ・神経筋疾患
原疾患治療に関連した原因	・外科治療 　　片肺切除，肺葉切除 ・化学療法 　　薬剤性肺障害 　　薬剤性心筋症 ・放射線治療 　　放射線肺臓炎 　　放射線性心膜炎	・貧血 ・ステロイドミオパチー（筋症）
原疾患とは直接関連しない原因	・肺炎 ・気胸 ・肺塞栓	・不安，抑うつ，精神的ストレス ・パニック発作

MAO: major airway obstruction,　COPD: chronic obstructive pulmonary disease

❶ 原疾患に関連した原因

　がんに関連したものでは，胸腔内局所（心肺）における原因としては，肺内腫瘍（原発・転移），悪性胸水，広汎な胸壁腫瘍，悪性心嚢水，上大静脈症候群，主要気道閉塞（major airway obstruction；MAO），がん性リンパ管症などが挙げられる。非がん進行性疾患では，胸腔内局所（心肺）の疾患である慢性呼吸疾患や心不全が挙げられ，腎疾患や肝疾患では胸水貯留に伴うものも挙げられる。

　また，全身状態による原因の主なものには，貧血，腹水，肝腫大，全身衰弱や神経筋疾患に伴う呼吸筋疲労，などが挙げられる。

❷ 原疾患治療に関連した原因

　がんや非がん進行性疾患の治療に関連した原因としては，各種治療薬（抗がん薬*，アミオダロンなど）による薬剤性肺障害，放射線治療による放射線肺臓炎などがある。

❸ 原疾患とは直接関連しない原因

　原疾患と直接関連しない原因としては，合併症としての肺炎や気胸，肺塞栓など胸腔内局所の問題や，パニック発作など胸腔外の問題が挙げられる。

（山口　崇）

＊：薬剤性肺障害を生じやすい抗がん薬
微小管阻害薬：ビノレルビン，エリブリン
アルキル化薬：シクロホスファミド，メルファラン，ベンダムスチン
代謝拮抗薬：ゲムシタビン※，クラドリビン
抗生物質：ブレオマイシン※，ペプロマイシン
葉酸拮抗薬：ペメトレキセド
トポイソメラーゼ阻害薬：イリノテカン※，アムルビシン※
分子標的治療薬：ゲムツズマブ，イマチニブ，ボルテゾミブ，ゲフィチニブ，エルロチニブ，アファチニブ，オシメルチニブ，スニチニブ，サリドマイド，エベロリムス，テムシロリムス，クリゾチニブ，アレクチニブ
免疫チェックポイント阻害薬：ニボルマブ，イピリムマブ，アテゾリズマブ，ペムブロリズマブ，デュルバルマブなど
※間質性肺炎に対して禁忌となっている薬剤

【参考文献】
1) Reuben DB, Mor V. Dyspnea in terminally ill cancer patients. Chest 1986; 89: 234-6
2) Bruera E, Schmitz B, Pither J, et al. The frequency and correlates of dyspnea in patients with advanced cancer. J Pain Symptom Manage 2000; 19: 357-62
3) Chiu TY, Hu WY, Lue BH, et al. Dyspnea and its correlates in Taiwanese patients with terminal cancer. J Pain Symptom Manage 2004; 28: 123-32
4) Skaug K, Eide GE, Gulsvik A. Prevalence and predictors of symptoms in the terminal stage of lung cancer: a community study. Chest 2007; 131: 389-94
5) Moens K, Higginson IJ, Harding R; EURO IMPACT. Are there differences in the prevalence of palliative care-related problems in people living with advanced cancer and eight non-cancer conditions? A systematic review. J Pain Symptom Manage 2014; 48: 660-77
6) 山口　崇. 症状マネジメント：呼吸困難　原因と強さの評価から最適なケアを考える. Hospitalist 2014; 2: 913-23

3 呼吸困難の評価

　歴史的に，呼吸困難の評価尺度や手法の開発は，主に慢性閉塞性肺疾患（chronic obstructive pulmonary disease；COPD），あるいは慢性心不全患者などの比較的全身状態の安定した慢性疾患患者を対象として発展してきた。このため，評価の主眼は呼吸困難が身体・機能面に及ぼす影響におかれている。一方，緩和ケアにおける介入は，呼吸困難の根本的な原因の除去を主たる目的とせず，自覚的な症状の改善を主たる目的としている。このため評価では，痛みなどと同様に患者の主観性が重視されている（patient-reported outcome）。また，呼吸困難の自覚は，身体機能的側面のみならず患者の精神性や心理社会性，あるいは周囲の支援環境と密接に関連していると考えられているため，呼吸困難に関連する多領域を包括した評価尺度も開発されている（multidimensional scale）。

　緩和ケアにおける呼吸困難の評価尺度は，①呼吸困難の量を測定する尺度（呼吸困難の量的評価尺度：scales to measure the severity of breathlessness），②呼吸困難の質を測定する尺度（呼吸困難の質的評価尺度：scales to describe the quality of breathlessness），③呼吸困難による機能的な影響を測定する尺度（呼吸困難に伴う機能評価尺度：scales to measure functional impairment caused by breathlessness）に分類できる[1,2]。

1 呼吸困難の評価尺度

❶ 呼吸困難の量的評価尺度

　呼吸困難の主観的な量（程度，強度）を測定する単領域性の尺度であり，代表的な尺度として numerical rating scale（NRS），visual analogue scale（VAS），修正 Borg スケールなどがある（**図1**）。これらの尺度は簡便であるため，小児や全身状態の不良な対象者など広く使用が可能である。また，同一対象内における呼吸困難の相対的な経時的推移を測定するのに適している。一方，測定値は対象者の主観性に大きく左右されるため，異なる群間での比較には限界があるとされている。

1）Numerical Rating Scale（NRS）

　呼吸困難の量的評価に用いられる主観的評価尺度である。呼吸困難について，0（息苦しくない）から10（これ以上の息苦しさは考えられない）の11段階で患者が評価する。想起期間については，短期介入の場合は「今」，長期介入の場合は「今」もしくは「過去24時間の平均」を検討する。その他，「過去24時間の最悪値」について質問可能である。これまで報告されている研究の結果では，がん患者を対象とした研究およびがん患者以外を対象とした研究のいずれにおいても，minimal clinically meaningful important difference（MCID*）は概ね1前後と報告されている[3,4]。使用にあたっては著作者の承諾を必要としない。

＊：MCID
各評価尺度における臨床的に意義がある最小の変化量の差。治療による変化量がMCIDを上回っていた場合に，意味のある変化が生じたと判断される。

図1　呼吸困難の主観的な量的評価尺度

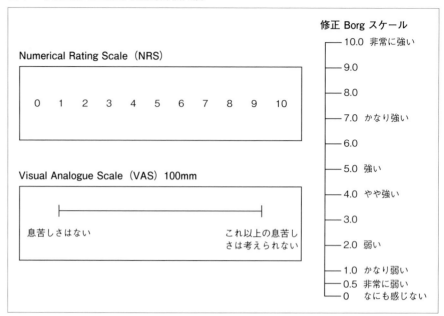

2）Visual Analogue Scale（VAS）

　呼吸困難の量的評価に用いられる主観的評価尺度である。水平あるいは垂直に引かれた 100 mm の直線上で，その片方の端に「息苦しさはない」，反対の端に「これ以上の息苦しさは考えられない」と記載されており，患者は自分の状態が最も当てはまる線上にマークする。想起期間については，短期介入の場合は「今」，長期介入の場合は「今」か「過去 24 時間の平均」かを検討する。その他，「過去 24 時間の最悪値」について質問可能である。これまで報告されている研究の結果では，MCID は概ね 10～20 mm 前後と報告されている[4,5]。がん患者を対象とした信頼性と妥当性の検証は十分でないものの，緩和治療領域の臨床研究では使用されることの多い評価尺度である。使用にあたっては著作者の承諾を必要としない。

3）修正 Borg スケール

　Borg は医学の領域あるいは社会生活の見地から，人間の身体活動性を評価する必要性を論じ，カテゴリー尺度による身体活動能力の評価を提唱した[6]。現在，呼吸困難の評価に使用されている修正 Borg スケールでは，垂直に引かれた線上を 0～10 まで分類し（1 段階ずつの分類で通常 0.5 を含むため 12 段階に分類される），アンカーポイント（判断基準となる点）には，その状態を示す用語が記載されている。修正 Borg スケールは，リッカート尺度[＊1]に代表される順序カテゴリー尺度と異なり，各ポイント間は等間隔性を有するように工夫されている。このため，ポイント 4 は 2 の倍，ポイント 8 は 4 の倍の強度といった評価が可能であり，同一対象者内における経時的変化の検出に優れている。修正 Borg スケールは簡便かつ短時間で調査可能であり，また COPD における運動中の身体機能評価としては確立された指標である。一方，がん患者を対象とした研究報告は少なく，反応性[＊2]や test-retest 信頼性[＊3]のさらなる検証が必要とされている。また，日本語版の妥当性を検証した

図2 Cancer Dyspnea Scale（CDS）

あなたの**息切れ感，息苦しさ**についておたずねします。
この数日間に感じられた息苦しさの状態にもっともあてはまる番号に
各々一つだけ○をつけてください。感じたまま第一印象でお答えください。

		いいえ	少し	まあまあ	かなり	とても
1	らくに息を吸い込めますか？	1	2	3	4	5
2	らくに息をはき出せますか？	1	2	3	4	5
3	ゆっくり呼吸ができますか？	1	2	3	4	5
4	息切れを感じますか？	1	2	3	4	5
5	ドキドキして汗が出るような息苦しさを感じますか？	1	2	3	4	5
6	「はあはあ」する感じがしますか？	1	2	3	4	5
7	身のおきどころのないような息苦しさを感じますか？	1	2	3	4	5
8	呼吸が浅い感じがしますか？	1	2	3	4	5
9	息が止まってしまいそうな感じがしますか？	1	2	3	4	5
10	空気の通り道がせまくなったような感じがしますか？	1	2	3	4	5
11	おぼれるような感じがしますか？	1	2	3	4	5
12	空気の通り道に，何かひっかかっているような感じがしますか？	1	2	3	4	5

報告はない。使用にあたっては著作者の承諾を必要としない。

❷ 呼吸困難の質的評価尺度

　呼吸困難を自覚する感覚は，原因となる疾患や呼吸困難を来すメカニズムにより，質的に大きく異なることが知られている。すなわち自覚される呼吸困難を感覚的に描写する場合，その特徴は，例えば努力感（呼吸を行うことに労力を感じる，空気飢餓感など），絞扼感（胸が締めつけられる感覚），窒息感（息が詰まる感覚）といった，いくつかのカテゴリーに分類することが可能である。これら呼吸困難の質的な評価を目的に開発された尺度として，Cancer Dyspnea Scale（CDS）が開発されている。

1）Cancer Dyspnea Scale（CDS）[7]

　本邦で開発されたがん患者の自己記入式呼吸困難調査票であり，英語版の妥当性が確認されている（**図2**）。進行がん患者を対象として，内容的妥当性と test-retest 信頼性が検証されている。CDS は呼吸努力感に関する5項目の質問，呼吸不快感に関する3項目，呼吸不安感に関する4項目の合計12項目の質問からなる。各質問に

対し患者は自分の状態に関して5段階（1：いいえ，2：少し，3：まあまあ，4：かなり，5：とても）で回答する。調査に要する時間はおよそ2分と簡便であり，さまざまな状態の対象に広く使用可能である。生活に何らかの支障を来す呼吸困難のカットオフが8点以上とされる[8]。CDS の使用にあたっては著作者の許諾を必要としない。

2）Dyspnea-12（D12）[9]

Dyspnea-12 は「ここ数日間」における呼吸困難を質的に測定する尺度であり，身体的側面に関する7項目の質問と，精神的側面に関する5項目の合計12項目の質問からなる。各質問に対し，「なし（0点）」「軽度（1点）」「中等度（2点）」「重度（3点）」の4段階の回答から，患者は自分の状態に最もよく合う箇所にチェックをつける（合計36点）。3項目までの欠損値による換算が許容されており，欠損値が1つの場合は「1.1×合計点」，欠損値が2つの場合は「1.2×合計点」，欠損値が3つの場合は「1.3×合計点」にて換算される。欠損値が4項目以上の場合，使用は推奨されない。日本語版が開発されており，COPD 患者[10]および肺がん患者[11]で妥当性と信頼性の検証がされている。Dyspnea-12 の合計点の MCID は 2.83 と報告されている[12]。Dyspnea-12 の使用にあたっては，開発者である Janelle York 氏の許可が必要である。

3）Multidimensional Dyspnea Profile（MDP）

呼吸困難の質的評価に用いられる主観的評価尺度であり，多元的な評価を行うためにいくつかのパートから構成されている。A1 スケールでは呼吸感覚の「不快感」「つらさ」を0（良くも悪くもない）から10（耐えがたい）の11段階で患者が評価し，何をしている時のことについてか，特定して記入することが可能である。Sensory quality（SQ）の選択では，呼吸困難を描写した5つの項目について当てはまらない/当てはまるのどちらかを選択し，そのなかで最も正確に表しているものを選択する。SQ スケールではその5つの項目のうち当てはまると回答した項目について0（全くない）から10（考えうるなかで最も強い）の11段階で評価する。A2 スケールでは5つの感情または「感覚」について0（全くない）から10（考えうるなかで最も強い）の11段階で評価する。救急室受診患者において信頼性と妥当性が検証されている[13,14]。日本語版の信頼性は検証されている[15]。A1 スケールの MCID は 0.82 と報告されている[12]。臨床研究で使用する場合には Mapi Research Trust から許可を得る必要がある。

２　医療従事者による呼吸困難の評価

呼吸困難の評価では患者自身による評価が重視されているが，自己評価が困難な状況では，第三者による代理評価が必要となる。その評価法を紹介する。

1）Integrated Palliative care Outcome Scale（IPOS）日本語版[16,17]

緩和治療における評価尺度の一つで，主要項目の一つである「身体症状」のなかに息切れ（息苦しさ）が含まれる。患者用は主観的評価尺度として，スタッフ用は

客観的評価尺度として利用可能である。それぞれの症状について，どれくらい生活に支障があったか，5項目（全く支障はなかった，少しあった，中くらいあった，とてもあった，耐えられないくらいあった）のなかで最もよく表している項目にチェックを入れる。想起期間が過去3日間である3日版と過去7日間である7日版がある。研究上は想起期間（被験者に状態を思い出してもらう期間）を過去1日間として使用することもありうる。日本人がん患者において日本語版の信頼性と妥当性が検証されている。使用にあたっては著作者の承諾を必要としない。

2）Support Team Assessment Schedule 日本語版（STAS-J）[18]

緩和治療における評価尺度の一つで，その主要項目の一つである「痛み以外の症状コントロール：痛み以外の症状が患者に及ぼす影響」を用いて，呼吸困難を評価することが可能である。5段階（0＝なし〜4＝持続的な耐えられない激しい症状。他のことを考えることができない）で呼吸困難が患者に及ぼす影響を評価する客観的評価尺度である。また，STAS-J症状版の症状項目には呼吸困難が含まれており，5段階〔0＝なし〜4＝ひどい症状が持続的にある。（重度，持続的）〕で呼吸困難が患者に及ぼす影響を評価することができる。想起期間は過去7日間であるが，研究上は想起期間を過去1日間として使用することもありうる。日本人がん患者において日本語版の信頼性と妥当性が検証されている。使用にあたっては著作者の承諾を必要としない。

（山口　崇，松田能宣，角甲　純）

【文　献】

1) Bausewein C, Farquhar M, Booth S, et al. Measurement of breathlessness in advanced disease: a systematic review. Respir Med 2007; 101: 399-410

2) Dorman S, Byrne A, Edwards A. Which measurement scales should we use to measure breathlessness in palliative care? A systematic review. Palliat Med 2007; 21: 177-91

3) Hui D, Shamieh O, Paiva CE, et al. Minimal clinically important differences in the Edmonton Symptom Assessment Scale in cancer patients: a prospective, multicenter study. Cancer 2015; 121: 3027-35

4) Johnson MJ, Bland JM, Oxberry SG, et al. Clinically important differences in the intensity of chronic refractory breathlessness. J Pain Symptom Manage 2013; 46: 957-63

5) Mishra EK, Corcoran JP, Hallifax RJ, et al. Defining the minimal important difference for the visual analogue scale assessing dyspnea in patients with malignant pleural effusions. PLoS One 2015; 10: e0123798

6) Borg GA. Psychophysical bases of perceived exertion. Med Sci Sports Exerc 1982; 14: 377-81

7) Tanaka K, Akechi T, Okuyama T, et al. Development and validation of the Cancer Dyspnoea Scale: a multidimensional, brief, self-rating scale. Br J Cancer 2000; 82: 800-5

8) Tanaka K, Akechi T, Okuyama T, et al. Prevalence and screening of dyspnea interfering with daily life activities in ambulatory patients with advanced lung cancer. J Pain Symptom Manage 2002; 23: 484-9

9) Yorke J, Moosavi SH, Shuldham C, et al. Quantification of dyspnoea using descriptors: development and initial testing of the Dyspnoea-12. Thorax 2010; 65: 21-26

10) Nishimura K, Oga T, Nakayasu K, et al. Comparison between tools for measuring breathlessness: cross-sectional validation of the Japanese version of the Dyspnoea-12. Clin Respir J 2021; 15: 1201-9

11) Kako J, Kobayashi M, Kajiwara K, et al. Validity and reliability of the Japanese version of the Dyspnea-12 questionnaire in patients with lung cancer. J Pain Symptom Manage 2022; 64: e83-9

12) Ekström MP, Bornefalk H, Sköld CM, et al. Minimal clinically important differences and feasibility of Dyspnea-12 and the Multidimensional Dyspnea Profile in cardiorespiratory disease. J

Pain Symptom Manage 2020; 60: 968-75.e1

13) Meek PM, Banzett R, Parsall MB, et al. Reliability and validity of the multidimensional dyspnea profile. Chest 2012; 141: 1546-53

14) Parshall MB, Meek PM, Sklar D, et al. Test-retest reliability of multidimensional dyspnea profile recall ratings in the emergency department: a prospective, longitudinal study. BMC Emerg Med 2012; 12: 6

15) Kanezaki M, Tamaki A, Terada K, et al. Linguistic validation of the Japanese version of the Multidimensional Dyspnea Profile and relation to physical activity in patients with COPD. Int J COPD 2022; 17: 223-30

16) Sakurai H, Miyashita M, Imai K, et al. Validation of the Integrated Palliative care Outcome Scale（IPOS）-Japanese Version. Jpn J Clin Oncol 2019: 49: 257-62

17) Sakurai H, Miyashita M, Morita T, et al. Comparison between patient-reported and clinician-reported outcomes: validation of the Japanese version of the Integrated Palliative care Outcome Scale for staff. Palliat Support Care 2021; 19: 702-8

18) Miyashita M, Matoba K, Sasahara T, et al. Reliability and validity of the Japanese version of the Support Team Assessment Schedule（STAS-J）. Palliat Support Care 2004; 2: 379-85

※本項の NRS，VAS，MDP，IPOS，STAS-J の各項目の解説は以下より引用し，一部改変して掲載した。

【出典】
支持療法・緩和治療領域研究ポリシー（各論）：呼吸困難 Dyspnea/Breathlessness Ver. 1.0 2021 年 4 月 1 日
(https://www.ncc.go.jp/jp/ncch/division/icsppc/030/Policy_Dyspnea_Breathlessness_ver1.0.pdf)

3　身体所見と検査

　呼吸困難の原因は，呼吸器系疾患，循環器系疾患，神経筋疾患，精神疾患と多岐にわたる。呼吸困難の原因が何であるかを判断するために以下の身体所見を確認し，必要な検査を行う。

❶ 問　診
1）現病歴
　呼吸困難の発症の仕方を確認する。突然発症した呼吸困難は，気道閉塞，気胸，肺塞栓などを示唆する。通常，呼吸困難は徐々に出現する。
　呼吸困難の持続の仕方を確認する。間欠的に出現する時には，体位，日内変動などとの関連について尋ねる。例えば，臥位で増悪し起座呼吸となる呼吸困難は心不全を，明け方に増悪する呼吸困難は気管支喘息を示唆する。
　不安も呼吸困難と密接に関係しており，不安の強い患者は器質的疾患による呼吸困難とは異なった臨床像を示すことが多く，「深く息を吸うことができない」「十分な空気を吸うことができずに息がつまってしまいそうだ」などと表現することもある。呼吸困難の訴え方にも注意を払う必要がある。
　どの程度の労作により息切れが出現するかを尋ねて，間接的に呼吸困難を評価する尺度として修正 MRC（Medical Research Council）スケールがある（**表 1**）。

2）既往歴・生活歴
　気管支喘息や COPD，心不全の既往を確認する。また，職業歴（粉塵曝露の有無など），喫煙歴についても確認する。

表1　修正 MRC スケール質問票

グレード分類	あてはまるものにチェックしてください（1つだけ）	
0	激しい運動をした時だけ息切れがある。	☐
1	平坦な道を早足で歩く，あるいは緩やかな上り坂を歩く時に息切れがある。	☐
2	息切れがあるので，同年代の人よりも平坦な道を歩くのが遅い，あるいは平坦な道を自分のペースで歩いている時，息継ぎのために立ち止まることがある。	☐
3	平坦な道を約100 m，あるいは数分歩くと息継ぎのために立ち止まる。	☐
4	息切れがひどく家から出られない，あるいは衣服の着替えをする時にも息切れがある。	☐

〔出典：Global strategy for the diagnosis, management, and prevention of chronic obstructive pulmonary disease（2023 report）．日本語訳は『COPD（慢性閉塞性肺疾患）診断と治療のためのガイドライン2022 第6版』より引用〕

3）増悪因子・軽快因子

どのようにすると呼吸困難が増悪するか，軽快するかを尋ねる。

❷ 身体所見

1）バイタルサイン（Vital Signs）

呼吸困難患者を評価する際には，まず体温，血圧，心拍数，呼吸数，酸素飽和度を確認する。

2）視　診

視診では，呼吸数と深さ，呼吸のリズムに注意する。正常時には呼吸は静かで整であり，呼吸数は1分間に14〜20回である。通常，呼吸のリズムは規則的であるが，さまざまな状態の変化に応じて呼吸のリズムが変化する。代表的な呼吸のリズムの異常には，周期的な異常であるチェーン・ストークス呼吸，不規則な異常であるあえぎ呼吸（下顎呼吸），失調性呼吸〔Biot（ビオー）呼吸〕，奇異呼吸などがある。チェーン・ストークス呼吸は中枢神経系の異常，心不全，尿毒症，オピオイド過量投与，各疾患の終末期などでみられることがある。不規則な異常呼吸は中枢神経系（特に橋や延髄レベル）の障害により生じる。奇異呼吸は，吸気時に腹部が陥没し，呼気時に突出する自然な呼吸とは逆のパターンとなる呼吸であり，呼吸筋[*1]疲労時や上気道閉塞で起こることがある（図3）。

さらに呼吸不全の評価のために，チアノーゼの有無，胸鎖乳突筋や他の呼吸補助筋[*2]の収縮を観察する。右心不全の場合には，頸静脈の怒張や下肢の浮腫が認められることがある。

3）触　診

胸水貯留や気胸の場合には，声音震盪の低下がみられることがある。胸壁腫瘍がある場合には異常な隆起として触れることがある。

＊1：呼吸筋
呼吸をする時に働く筋群。安静時吸気では主に横隔膜や肋間筋が収縮して胸郭が拡大し，安静時呼気は受動的に行われる。

＊2：呼吸補助筋
努力呼吸時や深呼吸では，主作動筋以外の呼吸筋も補助的に働く。主なものに胸鎖乳突筋，斜角筋，大胸筋，腹直筋がある。慢性呼吸不全患者で呼吸筋の機能が低下した場合などにも働く。

Ⅱ章　背景知識

図3　代表的な呼吸パターン

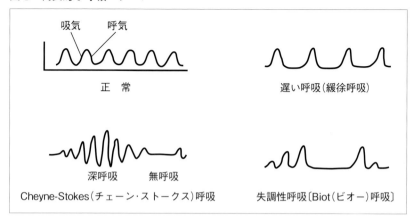

〔Bickely LS. ベイツ診察法 第3版（日本語版監修 有岡宏子，他），メディカル・サイエンス・インターナショナル，2022; p490 より引用改変〕

4）打　診

　胸水や腫瘍などにより，正常では空気を含んでいる肺や胸膜腔の含気が低下すると，打診にて濁音となる。また気胸の場合には，正常音よりも打診音が大きくなる（過共鳴音）。

5）聴　診

　胸部の聴診では，正常呼吸音の聴取範囲と副雑音に注意する。Stridor は吸気時のハイピッチの連続性副雑音で，これが聴取される時には上気道の閉塞の可能性を考える。Wheeze は口笛様の連続性副雑音で，喘息，COPD など下気道の狭窄や心不全などの時に聴取される。肺炎や心不全では，「ボコボコ」と表現される断続的な粗い破裂様の副雑音である coarse crackle（水泡音）が聴取されることがある。

❸ 検査所見

1）動脈血ガス分析/経皮的酸素飽和度

　動脈血ガス分析を行うことで，呼吸不全の有無を評価する。患者の状況，病状により動脈血ガス分析を行わない場合には，パルスオキシメーターを用い経皮的酸素飽和度を測定することで酸素分圧を推定することができる。酸素飽和度と酸素分圧には相関がみられ，その関係を示したものがヘモグロビン酸素解離曲線である（**図4**）。この曲線は，体温の上昇，pH 低下，PCO_2の増加，2,3-diphosphoglycerate（2,3-DPG）濃度の増加で右に移動し，逆に，体温の低下，pH 上昇，PCO_2の低下，2,3-DPG 濃度の低下で左に移動する。このように，酸素飽和度と酸素分圧の関係はさまざまな因子により変動するため，SpO_2から予測する PaO_2はあくまでも参考であることを認識しておく必要があるが，SpO_2が 90％の時に PaO_2は概ね 60 Torr となるため，SpO_2が 90％未満であれば呼吸不全の存在を念頭に置く必要がある。

2）血液検査

　貧血は呼吸困難の原因となるので，貧血の有無について確認する。肺炎などによ

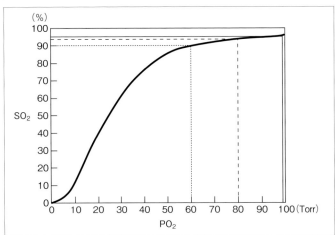

図4　ヘモグロビン酸素解離曲線

pH 7.40，PaCO$_2$＝40 Torr，体温 37℃，Hb 15g/dL の条件による。
〔日本呼吸器学会 編. 呼吸機能検査ガイドラインⅡ, メディカルレビュー社, 2006;
p34 より引用〕

Ⅱ章

背景知識

る呼吸困難では，炎症反応の評価としての赤沈や CRP，白血球数（好中球数）の増加の有無について確認する。心不全では，BNP（brain natriuretic peptide；脳性ナトリウム利尿ペプチド）が上昇し，その程度により重症度の判定も可能である。

3）画像検査

　呼吸困難の原因を鑑別するために胸部単純 X 線を行う。肺野の主な異常所見としては，肺炎などの肺実質性陰影でみられる浸潤影（consolidation），気管支透亮像（air bronchogram sign）や間質性陰影でみられるすりガラス影，カーリー線（Kerley's line），網状影を確認する。また，肺の過膨張・横隔膜の平坦化がみられた場合は COPD の合併を示唆する。

　胸部単純 X 線では肺野の評価だけでなく，心拡大，胸水貯留，気胸の有無についても確認する。また，気管透亮像を注意深く追い，気管狭窄が認められないかも評価する。横隔膜の挙上は肝腫大，肺の虚脱，肥満の可能性がある。横隔神経麻痺がある場合には，横隔膜の位置異常が認められる。

　胸部 CT は，単純 X 線では描出できない病変の検出に役立つため，必要に応じて施行する。特に，少量の胸水や心陰影と重なる部分の肺野所見，胸壁の腫瘍の描出は CT が有用となる。細かな間質性陰影の描出は胸部高分解能 CT（high resolution CT；HRCT）が有効である。がん性リンパ管症では，典型的には CT にて胸膜直下の結節影，気管支血管束の肥厚，小葉間隔壁の肥厚などがみられる。肺塞栓では，胸部単純 X 線では肺血管影の狭小化がみられることもあるが，確定診断は困難なので，疑わしい場合には造影 CT（可能であればマルチスライス CT が望ましい）で肺動脈内の血栓の有無を評価する。

　超音波検査は，肺実質の評価には適さないが，胸水，心囊水貯留の有無，気胸の有無，心機能の評価を行うことができる。

（山口　崇）

【参考文献】

1）日本臨床検査医学会 編．臨床検査のガイドライン 2005/2006—症候編・疾患編・検査編．2005; pp24-8

2）Bickley LS. ベイツ診察法（Bates'Guide to Physical Examination and History Taking, 9th ed）．福井次矢，井部俊子 日本語版監修，東京，メディカル・サイエンス・インターナショナル，2008; pp241-77

3）ハリソン内科学 第 2 版．福井次矢，黒川　清 日本語版監修，東京，メディカル・サイエンス・インターナショナル，2006; pp207-9

4）上田英雄 他 編．内科学 第 5 版，東京，朝倉書店，1991; pp140-4

5）マクギーの身体診断学（Evidence-Based Physical Diagnosis），柴田寿彦 監訳，東京，エルゼビア・ジャパン，2004; pp190-223

6）日本呼吸器学会 肺生理専門委員会 編．呼吸機能検査ガイドライン—スパイロメトリー，フローボリューム曲線，肺拡散能力．メディカルレビュー社，2004; pp2-23

7）日本呼吸器学会 肺生理専門委員会 編．呼吸機能検査ガイドラインⅡ—血液ガス，パルスオキシメータ．メディカルレビュー社，2006

8）肺機能検査—呼吸生理から臨床応用まで．福地義之助 監訳，東京，メディカル・サイエンス・インターナショナル，2001; pp3-24

9）日本呼吸器学会肺生理専門委員会，日本呼吸管理学会 酸素療法ガイドライン作成委員会 編．酸素療法ガイドライン．メディカルレビュー社，2006; pp72-81

10）肺機能検査—呼吸生理から臨床応用まで，福地義之助 監訳，東京，メディカル・サイエンス・インターナショナル，2001; pp71-89

11）スパイロメトリーと肺気量．日本呼吸器学会肺生理専門委員会 編．臨床呼吸機能検査第 7 版，メディカルレビュー社，2008; pp9-23

12）努力呼出曲線，フロー・ボリューム曲線，ピークフロー．日本呼吸器学会肺生理専門委員会 編．臨床呼吸機能検査，第 7 版，メディカルレビュー社，2008; pp24-33

13）血液ガス．日本呼吸器学会肺生理専門委員会 編．臨床呼吸機能検査，第 7 版，メディカルレビュー社，2008; pp97-106

14）パルスオキシメータと臨床応用．日本呼吸器学会肺生理専門委員会 編．臨床呼吸機能検査，第 7 版，メディカルレビュー社，2008; pp107-11

15）主要な異常所見の読影．日本医師会 編，片山　仁，大澤　忠，大場　覚 監．胸部 X 線写真の ABC．東京，医学書院，1990; pp115-228a

16）Global Initiative for Chronic Obstructive Lung Disease（GOLD）. Global strategy for the diagnosis, management, and prevention of chronic obstructive pulmonary disease（2023 report）.

17）日本呼吸器学会 編．COPD（慢性閉塞性肺疾患）診断と治療のためのガイドライン 2022 第 6 版，東京，メディカルレビュー社，2022

4 がん患者の呼吸困難に関連する特定病態

1 胸　水

❶ 定　義

　胸膜腔には生理的な状態でもごく少量（20 mL ほど）の胸水が存在する。胸水の貯留は産生と吸収の不均衡から生じ，原因は多岐にわたる。

❷ 疫　学

　悪性胸水患者のがん原発部位は，肺がん，乳がん，原発不明がん，造血器がんが多い。悪性胸水の診断からの平均生存期間は 4〜7 カ月とされる。

❸ 病態・症候

　胸水貯留により呼吸困難，咳嗽，運動耐容能の低下を認めることが多い。少量の胸水貯留や緩徐に中等量まで貯留してきた場合には無症状のこともある。無症状の胸水に対しては，必ずしも侵襲的処置は必要ではなく，無症状であれば経過観察となることがある。

❹ 治　療

　診断，治療のために胸腔へのアプローチを行う際には，超音波ガイド下に行うことで，合併症を減らし安全に実施することが可能である。

1）胸腔穿刺

　細径カニューレによる胸腔穿刺は侵襲が比較的少ない。胸水を短時間で大量に排液すると，再膨張性肺水腫を生じる可能性があるため，1 回の排液を 1,000〜1,500 mL 程度までにとどめる必要がある。単回の胸腔穿刺による胸水排液後の呼吸困難軽減が報告されているが，ほとんどの患者に 30 日以内に胸水が再貯留し症状が再燃する。また，胸水の再貯留に対し胸腔穿刺を何度も繰り返して行うことは，穿刺に伴う苦痛・負担が懸念され，隔壁形成による胸水の多房化の原因にもなる。しかし，予測される生命予後が短い場合などには，穿刺が必要となる頻度が限られるので，胸腔穿刺を必要に応じ繰り返すこともある。

2）胸腔内カテーテル留置

　頻回な胸腔穿刺を避けるために小口径カテーテルまたは胸腔ドレーンを留置し，持続的に胸水ドレナージを行う。呼吸困難の改善効果が高く，再貯留を防ぐことが可能となり長期間の症状コントロールが可能である。複数の無作為化比較試験で呼吸困難の改善が報告されている。また，自然に胸膜癒着が生じることも少なくない。合併症として，カテーテル感染，挿入部皮膚損傷，蜂窩織炎，カテーテル閉塞，膿胸，カテーテル挿入路への腫瘍進展などが報告されている。また，長期留置に伴う，

患者の身体的制限や心理的な負担もある。

3）胸膜癒着

持続排液目的に胸腔ドレナージを行い，肺が膨張した後に，胸腔内に癒着剤を投与し，胸膜に炎症を生じさせ胸膜の線維化を起こすことにより壁側胸膜と臓側胸膜を癒着させることで，胸水の再貯留を防ぐ治療法である。癒着剤としてはタルク，OK-432などが用いられている。胸膜癒着術のメリットは，症状が緩和され，チューブ留置状態からの解放や頻回の胸腔穿刺を回避できることである。有害事象として，癒着剤投与後の胸痛と発熱があり，重篤な有害事象として急性呼吸促迫症候群（acute respiratory distress syndrome；ARDS*）が報告されている。

タルク：鉱石である滑石を微粉砕したもので水酸化マグネシウムとケイ酸塩からなっている（$Mg_3Si_4O_{10}(OH)_2$）。海外では古くから癒着剤として用いられ，タルクによる胸膜癒着の効果は高く，複数のガイドラインで推奨されている。小粒子のタルクの使用がARDSのリスクとなっており，本邦でも粒子径調整製剤が用いられている。

OK-432：本邦を含め数カ国で承認・販売されている *Streptococcus pyogenes*（A群3型）Su株のペニシリン処理凍結乾燥粉末である。いくつかの比較試験により悪性胸水への有効性が示されている。

他の癒着剤として，抗がん薬（ブレオマイシン，シスプラチン，ドキソルビシン，マイトマイシンCなど），抗菌薬（ミノサイクリン，テトラサイクリンなど），消毒薬（ポピドンヨード）などが報告されている。本邦で保険適用があるのは，タルクとOK-432である。

4）胸腔腹腔シャント

難治性胸水に対して胸腔・腹腔シャントを造設する。逆流防止弁がついたポンプチャンバを皮下に留置し，用手的にポンピングを行うことで胸水を腹腔内に誘導するものであるが，比較試験は存在せず，効果や有害事象に関して十分な知見がない。

5）利尿薬

胸水の原因が，心不全・肝不全・ネフローゼ症候群などの場合には利尿薬が有効であることがあるが，悪性胸水では胸水の発生機序から利尿薬の効果が得られるとは考えにくい。利尿薬が悪性胸水による呼吸困難を改善する根拠を示す報告はなく，逆に有害事象として，腎機能障害・電解質異常や，循環血漿量の低下が生じるリスクがあると考えられるため，安易な利尿薬の使用は避けることが望ましい。

＊：ARDS
単一の疾患ではなく，重症肺炎や敗血症などにより肺の血管透過性亢進が生じ肺水腫を来し，急激な低酸素血症を来す病態である。

【参考文献】

1) Feller-Kopman DJ, Reddy CB, DeCamp MM, et al. Management of malignant pleural effusions. An official ATS/STS/STR clinical practice guideline. Am J Respir Crit Care Med 2018; 198: 839-49

2) Roberts ME, Neville E, Berrisford RG, et al.; BTS Pleural Disease Guideline Group. Management of a malignant pleural effusion: British Thoracic Society Pleural Disease Guideline 2010. Thorax 2010; 65 (Suppl 2): ii32-40

3) Davies HE, Mishra EK, Kahan BC, et al. Effect of an indwelling pleural catheter vs chest tube and talc pleurodesis for relieving dyspnea in patients with malignant pleural effusion: the

TIME2 randomized controlled trial. JAMA 2012; 307: 2383-9

4) Demmy TL, Gu L, Burkhalter JE, et al.; Cancer and Leukemia Group B. Optimal management of malignant pleural effusions（results of CALGB 30102）. J Natl Compr Canc Netw 2012; 10: 975-82

5) Boshuizen RC, Vd Noort V, Burgers JA, et al. A randomized controlled trial comparing indwelling pleural catheters with talc pleurodesis (NVALT-14). Lung Cancer 2017; 108: 9-14

6) Thomas R, Fysh ETH, Smith NA, et al. Effect of an indwelling pleural catheter vs talc pleurodesis on hospitalization days in patients with malignant pleural effusion: the AMPLE randomized clinical trial. JAMA 2017; 318: 1903-12

7) Luh KT, Yang PC, Kuo SH, et al. Comparison of OK-432 and mitomycin C pleurodesis for malignant pleural effusion caused by lung cancer. A randomized trial. Cancer 1992; 69: 674-9

2 がん性リンパ管症

❶ 定　義

　肺内のリンパ管に腫瘍細胞が浸潤し，広範にリンパ流が閉塞・阻害されることで発症する。

❷ 疫　学

　がん性リンパ管症は胸腔内転移の 6～8％ であり，原発巣は乳がん，肺がん，胃がんが多い。他に，子宮頸がん，腎細胞がん，大腸がん，頭頸部がん，前立腺がんなどが報告されている。

❸ 病態・症候

　がん性リンパ管症の最も多い症状は，急速かつ重度に悪化する可能性のある呼吸困難である。リンパ流が腫瘍細胞により閉塞・阻害されることで肺からのリンパ流の流出が困難となり，間質液の貯留と酸素拡散障害から呼吸機能障害を生じ，低酸素血症，呼吸困難を来す。呼吸困難以外の症状としては，乾性咳嗽，体重減少，片側の胸痛などがある。

　胸部単純 X 線での画像所見の変化よりも臨床症状の出現が早いことがあり，診断に難渋することがある。胸部高分解能 CT（HRCT）により，胸部単純 X 線よりも早期に診断することが可能である。胸部 CT の所見としては，びまん性粒状影，気管支壁肥厚，小葉間隔壁の不整な肥厚，縦隔・肺門のリンパ節腫脹，肺野限局性すりガラス陰影，胸水などである。これらの胸部 CT の所見は他の間質性肺疾患と類似している。組織学的な確定診断のために気管支鏡下での生検が必要になるが，多くの症例で全身状態から困難であり，臨床経過と身体所見，画像検査で推定診断となっている。非侵襲的な検査として，FDG-PET/CT の有用性も報告されている。

　がん性リンパ管症の診断からの予後は不良であり，およそ 50％ の患者の予後は，呼吸器症状の出現からおよそ 2 カ月，入院後 3 週間程度とされている。診断からは平均 14～64 日と報告されている。

❹ 治　療

　がん性リンパ管症の効果的な治療方法は確立されていない。呼吸困難を改善させるためにコルチコステロイドの投与が行われている。その他，病態にあわせて症状緩和のために酸素療法，モルヒネ投与などが行われる。

　積極的抗がん治療が有効ながん腫では，がん性リンパ管症を呈していても治療の対象となることがあり，殺細胞性抗がん薬，ホルモン療法，分子標的治療薬が有効であった症例も報告されている。

【参考文献】

1）Klimek M. Pulmonary lymphangitis carcinomatosis: systematic review and meta-analysis of case reports, 1970-2018. Postgrad Med 2019; 131: 309-18
2）Prakash P, Kalra MK, Sharma A, et al. FDG PET/CT in assessment of pulmonary lymphangitic carcinomatosis. AJR Am J Roentgenol 2010; 194: 231-6
3）Hardy JR, Rees E, Ling J, et al. A prospective survey of the use of dexamethasone on a palliative care unit. Palliat Med 2001; 15: 3-8

3　上大静脈症候群

❶ 定　義

　上大静脈症候群は，腫瘍による圧排・閉塞，腫瘍の直接浸潤や血栓などにより，上大静脈が狭窄・閉塞を来すことで，上半身からの静脈還流が障害され，呼吸困難，顔面・上肢の浮腫などを来す症候群である。

❷ 疫　学

　上大静脈症候群の原因として悪性腫瘍によるものがおよそ60％，中心静脈カテーテルやペースメーカーなどの医療デバイスによる血栓や狭窄が30〜40％とされている。悪性腫瘍のなかでは，肺がんによるものが最も多く，次いで悪性リンパ腫が多い。

❸ 病態・症候

　上大静脈は頭部，上腕，体幹上部からの静脈が流入し全身の血液還流の1/3ほどが流れる。解剖学的に縦隔の右側に寄っており，腫瘍での圧排は右側の腫瘍に多い。

　症状として，顔面浮腫，呼吸困難，咳嗽，上肢の浮腫などがみられる。上大静脈の狭窄の程度と狭窄を来すまでの時間により，無症状から非常に重篤な臨床症状を伴う場合まで，非常に幅の広い臨床病態を呈する。狭窄が緩徐に生じてきた場合には，側副血行路が発達し症状が軽度なことがある。逆に急激な進行の場合，静脈圧が上昇し脳浮腫を呈すると意識障害を来すことがある。

　特徴的な身体所見として，頸部静脈や胸部静脈の怒張がみられる。また，静脈還流の低下から心拍出量の低下や頻脈を，肺水腫から呼吸困難や低酸素血症を来す。そのため，鑑別診断としてうっ血性心不全を除外することが重要である。

　画像検査としては，造影CTが上大静脈の閉塞範囲，閉塞の原因診断に有用である。組織診断は悪性疾患が原因の場合には原疾患の治療のために必要となるが，全身状態から適応を慎重に判断すべきである。

❹ マネジメント

　原疾患に対する治療として，悪性疾患に対するがん薬物療法，放射線治療が有効な場合がある。特に，がん薬物療法の効果が期待できない状況においても，上大静

脈症候群に対する緩和的放射線照射が有効な場合があるので適応を十分に判断する。カテーテルが原因である場合には，カテーテルの抜去と抗凝固療法が必要となる。

　症状緩和を目的とした治療について，有効性を検証した比較試験は存在しない。一般的に行われている方法として，体位調整，輸液の減量，コルチコステロイドの投与，利尿薬の投与，ステント挿入などが行われている。

1）体位調整，輸液の減量

　頭部を挙上するポジショニング，輸液の減量が有用であるとされているが，明確なエビデンスは存在しない。

2）コルチコステロイド

　上大静脈症候群に対して，経験的にコルチコステロイドが用いられるが，これまでのところ明確なエビデンスは報告されていない。コルチコステロイド開始後，明らかな効果がない場合には，漫然と長期投与を行うべきではない。

3）利尿薬

　利尿薬が投与されることがあるが，上大静脈症候群に対するエビデンスはない。投与による腎機能障害・電解質異常などの懸念もあり，効果が明らかでなければ継続すべきではない。

4）ステント挿入

　上大静脈症候群に対するステント挿入は，苦痛症状の緩和が高率に行えるという報告が複数ある。ただし，合併症として大静脈損傷や肺動脈塞栓，ステント心腔内逸脱などの致死的なものがあり，終末期がん患者への適応は慎重に判断すべきである。

【参考文献】

1）Cheng S. Superior vena cava syndrome: a contemporary review of a historic disease. Cardiol Rev 2009; 17: 16-23
2）Rowell NP, Gleeson FV. Steroids, radiotherapy, chemotherapy and stents for superior vena caval obstruction in carcinoma of the bronchus: a systematic review. Clin Oncol（R Coll Radiol）2002; 14: 338-51
3）Uberoi R. Quality assurance guidelines for superior vena cava stenting in malignant disease. Cardiovasc Intervent Radiol 2006; 29: 319-22
4）Rachapalli V, Boucher LM. Superior vena cava syndrome: role of the interventionalist. Can Assoc Radiol J 2014; 65: 168-76
5）Straka C, Ying J, Kong FM, et al. Review of evolving etiologies, implications and treatment strategies for the superior vena cava syndrome. Springerplus 2016; 5: 229

Ⅱ章

背景知識

4　主要気道閉塞（major airway obstruction；MAO）

❶ 定　義

　主要気道閉塞（major airway obstruction；MAO）は，咽頭，喉頭および気管，気管支，葉気管支レベルまでの上・下気道に狭窄・閉塞を来す病態である。

❷ 疫　学

　主要気道狭窄は肺がん患者の約30％に生じるとされているが，がん患者全体での合併頻度に関しては十分な報告がない。

❸ 病態・症候

　悪性疾患に伴う主要気道閉塞（MAO）の原因は，気道内の腫瘍による狭窄，腫瘍による圧排がある。原因としては肺がんが最も多い。臨床症状は，呼吸困難，咳嗽，喀痰，喀血などがある。狭窄の程度や狭窄に至る経過により症状は異なる。

　気道狭窄により換気不全となり，低酸素血症となる。呼吸状態，経皮的酸素飽和度，動脈血液ガス分析から緊急性を把握する。速やかに画像診断（胸部CT）を行い，狭窄の原因診断を行う。気管支喘息，COPD，肺炎などを鑑別する必要がある。

　原疾患の経過から全身状態が保たれている場合，診断・治療のために緊急気管支内視鏡検査を行う。

❹ マネジメント

1）手術・化学療法・放射線治療

　原因となっている腫瘍に対して手術・化学療法・放射線治療を行うことで，苦痛症状の改善につながることもある。全身状態，病態を十分に検討すべきである。

2）気管支鏡的治療

　気管，気管支の閉塞・狭窄に対して気管支鏡的治療が症状緩和に用いられる。気道ステント留置は全身状態と予後から，適応を検討する必要がある。ステント治療以外にも，狭窄・閉塞部位の内腔確保を目的として，Nd: YAG（neodymium-doped yttrium aluminum garnet）レーザー治療，アルゴンプラズマ凝固療法（argon plasma coagulation；APC），マイクロ波凝固療法，バルーン拡張がある。凍結法，光線力学的療法（photodynamic therapy；PDT），気管支腔内照射も行われるが，効果発現が遅発性である。

　気管支鏡的治療を行い症状緩和を行った後に，原発腫瘍に対する積極的抗がん治療を検討することもある。

3）コルチコステロイド

　症状緩和のために，コルチコステロイドが投与されることがあるが，これまでのところ明確なエビデンスは報告されていない。

（中村陽一）

【参考文献】

1）Chin CS, Litle V, Yun J, et al. Airway stents. Ann Thorac Surg 2008; 85: S792-6
2）Murgu SD, Egressy K, Laxmanan B, et al. Central airway obstruction: benign strictures, tra-cheobronchomalacia, and malignancy-related obstruction. Chest 2016; 150: 426-41
3）Gorden JA, Ernst A. Endoscopic management of central airway obstruction. Semin Thorac Cardiovasc Surg 2009; 21: 263-73

5 呼吸困難以外の呼吸器症状

1 咳　嗽

❶ 定　義

　咳嗽とは，短い吸気に引き続いて声門が部分的に閉鎖し，胸腔内圧が上昇して，強制的な呼気とともに気道内容が押し出される一連の動作を指す。気道内の痰や異物を喀出するための重要な生態防御機能である。

❷ 疫学・頻度

　咳嗽は，肺がん患者では53％に認められる頻度の高い症状の一つである[1]。

　持続する咳嗽は，呼吸困難，食欲不振，頭痛，嘔吐，失神，めまい，発汗，疲労，肋骨骨折，尿失禁などを起こし，患者の生活の質（QOL）を低下させる。さらに，夜間の咳嗽は，患者の睡眠を妨げるのみならず，同居する家族にも耐えがたい苦痛をもたらす。また，電話での通話困難，困惑，気まずさ，社会的孤立などを生じ，心理社会的な影響を及ぼす。

❸ 原因・分類・病態生理

1）原　因

　慢性咳嗽の93％は複数の原因が関与しており，がん患者の咳嗽も同様に複数の原因が関係している（表1）[2]。

　がんそのものによる咳嗽の原因として，気管・気管支の腫瘍病変，肺実質への浸潤，がん性胸膜炎や悪性胸膜中皮腫などの胸膜病変，がん性心膜炎，縦隔病変，がん性リンパ管症などがある。また，がんに付随して起こる気道閉塞，誤嚥，気管食道瘻，肺炎などによる炎症や機械的刺激も咳嗽を引き起こす。さらに，がん治療によって起こる薬剤性肺障害・放射線肺臓炎も咳嗽の原因となる。

　がん患者においても，がん以外の疾患による咳嗽を合併する場合がある。主な原因として，既存の呼吸器疾患（気管支喘息，COPD，間質性肺炎，気管支拡張症など），アンジオテンシン変換酵素（angiotensin converting enzyme；ACE）阻害薬，後鼻漏症候群*，胃食道逆流症などが挙げられる。

***：後鼻漏症候群**
鼻腔・副鼻腔からの分泌物が咽頭に流れ落ちることにより引き起こされる慢性咳嗽の総称。2006年の米国胸部疾患学会（ACCP）ガイドラインで，上気道咳嗽症候群に名称を変更することが提唱された。

2）分　類

　咳嗽は性状により，「湿性咳嗽」と「乾性咳嗽」に分類することが重要である。前者は気道内分泌物を排出するための生理的な咳嗽であるが，後者は気道や胸膜の刺激により起こる目的のない病的な咳嗽である。

　また，持続期間により3週間未満のものを急性咳嗽，8週間を超えるものを慢性咳嗽と分類する[3]。急性咳嗽の原因の多くは呼吸器感染症であるが，持続期間が長くなるにつれ非感染性疾患の頻度が増加する。本邦では，これに加えて3〜8週間を遷延性咳嗽とする分類が提唱されている[4]。

表1　咳嗽の原因と治療例

原因疾患	治　療
肺実質の腫瘍	放射線治療，がん薬物療法，コルチコステロイド
気管・気管支内の腫瘍	内視鏡治療（ブラキセラピー，レーザー治療，クライオセラピー）
食道気管支瘻	ステント留置
がん性リンパ管症	がん薬物療法，コルチコステロイド
放射線肺臓炎	コルチコステロイド
がん性胸水，がん性心嚢水	ドレナージ
肺炎，誤嚥性肺炎	抗菌薬，誤嚥予防（口腔ケア，食物の工夫）
うっ血性心不全	利尿薬
喘息，咳喘息，アトピー咳嗽	気管支拡張薬，コルチコステロイド（吸入，全身投与）
慢性閉塞性肺疾患	禁煙，気管支拡張薬，コルチコステロイド
後鼻漏症候群	抗ヒスタミン薬，抗アレルギー薬
胃食道逆流症	ヒスタミンH_2受容体拮抗薬，プロトンポンプ阻害薬，消化管運動機能改善薬
好酸球性肺炎	コルチコステロイド
気道異物	内視鏡処置

〔Cherny NI, et al., eds. Dyspnoea and other respiratory symptoms in palliative care. Oxford Textbook of Palliative Medicine 5th ed. Oxford University Press, 2015; pp429-34 より引用改変〕

3）病態生理

　咳嗽は，吸気相・圧縮相・呼気相の3相に分けられる。まず，「吸気相」では，吸気により胸郭が広がり，呼気に関わる筋群が伸展する。そのため筋張力が強まり，より高い胸腔内圧が生み出される。次に「圧縮相」では声門が0.2秒ほど閉鎖し，胸腔内の容積が維持されたまま呼気に関わる筋群が収縮するため，胸腔内圧が300 Torr まで上昇する。最後の「呼気相」では声門が開放され，末梢肺と中枢気道から排出されるガスは0.03〜0.05秒という短時間に12 L/秒の速さに達し，一気に呼出される。その後，3〜4 L/秒の速さで0.2〜0.5秒かけてゆっくりとガスが排出される[5]。

　咳嗽の求心性刺激は気道，咽頭，喉頭，胸膜に加えて，外耳道，胃，心臓，食道などからも入り，主に迷走神経を経由して，咳中枢である脳幹の孤束核に達する。この刺激に反応し，咳中枢から遠心性に下咽頭神経，迷走神経，肋間筋，横隔膜，気管支平滑筋に作用して咳嗽が発生する(咳嗽反射)。上位中枢からの神経興奮は，随意的に咳嗽を起こさせたり，抑制させたりすることもできる。

❹ 評価・診断

　咳嗽の診断においては，持続期間により可能性の高い疾患を想定しながら，咳嗽を誘発する原因臓器を咳受容体の求心路の解剖に従って，系統的に診療していくことが重要とされている[4]。

1）問　診

　咳嗽の性質，発生のタイミング，喀痰の有無や日常活動への影響などについて確認する。急性咳嗽では，家族の同様な症状の有無も感染症を鑑別するうえで有用な

情報となる。一般的に湿性咳嗽の場合は，気管支炎や後鼻漏症候群の可能性が高い。また，夜間早朝に悪化する咳嗽は気管支喘息の可能性が高い。胃食道逆流症では食道下部括約筋の弛緩が起こりやすい起床後に咳がみられることが多い。アレルギー性鼻炎患者では頭位を垂直から水平にすると鼻腔抵抗が著明に増大することが報告されており，就寝時の状態の変化は鼻疾患の関与を考える。職業や環境要因の評価も重要である。

2）検　査
　患者の全身状態と予後を考慮したうえで，検査の適応について判断する。

（1）血液検査
　白血球と分画，CRP は一般的に施行される。末梢血好酸球数は間接的に好酸球気道炎症を反映し，気管支喘息などで高値を呈することがある。総 IgE 値の上昇や特異的 IgE の陽性所見が，気管支喘息やアトピー咳嗽でみられることがある。

（2）喀痰検査
　一般細菌に加えて，長引く咳嗽の場合には抗酸菌塗抹・培養，細胞診が重要である。炎症性気道疾患の診断や治療評価には好酸球・好中球の比率が参考となる。

（3）画像診断
　胸部単純 X 線写真や副鼻腔単純 X 線写真などがある。胸部 CT は，胸部単純 X 線では診断しにくい肺門部，中枢気管支の腫瘍，がん性リンパ管症，気管支結核，中等症以下の気管支拡張などの診断に有効である。

（4）その他
　気管支喘息ではスパイロメトリーで閉塞性障害や β_2 刺激薬による可逆性を認めることがある。気道過敏性試験は気管支喘息の診断に有用だが，実施可能な施設は限定される。呼気一酸化窒素濃度の上昇は咳喘息には特異度の高い検査である。胃食道逆流症が疑われる場合には，上部消化管内視鏡検査が行われることもある。

❺ マネジメント
　咳嗽に対する治療の原則は，①咳嗽の原因を同定し，可能であれば治療する，②喀痰や気道内分泌物がある場合（湿性咳嗽）は効率よく排出するために援助する，③喀痰や気道内分泌物がない場合（乾性咳嗽）は薬物で鎮咳する，である（**表2**）[3]。

1）原因薬物の中止と誘因の除去
　ACE 阻害薬を投薬中の患者の 10% 以下で，投与直後あるいは数週間〜数カ月後に乾性咳嗽がみられる。診断は ACE 阻害薬を中止して 4 週間以内に咳嗽が改善することで確定できる。喫煙者には禁煙を指導する。

2）原因に対する治療
（1）がん治療
①手術
　腫瘍が咳嗽の原因である場合，手術による症状の改善をしばしば経験する。しかし，咳嗽に対する肺がん手術の効果を系統的に調べた研究報告はない。

表2　咳嗽に対する治療薬

分　類		代表的な薬剤
中枢性鎮咳薬	オピオイド	コデイン，モルヒネ
	非オピオイド鎮痛薬	デキストロメトルファン，チペピジン，ペントキシベリン，ジメモルファン，エプラジノン，クロペラスチン
末梢性鎮咳薬		クロモグリク酸ナトリウム
喀痰調整薬		ブロムヘキシン，L-カルボシステイン，アンブロキソール，フドステイン
抗菌薬		エリスロマイシン，クラリスロマイシン，アジスロマイシン，レボフロキサシン，モキシフロキサシン，トスフロキサシン
気管支拡張薬	テオフィリン薬	テオフィリン
	β_2刺激薬	プロカテロール，クレンブテロール，サルブタモール，ツロブテロール，サルメテロール
	吸入抗コリン薬	イプラトロピウム
コルチコステロイド		プレドニゾロン，ベタメタゾン
		フルチカゾン，ブデソニド，ベクロメタゾン（吸入）
消化性潰瘍治療薬	ヒスタミンH_2受容体拮抗薬	ファモチジン，シメチジン
	プロトンポンプ阻害薬	ランソプラゾール，オメプラゾール，ラベプラゾール
消化管運動機能改善薬		メトクロプラミド，ドンペリドン，モサプリド

〔日本呼吸器学会 編．咳嗽・喀痰の診療ガイドライン2019．メディカルレビュー社，2019; pp9-11 を参考に作成〕

②放射線治療

　局所進行または転移性非小細胞肺がん患者に対する放射線治療の前向き研究で，50％の患者で咳嗽が改善し，放射線治療による腫瘍の縮小の程度に関連性がみられた[6]。また，前治療のない95名の非小細胞肺がん患者に対する小線源治療*〔ブラキセラピー（brachytherapy）〕単独または外照射との併用による緩和目的の治療で，80％の患者で咳嗽が改善した[7]。2017年に発表された肺がん患者の咳嗽に関する専門家会議の見解[1]で，小線源治療は，気道内病変に対して手術・化学療法・外照射の適応がない場合の選択肢として挙げられているが，実施可能な施設は限定される。

③がん薬物療法

　小細胞肺がん患者に対する多くの化学療法の臨床試験で，70％の患者に咳嗽の改善を認めた[8]。切除不能な非小細胞肺がん患者において，支持療法に加えて化学療法を行い，支持療法のみと比べてQOLが改善するか検証する比較試験が行われており[9,10]，化学療法群で咳嗽は改善し，緩和目的の放射線治療を追加することも少なかった。別の非小細胞肺がん患者に対する臨床試験で，症状緩和に注目して解析したところ，ゲムシタビン単剤群の42％，シスプラチン・ビンデシン併用群の50％で咳嗽は緩和されていた[11]。

＊：小線源治療
密封小線源と呼ばれる放射性物質を病巣の近くや内部に挿入して，体の内から放射線を照射する内照射のこと。線源に近いほど線量は高く，線源から距離が離れると急激に線量が減少する。病巣には高い線量で照射をすることができ，周囲の正常組織には線量を低く抑えられるのが特徴である。
肺がんに対しては主に，気管支腔内に留置したカテーテルを通して放射線源を送り込む腔内照射が行われる。

④内視鏡治療

　内視鏡治療には，レーザー治療，高周波治療，アルゴンプラズマ凝固法，凍結療法，ステント留置などが含まれる。主な適応は，悪性腫瘍による気管・主気管支など中枢気道の閉塞や喀血で，治療により症状は改善するが，咳嗽に限定した研究はみられない。

(2) 気管支拡張薬

　気管支拡張薬には鎮咳作用はないが，喘息やCOPD，気道過敏による咳嗽には効果がみられる。本邦で使用可能な気管支拡張薬はテオフィリン，β_2刺激薬，抗コリン薬の3種類である。

(3) コルチコステロイド

　放射線肺臓炎や化学療法・免疫チェックポイント阻害薬による薬剤性肺障害に対して，コルチコステロイドが投与される。また，喘息の治療では，吸入薬（フルチカゾン，ブデソニド，ベクロメタゾン）と，重症の場合は全身投与（プレドニゾロン，ベタメタゾン）が用いられる。

(4) ヒスタミンH₂受容体拮抗薬とプロトンポンプ阻害薬

　胃食道逆流症に伴う咳嗽に対する，ヒスタミンH_2受容体拮抗薬やプロトンポンプ阻害薬の効果については，メタアナリシスでは限定的とされている[12]。プロトンポンプ阻害薬による著効例では，投与開始2週間で咳嗽が改善したとの報告があるが，通常は4週間以上の投与が推奨されている。

(5) 抗菌薬，抗アレルギー薬および抗ヒスタミン薬

　副鼻腔炎，アレルギー性鼻炎などによる後鼻漏症候群は，咳嗽の原因となる。原疾患に対する治療が基本で，副鼻腔炎に対してはマクロライド系抗菌薬，アレルギー性鼻炎には抗アレルギー薬や抗ヒスタミン薬を投与する。

3）湿性咳嗽に対する対症療法

(1) 薬物療法

　湿性咳嗽に対しては，鎮咳薬で咳嗽を抑え込むよりも，まずは喀痰調整薬（去痰薬）で排痰を促進する。喀痰調整薬はそれぞれ作用機序が異なり，痰の粘稠度を低下させる粘液溶解薬（ブロムヘキシン），痰の性状を生理的に近づける粘液修復薬（L-カルボシステイン），痰の気道粘膜への粘着性を低下させる粘液潤滑薬（アンブロキソール），杯細胞の増殖を抑制させる分泌細胞正常薬（フドステイン）があるので，適宜組み合わせて用いる。いずれも咳嗽のあるがん患者を対象とした臨床試験はほとんどない。また，ネブライザーによる生理食塩水吸入は気道の乾燥や炎症を軽減する。

(2) 非薬物療法

　適切な体位は逆流や誤嚥による咳嗽を軽減するため，理学療法は痰の排出を促進する。理学療法は薬物療法に加えて行う[13]が，適応については患者の全身状態を十分に考慮して決める必要がある。

4）乾性咳嗽に対する対症療法

（1）中枢性鎮咳薬

①オピオイド

2015 年のコクランレビューでは，質の高いエビデンスは十分ではないものの，肺がん患者の咳嗽に効果が期待できる薬剤がいくつか挙げられており，そのなかにモルヒネ，コデイン，ジヒドロコデインが含まれている[14]。このレビューを踏まえた 2017 年の専門家会議の見解[1]では，提案するオピオイドとして，pholdodine，hydrododone（以上は本邦未承認），ジヒドロコデイン，モルヒネが挙げられている。また，この専門家会議の見解では，やはりエビデンスはないものの，オピオイドの就寝前の使用も提案している。

②非オピオイド性鎮咳薬

デキストロメトルファンは，慢性咳嗽患者に対して広く使用されている薬剤である。がん患者のみを対象とした咳嗽に対する有効性を検討した報告はないが，慢性咳嗽患者に対するコデインとの無作為化比較試験では，鎮咳作用は同等で，便秘や眠気などの副作用はコデインより少なかった[15]。

（2）その他

①リドカイン吸入

がん患者のみを対象とした咳嗽に対するリドカイン吸入の有効性を検討した報告はない。慢性咳嗽患者を対象とした報告ではリドカイン吸入により咳嗽の強度は減少する可能性はあるが，咽頭のしびれや苦味，不整脈などの有害事象発生のリスクが指摘されており，安全を確保するためにも十分な監視が必要である。

②ガバペンチノイド（プレガバリン・ガバペンチン）

がん患者のみを対象とした咳嗽に対するプレガバリン・ガバペンチンの有効性を検討した報告はない。慢性咳嗽患者を対象とした比較試験では，ガバペンチンの投与により咳嗽の強度が減少し，咳嗽関連 QOL の改善を認めた[16]。しかし，この研究では末梢性の原因をすべて除外した慢性咳嗽患者のみを対象としており，有効であるという結果をがん患者の咳嗽に対して外挿できない可能性が高い。

③選択的 P2X3 受容体拮抗薬

選択的 P2X3 受容体拮抗薬（ゲーファピキサントクエン酸塩）は，気道の迷走神経の C 線維上にみられる P2X3 受容体を介した細胞外 ATP シグナル伝達の遮断により，感覚神経の活性化および咳嗽を抑制することで鎮咳作用が期待できる[17]。国内でも 2022 年 4 月に上市され，難治性の慢性咳嗽に対して使用されている。

④その他の薬剤

病態生理の項で述べた咳嗽反射の経路にはさまざまな分子が関わっており，鎮咳薬の標的として近年注目されている。NK-1 受容体拮抗薬[18,19]は実臨床への導入が期待されている。その他，神経調節薬（ncuromodulator）として，バクロフェン，アミトリプチリン，パロキセチンも試みられているが，症例報告レベルのエビデンスしかない。

（坂下明大，合屋　将）

【文　献】

1）Molassiotis A, Smith JA, Mazzone P, et al. Symptomatic treatment of cough among adult patients with lung cancer: CHEST guideline and expert panel report. Chest 2017; 151: 861-74

2）Chan KS, Tse DMW, Sham MMK. Section 8. Common symptoms and disorders. 8.2 Dyspnoea and other respiratory symptoms in palliative care. Cherny NI, Fallon MT, Kaasa S, et al eds. Oxford Textbook of Palliative Medicine 5th ed, New York, Oxford University Press, 2015; pp429-34

3）Morice AH, McGarvey L, Pavord I; British Thoracic Society Cough Guideline Group. Recommendations for the management of cough in adults. Thorax 2006; 61（Suppl 1）: i1-24

4）日本呼吸器学会 咳嗽・喀痰の診療ガイドライン 2019 作成委員会 編．咳嗽・喀痰の診療ガイドライン 2019．メディカルレビュー社，2019; pp9-11

5）McCool FD. Global physiology and pathophysiology of cough: ACCP evidence-based clinical practice guidelines. Chest 2006; 129（Suppl 1）: 48S-53S

6）Langendijk JA, ten Velde GP, Aaronson NK, et al. Quality of life after palliative radiotherapy in non-small cell lung cancer: a prospective study. Int J Radiat Oncol Biol Phys 2000; 47: 149-55

7）Mallick I, Sharma SC, Behera D. Endobronchial brachytherapy for symptom palliation in non-small cell lung cancer--analysis of symptom response, endoscopic improvement and quality of life. Lung Cancer 2007; 55: 313-8

8）Ahmedzai SH. Cough in cancer patients. Pulm Pharmacol Ther 2004; 17: 415-23

9）Anderson H, Hopwood P, Stephens RJ, et al. Gemcitabine plus best supportive care（BSC）vs BSC in inoperable non-small cell lung cancer--a randomized trial with quality of life as the primary outcome. UK NSCLC Gemcitabine Group. Non-Small Cell Lung Cancer. Br J Cancer 2000; 83: 447-53

10）Helsing M, Bergman B, Thaning L, et al. Quality of life and survival in patients with advanced non-small cell lung cancer receiving supportive care plus chemotherapy with carboplatin and etoposide or supportive care only. A multicentre randomised phase III trial. Joint Lung Cancer Study Group. Eur J Cancer 1998; 34: 1036-44

11）Vansteenkiste J, Vandebroek J, Nackaerts K, et al. Influence of cisplatin-use, age, performance status and duration of chemotherapy on symptom control in advanced non-small cell lung cancer: detailed symptom analysis of a randomised study comparing cisplatin-vindesine to gemcitabine. Lung Cancer 2003; 40: 191-9

12）Chang AB, Lasserson TJ, Gaffney J, et al. Gastro-oesophageal reflux treatment for prolonged non-specific cough in children and adults. Cochrane Database Syst Rev 2011; 1: CD004823

13）Bonneau A. Cough in the palliative care setting. Can Fam Physician 2009; 55: 600-2

14）Molassiotis A, Bailey C, Caress A, et al. Interventions for cough in cancer. Cochrane Database Syst Rev 2015; 5: CD007881

15）Matthys H, Bleicher B, Bleicher U. Dextromethorphan and codeine: objective assessment of antitussive activity in patients with chronic cough. J Int Med Res 1983; 11: 92-100

16）Ryan NM, Birring SS, Gibson PG. Gabapentin for refractory chronic cough: a randomised, double-blind, placebo-controlled trial. Lancet 2012; 380（9853）: 1583-9

17）Smith JA, Kitt MM, Morice AH, et al. Gefapixant, a P2X3 receptor antagonist, for the treatment of refractory or unexplained chronic cough: a randomised, double-blind, controlled, parallel-group, phase 2b trial. Lancet Respir Med 2020; 8: 775-85

18）Noronha V, Bhattacharjee A, Patil VM, et al. Aprepitant for cough suppression in advanced lung cancer: a randomized trial. Chest 2020; 157: 1647-55

19）Smith JA, Harle A, Dockry R, et al. Aprepitant for cough in lung cancer. A randomized placebo-controlled trial and mechanistic insights. Am J Respir Crit Care Med 2021; 203: 737-45

2　死前喘鳴

❶ 定　義

　死前喘鳴は，死期が迫った患者において聞かれる，呼吸に伴う不快な音である[1]。患者の衰弱が進み，嚥下機能や咳反射が低下すると，飲み込んだり吐き出したりできなくなった唾液や気道分泌物が，咽喉頭に貯留するようになる。その分泌物が呼吸により振動して，「ゴボゴボ」「ガラガラ」といった音，すなわち死前喘鳴が発生する。死前喘鳴は，意識混濁，下顎呼吸，チアノーゼ，脈の消失などと並んで，死期が迫っている兆候の一つである。

❷ 疫学・頻度・影響

　2014 年の系統的レビュー[2]によると，終末期がん患者の 23〜92％（平均 35％）に死前喘鳴が認められた。発症に関連する因子として，認知機能低下，男性，肺がん，骨・肝・腸管・脳の腫瘍，肺炎，ホスピスの入院期間（長いほど高頻度）が抽出されている。死前喘鳴の発症から亡くなるまでの時間の中央値は 11〜28 時間であった。

　死前喘鳴は多くの場合，患者本人にとって苦痛ではないと考えられているが，付き添いの家族や介護者には「窒息している」「溺れている」といった不安を与え，苦痛となることが多い。本邦で行われた全国的な遺族調査で，46％の遺族が死前喘鳴を経験し，その 66％が喘鳴を苦痛と感じていたことが報告されている[3]。遺族が苦痛を大きく感じる要因として，「遺族が女性」「患者は溺れているように息が苦しいのではないかと感じた」「自然なことだとは思えなかった」「死期が近づいていると感じた」などが抽出されている。

❸ 原因・分類・病態生理

　死前喘鳴は，①1 型死前喘鳴（真性死前喘鳴）：亡くなる前に意識レベルが低下し嚥下反射が抑制されることにより，主に唾液が咽頭に貯留するもの，②2 型死前喘鳴（偽性死前喘鳴）：感染・腫瘍・体液貯留・誤嚥などによって生じた下気道からの分泌物が，衰弱のため効率よく喀出されずに数日かけて気道に蓄積するもの，の 2 つに分類することが提唱されている[4]。一般的には，1 型死前喘鳴は死期が迫ってから出現する。一方，2 型死前喘鳴の場合は意識が保たれていることも多く，喀出困難となってから亡くなるまでの期間が長い場合も多い[5]。

❹ 評　価

　死前喘鳴が 1 型か 2 型かを推定するために経過や身体所見を十分に評価することが大切である。しかしながら，実際には 1 型と 2 型の混在例があるなど明確な鑑別は困難であることも多い。死前喘鳴の程度の評価には，Back ら[6]の 4 段階評価〔0 ＝音が聞こえない，1 ＝患者に近づくと聞こえる，2 ＝静かな部屋でベッドサイドに立つ状態で聞こえる，3 ＝静かな部屋で患者から 20 フィート（約 6 m，部屋のドアのあたり）の距離で聞こえる〕が用いられる。また，患者をケアしている家族などの苦痛を同時に評価することも重要である。

⑤ マネジメント

1）基本的な考え方

　死前喘鳴が出現する時期には患者の意識レベルは低下していることが多く，本人が苦痛と感じているか明らかではない。そのような患者に対して，副作用が懸念される薬物を投与したり侵襲的な処置を加えたりして，かえって苦痛を増やすことは合理的とはいえないという考え方もある。また，患者本人が苦痛を感じていない（と推測される）場合には，ケアの主たる対象は本人よりも苦痛を感じている（であろう）付き添いの家族や介護者となることを認識する必要がある。家族や介護者に十分な説明と保証を行うことが重要であり，患者本人にはあえて介入せず経過を観察することも選択肢となる。介入を行う場合には，まずは侵襲の少ない非薬物療法を行い，改善が乏しければ薬物療法を追加する。

2）非薬物療法

　非薬物療法として成書では，体位変換，吸引，輸液量の調整（減量），家族・介護者へのケア，が挙げられている。しかし輸液量の調整以外は，有効性を検証する比較試験は行われていない。体位に関して，仰臥位から側臥位または（半）坐位への体位変換が症状を改善するとされている[7]。吸引は最近のガイドラインでは行うべきではないとされているが，その根拠は示されていない[8]。Watanabe ら[9]の後ろ向きの観察研究では，死前喘鳴を呈した236名の臨死期患者のうち197名（81%）に吸引が行われ，62名（31%）に有害事象（出血24%，呼吸状態の悪化6%，嘔吐5%），98名（50%）に痛みの徴候がみられた。吸引の効果についての記載はなかった。吸引はたとえ行うとしても，注意深く愛護的に行うべきである。

　一般に過剰な輸液は死前喘鳴の危険因子であり，輸液量の調整（減量）が予防や治療につながると考えられている[8]。しかし，輸液量と死前喘鳴の発症との相関を検証した研究の多くで，関連は示されていない[7]。

　付き添いの家族の苦痛や不安が強いと評価される場合には，家族に対して死前喘鳴の原因（気道への分泌物の貯留が原因で，空気が通るたびに音が出ているだけであること），意味（亡くなる前にみられる自然な現象で窒息するようなものではないこと，本人は苦痛を感じていないと推測されること）を十分に説明するとともに，死前喘鳴に対する心配などに共感的態度で接することが重要である。国内の遺族調査の結果では，遺族が医療従事者の喘鳴への対応に改善が必要だと感じた要因として，「吸引をするかどうかについて医療従事者と十分に相談できなかった」「臭いが気になると感じていた」が挙げられている[3]。

3）薬物療法

　薬物療法としては，抗コリン薬，オクトレオチドの報告がある。

　抗コリン薬は，副交感神経の神経終末にあるムスカリン受容体を競合的に遮断して，唾液や気道分泌物の産生を抑制する。しかしいったん貯留した分泌物を取り除く作用はもたないため，抗コリン薬は死前喘鳴の進展を抑制はしても，解消する効力は有さないと考えられる。実際に，これまでに行われた対照薬のある比較試験では，死前喘鳴の発生後に抗コリン薬を使用した場合の有効性は明らかではない[2,7]。海外のガイドラインでも，有害事象を厳密に監視し効果がなければ中止する，とい

う条件付きでの推奨にとどまっている[8,10]。その後，2件の無作為化比較試験で，臨死期の患者に対するブチルスコポラミンの予防投与が，プラセボ投与[11]や死前喘鳴発症後のブチルスコポラミン投与[12]と比較して，死前喘鳴の発生頻度を有意に抑制することが報告された。これらの結果から，抗コリン薬は発症後ではなく予防的に投与すれば有効であることが示唆される。しかしながら，同時にこれらの試験では約50〜70％の患者で抗コリン薬の予防投与なしでも死前喘鳴を発症しておらず，すべての臨死期患者に抗コリン薬を予防投与することの意義は結論づけられていない。抗コリン薬の有害事象としては，口渇，尿閉，意識レベル低下，せん妄，頻脈などがあり，特にスコポラミン臭化水素酸塩とアトロピンは血液脳関門を通過して中枢神経に作用し，前者は鎮静を，後者は興奮を引き起こすため，意識の保たれている患者に投与する時には注意が必要である。

　オクトレオチドに関しては，スコポラミン臭化水素酸塩との比較試験が報告されているものの，死前喘鳴の程度に有意な差はなく[13]，実臨床ではあまり用いられない。

（松沼　亮，合屋　将）

【文　献】

1) Bennett M, Lucas V, Brennan M, et al. Using anti-muscarinic drugs in the management of death rattle: evidence-based guidelines for palliative care. Palliat Med 2002; 16: 369-74
2) Lokker ME, van Zuylen L, van der Rijt CC, et al. Prevalence, impact, and treatment of death rattle: a systematic review. J Pain Symptom Manage 2014; 47: 105-22
3) Shimizu Y, Miyashita M, Morita T, et al. Care strategy for death rattle in terminally ill cancer patients and their family members: recommendations from a cross-sectional nationwide survey of bereaved family members'perceptions. J Pain Symptom Manage 2014; 48: 2-12
4) Bennett MI. Death rattle: an audit of hyoscine (scopolamine) use and review of management. J Pain Symptom Manage 1996; 12: 229-33
5) Wildiers H, Menten J. Death rattle: prevalence, prevention and treatment. J Pain Symptom Manage 2002; 23: 310-7
6) Back IN, Jenkins K, Blower A, et al. A study comparing hyoscine hydrobromide and glycopyrrolate in the treatment of death rattle. Palliat Med 2001; 15: 329-36
7) Kolb H, Snowden A, Stevens E. Systematic review and narrative summary: treatments for and risk factors associated with respiratory tract secretions (death rattle) in the dying adult. J Adv Nurs 2018; 74: 1446-62
8) Crawford GB, Dzierżanowski T, Hauser K, et al. Care of the adult cancer patient at the end of life: ESMO Clinical Practice Guidelines. ESMO open 2021; 6: 100225
9) Watanabe H, Taniguchi A, Yamamoto C, et al. Adverse events caused by aspiration implemented for death rattle in patients in the terminal stage of cancer: a retrospective observational study. J Pain Symptom Manage 2018; 56: e6-8
10) National Clinical Guideline Centre (UK). Care of Dying Adults in the Last Days of Life. National Institute for Health and Care Excellence (NICE), 2015
11) van Esch HJ, van Zuylen L, Geijteman ECT, et al. Effect of prophylactic subcutaneous scopolamine butylbromide on death rattle in patients at the end of life: the SILENCE randomized clinical trial. JAMA 2021; 326: 1268-76
12) Mercadante S, Marinangeli F, Masedu F, et al. Hyoscine butylbromide for the management of death rattle: sooner rather than later. J Pain Symptom Manage 2018; 56: 902-7
13) Clark K, Currow DC, Agar M, et al. A pilot phase II randomized, cross-over, double-blinded, controlled efficacy study of octreotide versus hyoscine hydrobromide for control of noisy breathing at the end-of-life. J Pain Palliat Care Pharmacother 2008; 22: 131-8

II章
背景知識

3　血痰・喀血

❶ 定　義

　血痰・喀血は下気道（気管・気管支～肺実質）からの出血を喀出したものであり，一般的には咳を伴う。痰の中に血液が混じる程度のものを血痰といい，ほとんど血液のみを喀出するものを喀血というが，両者を明確に区別する基準はない。通常，喀血は一度に 2～5 mL 以上の血液が喀出される状態とされ，100～600 mL/日以上の喀血を大量喀血とすることが多い。臨床の場面で喀血量を正確に測定することは困難であるが，貧血，低酸素血症，血圧低下などのために治療や処置を緊急に要する喀血を致死的な喀血（life-threatening hemoptysis）と分類するのが実践的である[1]。

❷ 疫学・頻度

　肺は肺動脈（低圧系）と気管支動脈（高圧系）の 2 つの動脈系により血液が供給されている。喀血の出血源は気管支動脈系が約 90％を占めるといわれており[2]，肺動脈系由来の出血は少ない。稀に体循環動脈-肺動脈吻合からの出血もみられる。一般に気管支動脈あるいは体循環動脈由来の喀血は，肺動脈由来のものと比較すると量が多いとされる。

❸ 原因・分類・病態生理

　血痰・喀血の原因疾患はさまざまである（**表3**）。わが国での各疾患における喀血の頻度は明らかではない。日常臨床で多くみられるものは，気管支拡張症，肺結核後遺症など既存の肺病変に感染を合併して生じる喀血である。また，喀血の原因として肺がんが 10％を占めると報告されている[3]。

❹ 評価・診断

1）病　歴

　患者によっては，鼻出血や咽頭・口腔からの出血を喀血と訴えることがある。これらは咳を伴わず出血量も少量であるため，多くの場合，鑑別することは可能であるが，鼻出血が気管内に吸引されて咳嗽を伴うこともあり注意が必要である。咽頭や喉頭からの出血を疑う場合は，耳鼻咽喉科の診察も考慮する。口腔内の出血であれば，唾液に血液が混じる。また，救急診療の場面においては，吐血との鑑別が問題になることもある。**表4**に喀血と吐血の鑑別点をまとめた。

　その他，血痰の既往（初回の出血か，繰り返しているのか），呼吸器疾患と心疾患の既往歴，随伴する症状の有無（咳，痰，発熱，胸痛など），服薬歴（抗凝固療法，抗血小板療法など），喫煙歴，粉塵や化学物質の吸引歴，外傷の有無，出血性素因の有無などを問診することが重要である。

2）身体所見

　喀血量によっては気道閉塞や呼吸不全を来すことから，迅速に出血の状況を確認し，基本的な身体所見（意識状態，心拍，血圧，呼吸数，呼吸状態，体温）を評価する。眼瞼結膜の貧血の有無，異常呼吸音や断続性副雑音（肺炎，気管支拡張症），

表3 血痰・喀血の原因疾患

気管支病変		気管支拡張症 気管支炎 気道内異物 気道熱傷・外傷 気管支血管瘻 気管支結石症
肺実質病変	感染症	肺炎，閉塞性肺炎 肺膿瘍 肺結核（活動性結核性空洞） 肺非結核性抗酸菌症 肺真菌症
	免疫異常	多発血管炎性肉芽腫症 肺胞出血（ループス肺炎，血管炎症候群，Goodpasture 症候群，特発性肺ヘモジデローシス）
	その他	肺結核後遺症 肺挫傷
腫瘍性病変		肺がん 転移性肺腫瘍 気管腫瘍
心血管異常		心不全，肺水腫，肺うっ血 肺血栓塞栓症 僧帽弁狭窄症 肺動静脈瘻
その他		医原性（肺穿刺，胸腔穿刺，気管支鏡検査などの合併症） 抗凝固療薬，抗血小板薬，血管新生阻害薬 血小板減少症 凝固異常 月経随伴喀血 コカイン中毒，覚せい剤中毒
特発性		原因不明のもの

表4 喀血と吐血の鑑別

	喀血	吐血
症状	咳とともに喀出	嘔吐とともに吐出
前兆	喉頭の違和感，におい	悪心
色調	鮮紅色	暗赤色
性状	泡沫状，凝固しない	塊状，凝固する
混在物	喀痰，膿性痰	食物残渣
持続時間	しばらく持続する	短時間で繰り返す
便性状	黒色便は少ない	黒色便，タール便，下血
pH	アルカリ性	酸性
他の症状	胸部所見，胸部単純 X 線異常	腹部症状
顕微鏡的所見	ヘモジデリン貪食マクロファージを認める	

連続性副雑音（気道狭窄）の有無も確認する。ショック状態，呼吸不全状態であれば，気管挿管などの緊急処置を考慮する。時間的に余裕がある場合も，詳細な問診と血液検査，画像検査なども参考にし，喀血量をできるだけ正確に推定することが重要である。

外来受診時に止血していても，喀血量が多いと判断された場合には入院を考慮する。帰宅後に再度喀血を来す可能性もあるため，安易に帰宅させるべきではない。

3）検査

(1) 胸部単純X線写真・胸部CT

スクリーニングとその後の経過観察のために胸部単純X線を行うが，特に出血の程度が軽い場合には，出血部位の特定は困難である。出血部位の特定には胸部CTが有用で，70〜88％の症例で可能とされている[4]。悪性腫瘍が疑われる，気管支拡張症や空洞病変からの出血が疑われる，動脈塞栓術の適応と考えられる場合には，胸部CTは必須である。必要に応じて胸部高分解能CT（HRCT），胸部造影CTやmulti-detector CT angiographyを行う[5]。

(2) 血液検査・尿検査・心電図

末梢血，凝固検査は必須で，大量喀血や肺胞出血では貧血の程度や進行が有用な情報となる。必要に応じて，Goodpasture症候群，血管炎症候群，自己免疫疾患などの鑑別に腎機能および尿検査，抗好中球細胞質抗体（anti-neutrophil cytoplasmic antibody；ANCA）など，自己抗体の検索を行う。慢性肝機能障害による凝固機能低下の有無の確認も重要である。

肺高血圧，心不全，心臓弁膜症などによる喀血の鑑別も重要であり，心電図，必要に応じて心臓超音波検査も考慮する。

(3) 喀痰検査

一般細菌に加えて，抗酸菌塗抹・培養（胸部単純X線写真で異常所見が乏しい気管・気管支結核や非結核性抗酸菌症に注意），細胞診（胸部単純X線写真ではみつかりにくい中枢型肺がんに，喫煙者では特に注意）が重要である。

(4) 気管支鏡検査

気管支鏡検査は血痰・喀血の治療において重要な手技ではあるが，診断（出血部位や原因の特定）における有用性は胸部CTに劣る[4]ため，その適応や施行する時期については検討が必要である。喫煙男性の持続する血痰では中枢型肺がんの除外のために有用である。喀血の早期に検査を行う際には，出血部位のフィブリン塊を安易に除去すると大出血を来すことがある。肺がんが疑われる症例，繰り返す血痰の症例では，緊急対応ができる体制を整えたうえで実施する。

肺胞出血が疑われる症例では，気管支肺胞洗浄液は診断の有力な根拠となる。

(5) 気管支動脈造影検査

大量喀血に対しては治療としての気管支動脈塞栓術の適応の検討も含め，気管支動脈造影検査を考慮すべきである。

❺ マネジメント

出血が少量で，緊急性を要さない場合は，安静を原則として原因検索を進める。原因に対する治療が可能であれば，それを行う。

腫瘍からの血痰・喀血は緩和的放射線治療の対象となる。肺がんに対する緩和的照射による喀血の改善は，低線量で80.2％，高線量で81.2％に認めると報告されている[6]。

わが国では止血薬としてトラネキサム酸やカルバゾクロムが使用されることが多い。トラネキサム酸については，全身投与や吸入により院内死亡率を下げるとの報告もみられ，喀血に対して有用である可能性が示唆されるが[7,8]，止血薬全般としては十分なエビデンスは不足している。

喀血が中等量以上あるいは呼吸不全を伴う場合には，入院し，呼吸状態と循環動態をモニターする。体位は出血側を下にする側臥位を原則とするが，肺胞出血や肺うっ血などでは原因疾患に応じた体位をとることが重要である。大量出血で気道閉塞の危険がある場合には，血管確保や気道確保を迅速に行う。特に，持続する大量出血では，健側気管支への片側挿管など，出血していない側の肺の換気を確保することを優先する。

気管支拡張症や腫瘍など局所病変からの大量出血では，気管支動脈塞栓術が有効である。初回の成功率は70～99％と高い止血効果が期待できる。ただし，再発率も30日以内で58％と高率である。重篤な合併症として脊髄梗塞が1.4～6.5％に起こると報告されているが，技術の進歩により頻度は減少している[7]。

気管支鏡下の処置として，出血の程度が著しくなければ，責任気管支への気管支鏡の楔入で止血が得られることもある。中枢気道の腫瘍性病変からの出血に対しては，アルゴンプラズマ凝固療法やNd: YAGレーザー治療などの熱凝固法が効果を発揮するが，実施可能な施設は限定される[7]。止血薬の注入などが行われることもあるが，有効性についてのエビデンスは十分ではない。大量出血に対して責任気管支へ気管支用充填材（endobronchial Watanabe spigot）の挿入が有用であるとする報告もあるが[9]，これも実施可能な施設は限定される。

さらに出血コントロールが困難である症例では，出血責任病巣を含む肺葉切除術も考慮される。ただし，気管支拡張症などの既存肺病変からの難治性喀血では，病変部の癒着が高度のために手術手技が困難となることもある。

本邦において，以前は肺結核の空洞病変からの大量喀血が多かったが，現在では肺がんによる空洞病変あるいは中枢性病変からの大量喀血が臨床上問題となることがある。このような症例のなかには，すでに抗がん治療の継続が困難となり，積極的な治療や処置の適応ではなくなっている場合もある。大量喀血のリスクが予測される場合には，患者本人や家族の意向を尊重しつつ，あらかじめ治療方針を検討しておくことが重要である。終末期の喀血は，目撃する家族に衝撃を与えることになるので，前もって説明して心の準備を促す，血液を拭いた時に目立たないような濃い色のタオルを用意する，鎮静の準備をしておく，などの配慮も必要である[10]。

（坂下明大，合屋　将）

【文　献】

1）Earwood JS, Thompson TD. Hemoptysis: evaluation and management. Am Fam Physician 2015; 91: 243-9
2）白鳥正典，阿部庄作．血痰，喀血．永井厚志，大田　健，飛田　渉編．呼吸器病 New Approach 1　症候からみた診断へのアプローチ．東京，メジカルビュー社，2001; pp139-47
3）藤田次郎．血痰，喀血．日医師会 2008; 137: 72-3

4）Gesthalter YB, Kheir F. Hemoptysis. Broaddus VC, Ernst JD, King Jr. TE, et al eds. Murray and Nadel's Textbook of Respiratory Medicine, 7th ed. Amsterdam, Elsevier, 2021; pp539-47

5）Shih SY, Tsai IC, Chang YT, et al. Fatal haemoptysis caused by a ruptured Rasmussen's aneurysm. Thorax 2011; 66: 553-4

6）Fairchild A, Harris K, Barnes E, et al. Palliative thoracic radiotherapy for lung cancer: a systematic review. J Clin Oncol 2008; 26: 4001-11

7）Davidson K, Shojaee S. Managing massive hemoptysis. Chest 2020; 157: 77-88

8）Kinoshita T, Ohbe H, Matsui H, et al. Effect of tranexamic acid on mortality in patients with haemoptysis: a nationwide study. Crit Care 2019; 23: 347

9）Bylicki O, Vandemoortele T, Laroumagne S, et al. Temporary endobronchial embolization with silicone spigots for moderate hemoptysis: a retrospective study. Respiration 2012; 84: 225-30

10）Pereira J, Phan T. Management of bleeding in patients with advanced cancer. Oncologist 2004; 9: 561-70

6 呼吸困難に対する非薬物療法

1 酸素療法

❶ 定　義

　低酸素血症（hypoxia，細胞レベルでの酸素の不足）は臓器の機能不全を引き起こし，進行すると死に至る。低酸素血症を是正するために，適量の酸素を投与し吸入気の酸素濃度（FiO_2）を高める治療法が酸素療法である。人工呼吸（侵襲的・非侵襲的陽圧換気）も広い意味では酸素療法であるが本稿では詳述しない。高流量鼻カニュラ酸素療法（HFNC）については別項で解説する。

　酸素療法のインターフェイスは多様で，必要な流量や忍容性に応じて選択が可能である（表1）[1]。酸素の流量を設定して投与するが，高流量システム以外では吸入酸素濃度は患者の1回換気量に依存して変動する。酸素は睡眠時や労作時などに限定して使用されることもある。

❷ メリットとデメリット

1）メリット

　酸素療法の目標は，低酸素血症を改善し，組織の傷害を防ぐことである。継続的な酸素吸入により，安静時の低酸素血症を有するCOPD患者の死亡率が低下することが，1980年代の2つの臨床研究[2,3]で示されており，長期酸素療法を行う根拠と

表1　酸素療法の主なインターフェイス〔高流量鼻カニュラ酸素療法（HFNC）除く〕

インターフェイス	低流量システム			高流量システム		リザーバーシステム	
	鼻カニュラ	開放型酸素マスク	簡易マスク	ベンチュリーマスク	ネブライザー式酸素吸入装置	リザーバー付き鼻カニュラ	リザーバー付きマスク
一般的な酸素流量	～6 L/min	～10 L/min	5～8 L/min	設定酸素濃度に応じて調整	設定酸素濃度に応じて調整	～7 L/min	6 L/min～
吸入酸素濃度	～44%	～60%	40～60%	～50%	50～70%（酸素流量により上限あり）	～50%	60%～
呼気の再吸入	なし	少ない	あり	なし	なし	なし	少ない（酸素流量による）
装着したままの食事摂取	可	不可（ストローなどで飲水は可）	不可	不可	不可	可	不可
特徴・留意点	安価で簡便。口呼吸の患者に推奨できない。	マスク型だが圧迫感が少なく，飲水や吸引，会話がしやすい。	低濃度酸素吸入はできない。$PaCO_2$上昇の心配のない患者に使用。	吸入酸素濃度が1回換気量に左右されない。	吸入酸素濃度が1回換気量に左右されない。加湿できる。	在宅酸素療法での酸素の節約に有用。加湿と併用はできるだけ避ける。	高濃度の酸素が投与できるが，顔に密着しないと濃度が保てない。

〔日本呼吸ケア・リハビリテーション学会，日本呼吸器学会 編. 酸素療法マニュアル. メディカルレビュー社，2017 を参考に作成〕

55

なっている。一方，安静時の低酸素血症がないか軽度にとどまる COPD 患者では，長期酸素療法の予後改善効果は示されていない[4]。

　酸素は病院内の配管のみならず酸素濃縮器やボンベ（液体酸素も含む）によっても供給が可能で，療養環境の制約を受けず，移動中でも使用できる。

2）デメリット

　酸素は生命の維持に必須の物質であるが，過剰になると生体に害をなしうる。高 CO_2 血症を伴う Ⅱ 型呼吸不全患者においては，過剰な酸素投与により CO_2 ナルコーシスが引き起こされるリスクがある。高濃度酸素はフリーラジカルの産生や吸収性無気肺を介して肺傷害の原因となる。加えて，近年，急性呼吸不全に対する過剰な酸素投与が，死亡率などの予後指標を悪化させることが明らかとなっている[5]。

　吸入に伴う有害事象として，鼻腔・口腔・咽喉頭の乾燥，鼻出血などがある。乾燥を防ぐために加湿器を用いると，細菌繁殖の懸念が生じることになる。

　吸入デバイスに伴う問題として，皮膚障害，チューブによる拘束・移動の制限，社会的孤立（酸素吸入を恥じて他者との接触を減らす）などがある。特に終末期においては，酸素による拘束はせん妄の促進因子となり得る。

　引火の危険があるため，タバコなど火気は遠ざける必要がある。

　酸素そのものの費用，在宅酸素療法による患者負担や医療費の増加も無視できない問題である。

❸ 一般的な適応

　低酸素血症を有する患者が酸素療法の適応となる。在宅酸素療法の社会保険適用基準は，①高度慢性呼吸不全（ $PaO_2 \leqq 55$ Torr，および $PaO_2 \leqq 60$ Torr で睡眠時または運動時に著しい低酸素血症を来す），②肺高血圧症，③慢性心不全，④チアノーゼ型先天性心疾患，⑤重度の群発頭痛，である。

　酸素療法の禁忌はないが，上述の通り過剰な酸素投与は避けなければならない。2017 年に公表された英国胸部学会（BTS）のガイドライン[6]は，重症患者に対する酸素療法の目標を SpO_2 94〜98％（高 CO_2 血症のリスクがある場合は 88〜92％）としているが，IOTA 研究[5]以降に公表された別のガイドライン[7]は SpO_2 の上限を 96％としている。

（長谷川貴昭，合屋　将）

【文　献】

1) 日本呼吸ケア・リハビリテーション学会 酸素療法マニュアル作成委員会，日本呼吸器学会 肺生理専門員会 編．酸素療法マニュアル．メディカルレビュー社，2017
2) Nocturnal Oxygen Therapy Trial Group. Continuous or nocturnal oxygen therapy in hypoxemic chronic obstructive lung disease: a clinical trial. Ann Intern Med 1980; 93: 391-8
3) Stuart-Harris C, Bishop JM, Clark TJH, et al. Long term domiciliary oxygen therapy in chronic hypoxic cor pulmonale complicating chronic bronchitis and emphysema: report of the Medical Research Council working party. Lancet 1981; 317（8222）: 681-6
4) Albert RK, Au DH, Blackford AL, et al.; Long-Term Oxygen Treatment Trial Research Group. A randomized trial of long-term oxygen for COPD with moderate desaturation. N Engl J Med 2016; 375: 1617-27
5) Chu DK, Kim LH, Young PJ, et al. Mortality and morbidity in acutely ill adults treated with liberal versus conservative oxygen therapy（IOTA）: a systematic review and meta-analysis.

Lancet 2018; 391（10131）: 1693-705
6）O'Driscoll BR, Howard LS, Earis J, et al.; British Thoracic Society Emergency Oxygen Guideline Group; BTS Emergency Oxygen Guideline Development Group. BTS guideline for oxygen use in adults in healthcare and emergency settings. Thorax 2017; 72 （Suppl 1）: ii1-90
7）Siemieniuk RAC, Chu DK, Kim LH, et al. Oxygen therapy for acutely ill medical patients: a clinical practice guideline. BMJ 2018; 363: k4169

2　高流量鼻カニュラ酸素療法（high flow nasal cannula oxygen；HFNC）

❶ 定　義

　高流量鼻カニュラ酸素療法（high flow nasal cannula oxygen；HFNC）は加温・加湿された高流量酸素を専用の鼻カニュラを用いて投与する新しい酸素療法である。Nasal high flow therapy，high flow therapy などとも呼ばれ（診療報酬上はハイフローセラピー），名称は統一されていない。

　高濃度の酸素を安定して供給するためには，室内気の引き込みが生じないように，吸気流速（〜30 L/分）を上回る高流量（40〜60 L/分）で酸素を投与する必要がある。しかし従来の鼻カニュラでは，鼻腔の乾燥や刺激のため，せいぜい 6 L/分までしか流量を増やすことができなかった。HFNC は酸素を加温・加湿することにより，その問題を解決している。専用鼻カニュラ，酸素ブレンダー，加温加湿器から構成され（**図1**），HFNC モードを備えた人工呼吸器も出てきている。

　HFNC の臨床への登場は 2000 年代で，成人においては急性呼吸不全に対する気管内挿管を回避する目的で，非侵襲的陽圧換気*（non-invasive positive pressure ventilation；NPPV）と並んで使用されるようになった。当初は主に集中治療領域で使用されたが，やがて一般病棟にも広がった。さらに在宅で使用可能な機種も開発され，慢性呼吸不全患者の呼吸管理や終末期患者の症状緩和へと，その適応を広げ

＊：非侵襲的陽圧換気
気管内挿管や気管切開をせずに，鼻マスク，口鼻マスクなどの非侵襲的なインターフェイスをヘッドギアやホルダーで顔面に固定し，換気を補助する人工呼吸。非侵襲的換気（NIV）と表記されることもある。

図1　高流量鼻カニュラ酸素療法（HFNC）の仕組み

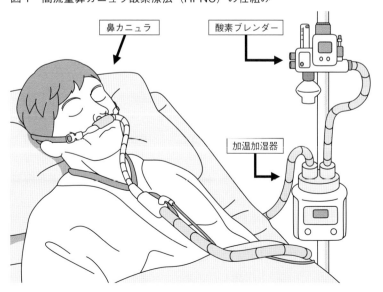

鼻カニュラ

酸素ブレンダー

加温加湿器

表2　高流量鼻カニュラ酸素療法（HFNC）の生理的メリット

① 酸素化の改善
② 室内気の引き込みの減少
③ 上気道の洗い出しによる解剖学的死腔の減少
④ 鼻咽頭および気道の陽圧化
⑤ 呼吸仕事量の改善
⑥ 呼吸によるエネルギー消費の減少/二酸化炭素生成の抑制
⑦ 吸入気のコンディショニング（加温・加湿）
⑧ 気道分泌物クリアランスの改善
⑨ 快適さ

〔Drake MG. Ann Am Thorac Soc 2018; 15: 145-55 より引用改変〕

つつある[1]。本邦では 2022 年 4 月の診療報酬改定において，特定の条件を満たす COPD 患者を対象とする在宅ハイフローセラピーが保険適用となった。

❷ メリットとデメリット

　HFNC の生理的メリットを**表2**にまとめた[2]。高流量で酸素を投与することにより，①～⑥の効果が生まれる。加えて高流量を実現するために行う加温・加湿により，⑦～⑨の効果がもたらされる。設定する項目が吸入酸素濃度（FiO_2）と酸素流量の 2 つのみで操作が簡便なこともメリットである。

　一方，デメリットとして，顔面（鼻）に損傷がある場合は使用が難しいこと，高流量による騒音，加温・加湿による顔面（鼻）の不快感などが挙げられる。さらに大量の酸素（定置式液化酸素貯槽からの酸素は 0.19 円/L），専用カニュラ，ディスポーザブル回路のコストも問題となる。

❸ 一般的な適応

　HFNC では換気補助はできないため，患者自身の換気が維持できている急性呼吸不全（肺炎，ARDS，抜管後など）や慢性呼吸器疾患の急性増悪が良い適応となる[3]。

　免疫不全患者の急性呼吸不全においては，人工呼吸関連肺炎を避けたいため，HFNC の有用性が期待されるが，これまでの研究では挿管率は下げるものの致死率は改善しないという結果となっている[4]。

　SARS-CoV-2 肺炎においては，当初懸念されていたウイルスの飛散は陰圧室の利用・病室の換気・サージカルマスクの着用などで対処できるため，HFNC の使用を避ける必要はないという見解もある[5]。

　高 CO_2 血症を伴う呼吸不全においては，NPPV の有用性が確立しているが，圧損傷の懸念や多量の気道分泌物のために NPPV の使用が困難な患者にとっては HFNC が代替となる可能性がある[6]。一方，やはり NPPV の有用性が確立しているうっ血性心不全においては，HFNC の使用を支持するエビデンスは乏しい。

　その他，内視鏡検査時の酸素化，挿管を希望しない呼吸不全患者の管理にも HFNC は使用されている。

　米国内科学会は，急性呼吸不全を対象とする 29 件の無作為化比較試験を解析した系統的レビューに基づき，（本稿執筆時点では唯一の）ガイドラインを発表している。推奨は 2 つで，「推奨 1a：入院を要する急性呼吸不全の治療に NPPV よりも HFNC を提案する（条件付き推奨，弱いエビデンス）」，「推奨 1b：抜管後の急性呼

吸不全の治療に通常の酸素療法よりも HFNC を提案する（条件付き推奨，弱いエビ
デンス）」である[7]。

（中野　泰，合屋　将）

【文　献】

1) Spicuzza L, Schisano M. High-flow nasal cannula oxygen therapy as an emerging option for respiratory failure: the present and the future. Ther Adv Chronic Dis 2020; 11: 1-15
2) Drake MG. High-flow nasal cannula oxygen in adults: an evidence-based assessment. Ann Am Thorac Soc 2018; 15: 145-55
3) Shing J, Robert CH. Noninvasive Support of Oxygenation. Broaddus VC, Ernst JD, King Jr. TE, et al eds. Murray and Nadel's Textbook of Respiratory Medicine, 7th edition. Amsterdam, Elsevier, 2021; pp1931-8
4) Kang H, Zhao Z, Tong Z. Effect of high-flow nasal cannula oxygen therapy in immunocompromised subjects with acute respiratory failure. Respir Care 2020; 65: 369-76
5) Raoof S, Nava S, Carpati C, et al. High-flow, noninvasive ventilation and awake(nonintubation) proning in patients with coronavirus disease 2019 with respiratory failure. Chest 2020; 158: 1992-2002
6) Huang Y, Lei W, Zhang W, et al. High-flow nasal cannula in hypercapnic respiratory failure: a systematic review and meta-analysis. Can Respir J 2020; 2020: 7406457
7) Qaseem A, Etxeandia-Ikobaltzeta I, Fitterman N, et al. Appropriate use of high-flow nasal oxygen in hospitalized patients for initial or postextubation management of acute respiratory failure: a clinical guideline from the American College of Physicians. Ann Intern Med 2021; 174: 977-84

3　送風療法

❶ 概　要

　送風療法とは，扇風機（手持ち型，据置型，卓上型，ネック型など）を用いて顔に向けて風を送る支援のことで，英文論文では fan, fan therapy, fan-to-the-face therapy, fan-on-face therapy と紹介されている。一般的に，顔以外に向けて風を送る方法は，送風療法とは呼ばず，介入研究などではしばしば対照群として設けられる。

　送風療法によって呼吸困難が緩和するメカニズムは十分に明らかにされていないが，三叉神経第 2～3 枝領域や鼻腔・口腔粘膜の冷却，または気流による刺激が呼吸の換気パターンに影響を与え，呼吸困難が緩和すると考えられている[1-3]。例えば，Abernathy らは，低酸素血症はないが呼吸困難のある患者 239 名を対象に，経鼻カニュラから酸素投与と空気投与する無作為化比較試験を行ったが，両群とも呼吸困難の緩和が得られた一方で，酸素投与の優位性は示されなかったと報告している[4]。その理由の一つとして，経鼻カニュラを通した鼻腔粘膜への冷風刺激が，呼吸困難の緩和に関与している可能性が指摘されている。また，送風療法による呼吸困難の緩和と三叉神経第 2～3 枝領域との温度変化を調査した先行研究では，上記の仮説を支持した結果が得られている[5, 6]。

❷ 研究報告

　呼吸困難に対する送風療法の有効性を検証した先行研究では，介入期間の長さから大きく，短期介入と長期介入に分けられる。

1）短期介入

　先行研究の多くが介入期間を 5 分間と設定しており，介入前後における呼吸困難強度の変化を評価している。例えば，Garblraith らは，難治性の呼吸困難のある患者 50 名を対象（解析対象は 49 名）に，顔または下肢に手持ち型扇風機を用いて 5 分間送風し，その有効性を報告している[7]。その後に報告された，送風療法の短期介入による効果を検証した多くの研究では介入期間が 5 分間と設定されており，その有効性が報告されている（P126, 臨床疑問 3 を参照）。臨床現場では，実際には 5 分間以上扇風機を使用したり，長いと半日〜1 日扇風機を使用し続けたりしている場面もあるかと思われる。しかし，送風療法を長時間実施した研究は行われておらず，その有効性は不明である。

2）長期介入

　先行研究の介入期間は統一されていないが，1〜2 カ月間と設定されていることが多く，呼吸困難が増悪した際や増悪しそうなタイミングでの送風療法の実施を指導し，介入前後での呼吸困難強度の変化を評価している。例えば，2010 年に BMC Palliative Care から報告された Bausewein らの研究では，呼吸困難を体験している患者 70 名を対象（解析対象は 36 名）に，送風療法またはリストバンドを装着し，2 カ月後の使用状況と呼吸困難強度の変化を評価している[8]。結果として送風療法の有効性は示されなかった。その後行われた長期介入でも呼吸困難強度を評価した結果は同様だが（P126, 臨床疑問 3 を参照），混合研究法にて患者の語りを質的に分析したものでは，「送風療法はセルフマネジメントには有益である」「労作後の呼吸困難の回復までの時間が早まった」といった患者の語りが報告されている[9]。

　また，長期介入の特徴の一つとして，送風療法を取り入れた複合支援がある。例えば，Higginson らは，難治性の呼吸困難のある患者 105 名を対象（解析対象は 82 名）に，呼吸困難サポートサービスまたは通常ケアを 6 週間実施し，呼吸困難強度の変化を評価している[10]。なお，呼吸困難サポートサービスは，多職種による複合支援で，その一つに呼吸困難増悪時の対処行動の指導として，送風療法を含む。結果として，呼吸困難に対する対処能力は向上したものの，呼吸困難強度には有意差は認められなかった。

　研究報告では，短期介入と長期介入に分けて解説したが，いずれの先行研究でも有害事象はほとんどなく，安全に実施できることが報告されている。

❸ 臨床での実際

　送風療法の手順については，先行研究では特に規定されておらず，患者の好みに応じて実施することが記載されている。そのなかで参考になる記述としては，送風の強度は弱風から始めて患者の好みに応じて徐々に強度を上げていくことである。開始時から強風で始めた場合には，空気による圧迫感で呼吸がしづらくなることが予測されるため注意する。その他，扇風機の種類，患者と扇風機との距離，首振りの有無などは，患者の好みに応じて使用または調整されることが望ましい（**図 2**）。先行研究では，使いやすさや羽が回る際の静かさ，風があたっている感覚が得られるものは，患者に好まれる傾向があることが報告されている[11]。また，送風療法は

図2　送風療法の実際

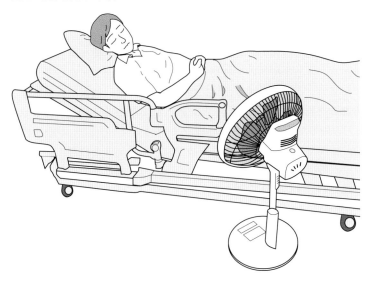

簡便かつ安全に実施でき，扇風機も比較的手に入れやすいことから，医療従事者に限らず，在宅で患者または家族が実施することについても問題はないと考えられる。

（角甲　純）

【文　献】

1）Schwartzstein RM, Lahive K, Pope A. et al. Cold facial stimulation reduces breathlessness induced in normal subjects. Am Rev Respir Dis 1987; 136: 58-61
2）Burgess KR, Whitelaw WA. Effects of nasal cold receptors on pattern of breathing. J Appl Physiol（1985）1988; 64: 371-6
3）Simon PM, Basner RC, Weinberger SE, et al. Oral mucosal stimulation modulates intensity of breathlessness induced in normal subjects. Am Rev Respir Dis 1991; 144: 419-22
4）Abernethy AP, McDonald CF, Frith PA, et al. Effect of palliative oxygen versus room air in relief of breathlessness in patients with refractory dyspnoea: a double-blind, randomised controlled trial. Lancet 2010; 376（9743）:784-93
5）Kako J, Morita T, Yamaguchi T, et al. Evaluation of the appropriate washout period following fan therapy for dyspnea in patients with advanced cancer: a pilot study. Am J Hosp Palliat Care 2018; 35: 293-6
6）Kako J, Morita T, Yamaguchi T, et al. Fan therapy is effective in relieving dyspnea in patients with terminally ill cancer: a parallel-arm, randomized controlled trial. J Pain Symptom Manage 2018; 56: 493-500
7）Galbraith S, Fagan P, Perkins P, et al. Does the use of a handheld fan improve chronic dyspnea? A randomized, controlled, crossover trial. J Pain Symptom Manage 2010; 39: 831-8
8）Bausewein C, Booth S, Gysels M, et al. Effectiveness of a hand-held fan for breathlessness: a randomised phase II trial. BMC palliat care 2010; 9: 22
9）Johnson MJ, Booth S, Currow DC, et al. A mixed-methods, randomized, controlled feasibility trial to inform the design of a phase III trial to test the effect of the handheld fan on physical activity and carer anxiety in patients with refractory breathlessness. J Pain Symptom Manage 2016; 51: 807-15
10）Higginson IJ, Bausewein C, Reilly CC, et al. An integrated palliative and respiratory care service for patients with advanced disease and refractory breathlessness: a randomised controlled trial. Lancet Respir Med 2014; 2: 979-87
11）Smith TA, Cho JG, Roberts MM, et al. Hand-held fans: physical properties and perceptions of patients with COPD. J Pain Symptom Manage 2022; 63: e9-16

4　看護ケア

❶ はじめに

　呼吸困難の効果的な緩和のためには，薬物療法および非薬物療法の併用による介入が重要である。非薬物療法は，利便性が高く比較的安価であるとともに，侵襲性が低い場合が多いことから，呼吸困難に対する支援の第一選択として見直されつつある[1,2]。主な非薬物療法による支援には，送風療法（P126 臨床疑問 3 および P59 参照），呼吸リハビリテーション（P68 参照），心理療法（P72 参照）のほか，呼吸法のトレーニング，移動の補助やポジショニング，セルフマネジメントと教育，音楽療法，リフレクソロジー，指圧，鍼，アロマセラピーなど多岐にわたり，海外のガイドライン内で紹介されている支援もある[1-3]。その一例を**表3**に示す。これらの支援のなかには，音楽療法やリフレクソロジー，指圧，鍼，アロマセラピーのような，方法が標準化されていない支援や，実施に際して特別な技術や知識が必要な支援も多い。そのため，本項では，主に看護師が関わる可能性のある非薬物療法として，呼吸法のトレーニング，移動の補助やポジショニング，セルフマネジメントと教育について紹介する。

❷ 呼吸法のトレーニング

　呼吸数の増加，口呼吸，呼吸補助筋の過緊張などの呼吸パターンの変化は，換気効率を低下および呼吸作業を増加させ，呼吸困難を引き起こしたり，悪化させたりする。呼吸法のトレーニングは，このような呼吸パターンの変化に対処し，呼吸状態を改善することを目的としている。一般的には，気道を支える圧力を発生させ，呼気流量を改善するための口すぼめ呼吸法，呼吸補助筋の使用を減らすための横隔膜呼吸（腹式呼吸）法，呼吸数を正常にすることを目的とした呼吸の時間を意識した呼吸法などがある[4]。

　Bruton ら[5]は，症状のある軽度〜中等度の喘息患者 655 名を対象に，呼吸困難に対する視聴覚教材の有効性を検証するため，無作為化比較試験を行った。介入は，①呼吸法のトレーニングに関して詳細に説明された DVD および Booklet による視聴覚教材を提供された DVDB 群（261 名），②理学療法士の対面による 3 回（40 分/1 回）の呼吸訓練セッションを行う対面群（132 名），③対照群（262 名）の 3 群で比較検討された。DVDB には，呼吸エクササイズを指導する映像が含まれ，横隔膜呼吸（腹式呼吸）法，鼻呼吸，ゆっくりした呼吸，コントロールした息止め，簡単なリラクセーションエクササイズの説明とトレーニングで構成された。対照群は，通常の診療が行われた。その結果，DVDB 群と対面群では有意差はなかったが，DVDB 群では対照群と比較して，12 カ月後の QOL が有意に改善（$p<0.05$）したことを報告している。また，DVDB 群と対面群の間で呼吸困難改善効果に有意差は認めなかったことから，Bruton らは費用対効果に鑑みると DVDB による介入のほうが有用であると結論づけている。

　Tan ら[6]は，肺がん，COPD，喘息の患者 63 名を対象に，安静時の呼吸困難に対するマインドフルネス呼吸法の効果を検証するため，無作為化比較試験を行った。介入群（32 名）は，トレーニングを受けた研究者により 20 分間のマインドフルネス呼吸法（体をリラックスさせ，目を閉じ，呼吸に意識を向けながら呼吸）が行わ

表3 呼吸器症状の管理のための看護ケア

ケア	具体的な内容
単一支援（single-component intervention）	
呼吸法のトレーニング	
口すぼめ呼吸法	鼻から息を吸った後，口をすぼめて長く息を吐く
横隔膜呼吸（腹式呼吸）法	横隔膜による呼吸で，腹部を膨らませたりへこませたりすることを意識して呼吸する
呼吸時間を意識した呼吸法	呼吸（吸う・止める，吐く）の時間を数え，ゆっくり呼吸する（吸気より呼気を長くし，例えば1呼吸12秒間かけ呼吸することを意識）
視聴覚教材によるトレーニング	呼吸エクササイズを指導する映像が含まれ，腹式呼吸，鼻呼吸，ゆっくりした呼吸，コントロールした息止め，簡単なリラクセーションエクササイズの説明とトレーニングで構成
マインドフルネス呼吸	体をリラックスさせ，目を閉じ，呼吸に意識を向けながら呼吸
プラナヤマ呼吸法を含むヨガ	ヨガにおける代表的な呼吸法であり，呼吸を意識的にコントロールする
移動の補助，ポジショニング	
歩行補助具の使用	移動時に歩行器を使用する
ポジショニング	前傾姿勢を取ることや肩甲骨を固定すること（座っている時は肘を膝やテーブルに置く，立っている時は窓辺や壁などの適切な場所にもたれ掛かる，歩く時は手や親指はポケットに入れる，ベルトループ，ウエストバンド，肩掛けバッグのストラップなどに置く）
複合支援（multi-component intervention）	
単一支援に教育や情報提供などを複合させた支援	・社会サービスの整備，看護外来への無料アクセス，情報やサポートの提供 ・呼吸法のアドバイスやサポート，活動のペース配分，リラクセーション技術，および心理社会的サポート ・カウンセリング，呼吸法のトレーニング，リラクセーション，対処法や適応方法の指導 ・40分間の教育パッケージ（情報提供，症状の経験の話し合い，症状の意味や目標の探索，セルフケア戦略のアドバイス）と漸進的筋弛緩法のコーチング ・呼吸困難に関する説明（呼吸困難の影響，誘因，生理的要因，患者の行動反応）と呼吸法の教育〔口すぼめ呼吸法，電池式扇風機の使い方，姿勢を正す方法，リラックス法，横隔膜呼吸（腹式呼吸）法，瞑想など〕 ・呼吸法，咳を和らげる方法，指圧法，情報提供

単一支援：ある1つの支援，複合支援：単一支援を複数組み合わせた支援

れた。対照群は，呼吸器ケアチームより標準的なケアが行われた。その結果，介入群は，対照群と比較して有意に安静時の呼吸困難が改善（p＝0.001）し，呼吸数が減少（p＝0.02）したことを報告している。

Hollandら[7]は，呼吸困難に対する呼吸訓練法の効果を明らかにするため，COPDを対象とした16の研究（1,233名）の系統的レビューを行った。その結果，4～15週間の呼吸法のトレーニングにより，プラナヤマ呼吸法*を含むヨガを3カ月間続けた結果，6分間歩行距離に有意な改善がみられた（平均差45 m，95％信頼区間

＊：プラナヤマ呼吸法
ヨガにおける代表的な呼吸法であり，一定のリズムで吸う・止める・吐くの呼吸を鼻から繰り返す呼吸法。呼吸を意識的にコントロールする。

29-61 m）。また，口すぼめ呼吸法と横隔膜呼吸（腹式呼吸）法の単独介入でも同様の改善がみられた。一方で，呼吸困難と健康関連の QOL に対する効果は，各試験で一貫性を認めなかった。

　以上のことから，呼吸法のトレーニングは，患者の呼吸困難の軽減に有効であることが示唆された。上記の研究では，従来の口すぼめ呼吸法や横隔膜呼吸（腹式呼吸）法，時間を意識した呼吸法に加え，リラクセーションを組み合わせた支援が多かった。そのため，呼吸法のトレーニングの単独介入による効果ではないことに留意する必要がある。

❸ 移動の補助，ポジショニング

　移動の補助は，換気能力の向上およびエネルギーの節約により，呼吸困難と移動性の両方の改善に役立つことが考えられる。

　Probst ら[8]は，COPD 患者 14 名を対象に，呼吸困難に対する歩行器の有効性を明らかにするため，単群の反復測定試験を行った。対象者は，①歩行器を使用，②歩行器を使用しない場合において，それぞれランダムな順番で6分間歩行試験*を行った。その結果，歩行器を使用した場合のほうが歩行距離は有意に延長（462 m vs. 412 m，$p = 0.04$）し，歩行距離が延長したにもかかわらず呼吸困難も低い傾向（Borg スケール；6 vs. 5，$p = 0.10$）にあったことを報告している。

　Solway ら[9]は，COPD 患者 40 名を対象に，運動能力に対する歩行器の効果を明らかにするため，無作為化クロスオーバー試験を実施した。その結果，歩行器を使用する群では，歩行器を使用しない群と比較して，6分間歩行試験中の休息時間が有意に短縮（11.9 ± 5.8 秒 vs. 31.2 ± 8.7 秒，$p = 0.001$）し，呼吸困難が有意に低かった（1.8 ± 0.2 vs. 2.7 ± 0.3，$p < 0.001$）ことを報告している。

　Gupta ら[10]は，中等度〜重度の COPD 患者 31 名を対象に，歩行機能および呼吸困難に対する歩行器の有効性を検証するため，単群の反復測定試験を行った。対象者は，①歩行器を使用，②歩行器を使用しない場合において，それぞれランダムな順番でベースライン，4週間後，8週間後で6分間歩行試験を行った。その結果，3時点共に，歩行器を使用した場合の方が歩行距離は有意に延長（$F = 6.3$，$p = 0.013$）し，呼吸困難も有意に低かった（$F = 8.401$，$p = 0.004$）ことを報告している。

　Vaes ら[11]は，COPD 患者 15 名を対象に，屋外の環境下での運動能力に対する歩行補助具の有効性を検証するため，無作為化クロスオーバー試験を行った。対象者は，①歩行補助なし，②歩行器を使用，③ドライジーネ（ペダルのない自転車）を使用する場合において，2週間の期間でそれぞれ1回ずつ（計3回）6分間歩行試験を行った。その結果，歩行器を使用した場合は，他と比べて歩行距離が有意に延長（②$1,262 \pm 826$ m vs. ①$985 \pm 812$ m vs. ③$586 \pm 508$ m，$p < 0.05$）し，倦怠感（②$2.9 \pm 2.1$ vs. ①$3.9 \pm 2.5$ vs. ③$4.8 \pm 2.6$，$p < 0.05$）が有意に低かったことを報告している。また，歩行器を使用した場合は，歩行補助なしと比べて，歩行距離が延長したにもかかわらず呼吸困難は低い傾向（4.5 ± 1.6 vs. 5.1 ± 1.7）であったことを報告している。

　以上のことから，移動の際に歩行補助具を看護ケアに活用することは，呼吸困難や倦怠感の軽減に役立つかもしれない。一方で，これらの研究はすべて COPD 患者を対象としており，他の疾患に適応できるかどうかはさらなる検証が必要である。

＊：6分間歩行試験
平坦な屋内の歩行路を6分間でどのくらいたくさん歩行できるかを評価する運動負荷試験。

また，いずれも 6 分間という短期間で実施されたものであり，長期間の満足度や効果を明らかにしたものではないことに留意する必要がある。

　呼吸困難を緩和するポジショニングに関する研究はほとんどみられない。一方で，COPD 患者の呼吸困難に関して，前傾姿勢を取ることや肩甲骨を固定することが勧められている[12]。例えば，座っている時は横隔膜を圧迫しないように肘を膝やテーブルに置き，立っている時は窓辺や壁などの適切な場所にもたれ掛かる，歩く時は手や親指はポケット，ベルトループ，ウエストバンド，肩掛けバッグのストラップなどに置くなどして，前傾姿勢や肩甲骨の固定を組み合わせる方法が紹介されている。他にも，リラックスした座位（手または肘を大腿部に置く），頭部挙上の側臥位（頭と胸を支える）は，呼吸困難の緩和のために推奨されている[13]。

　以上のことから，呼吸困難を軽減するポジショニングの有効性については，さらなる研究が必要である。

④ セルフマネジメントと教育

　Moore ら[14]は，肺がん患者 203 名を対象に，呼吸困難に対する看護師主導による介入の効果を検証するため，無作為化比較試験を行った。介入群（100 名）は，クリニックでの面談や電話で連絡を看護師から受け取り，介入が必要な症状，重篤な合併症などについてアセスメントされた。また，看護師や看護外来へのアクセスは無料で行えるとともに，緊急時の体制も確保された。加えて，必要な社会サービスを整えるとともに，必要な情報やサポートが提供された。対照群（103 名）は，通常の診療を受けた。その結果，3 カ月後の EORTC QLQ-C30[*]における呼吸困難スコアは，介入群の方が有意に低く，症状が軽度であったことを報告している（25.0 vs. 33.3，p＝0.03）。

　Bredin ら[15]は，進行肺がん患者 103 名を対象に，呼吸困難に対する介入の有効性を検証するため，多施設無作為化比較試験を行った。介入群（51 名）は，看護師により，呼吸法のアドバイスやサポート，活動のペース配分，リラクセーション技術，および心理社会的サポートを組み合わせた介入を行った。対照群（53 名）は通常ケアを行った。その結果，介入群では，ベースラインと 8 週間後の最も良い時の呼吸困難の VAS の変化が少なく〔平均 1.3（範囲 7.1-8）vs. 7.0（3.3-8）〕，呼吸困難の悪化の程度は抑えられていた。また同様に，WHO performance status，抑うつ，身体症状も対照群と比べて悪化の程度は抑えられていたことを報告している。

　Chan ら[16]は，緩和的放射線治療を受けている肺がん患者 140 名を対象に，不安，呼吸困難，倦怠感に対する心理教育的介入（psycho-educational intervention；PEI）の有効性を検証するため，無作為化前後比較試験を行った。介入群（70 名）は，看護師により，40 分間の教育パッケージ（情報提供，症状の経験の話し合い，症状の意味や目標の探索，セルフケア戦略のアドバイス）と漸進的筋弛緩法のコーチングを行った。対照群（70 名）は通常ケアを行った。その結果，呼吸困難（p＝0.003），倦怠感（p＝0.011），不安（p＝0.001）において，介入群は対照群よりも変化パターンが少なく，これらの症状の改善に有効であることを報告している。

　Greer ら[17]は，進行肺がん患者 32 名を対象に，呼吸困難を管理するための簡便な行動介入の実施可能性および有用性を明らかにするため，単群の前後比較試験を行った。介入は，トレーニングを受けた看護師によって行われ，2 回の 30 分の介入

＊：**EORTC QLQ-C30**
The European Organization for Research and Treatment of Cancer QLQ-C30 の略語。がん患者を対象とした自記式 QOL 調査票で，機能スケールと症状スケールの合計 30 項目で構成されている。

セッションで構成された。1回目のセッションでは，呼吸困難の影響，誘因，生理的要因，患者の行動反応（激しい運動や身体的に負荷のかかる作業を避けるなど）について説明した。次に，口すぼめ呼吸法，電池式扇風機の使い方，姿勢を正す方法，リラクセーション，横隔膜呼吸（腹式呼吸）法，瞑想などを教育した。また，対象者には，自宅で練習できるよう呼吸法を録音した MP3 プレーヤーが配布された。2回目のセッションでは，上記の指導内容の復習と強化，質問への回答，問題や障害の特定が行われた。その結果，時間の経過とともに呼吸困難が有意に改善（p＜0.001）し，QOL および抑うつも改善したことを報告している。

　Yorke ら[18]は，肺がん患者 101 名を対象に，呼吸困難，咳嗽，倦怠感などの呼吸器症状を管理するための介入の実施可能性を検証するため，無作為化比較試験を行った。介入群（50 名）は，呼吸法〔横隔膜呼吸（腹式呼吸）法と鎮静法〕，咳嗽を和らげる方法，呼吸困難を改善する指圧点への指圧法，情報パック（症状の経験やコミュニケーション戦略へのアドバイス，睡眠，活動管理/エネルギー温存療法，不安をマネジメントするための技術などに関する既存資料をまとめた補助的な書面情報）からなる心理教育カウンセリングを受けた。介入は，トレーニングを受けた看護師，理学療法士，complementary therapists によって行われ，2回の1時間の対面式教育セッションで構成された。対照群（51 名）は通常ケアを行った。その結果，介入群は対照群に比べて，4週間後の呼吸困難の苦痛（p＝0.02），Total Dyspnoea-12（p＝0.05），Lung Cancer Symptom Scale（p＝0.04），12 週間後の EQ-5D-3 L Score（p＝0.009）が有意に改善したことを報告している。

　Corner ら[19]は，肺がん患者 20 名を対象に，呼吸困難に対する看護師主導の介入による効果を検証するため，無作為化比較試験を行った。介入は，1時間/週のセッションを3～6週の期間で看護師により行われ，カウンセリング，呼吸法のトレーニング，リラクセーション，対処法や適応方法の指導の内容で構成された。対照群は，通常ケアを行った。その結果，介入群は，対照群と比較して，最も良い時の呼吸困難（p＜0.02），最も悪い時の呼吸困難（p＜0.05），呼吸困難による苦痛（p＜0.01），機能的能力（p＜0.02），日常生活動作（activities of daily living；ADL）能力（p＜0.03）で有意な改善が認められたことを報告している。

　Simon ら[20]は，呼吸困難に対するセルフマネジメントの戦略を明らかにするために，慢性心不全患者 15 名，COPD 患者 14 名，肺がん患者 13 名，運動ニューロン疾患患者 9 名を対象にインタビュー調査を行った。その結果，呼吸困難のエピソードに対処するために，運動量を減らし身体的労作を軽減すること，呼吸困難から気をそらすこと，呼吸に集中すること，口すぼめ呼吸法，横隔膜呼吸（腹式呼吸）法，前傾姿勢などの呼吸法を試みること，枕を使って上半身を起こし直立姿勢で寝ること，歩行器を使用することなどの戦略を活用しセルフマネジメントしていることを報告している。

　以上のことから，セルフマネジメントと教育による介入は，患者の呼吸困難やQOL の改善に有効である可能性が示唆された。セルフマネジメントと教育による介入では，呼吸困難の性質や病状についての患者のアセスメント，対処法の開発・提案，精神的なサポート，リラクセーション，セルフマネジメントの目標の設定などに加えて，前述した呼吸法のトレーニングやポジショニングの要素を組み合わせた支援が提供されていた。また，介入の多くは看護師により提供されており，看護

師を通じた支援の在り方の重要性が示唆された。

❺ まとめ

　これまで，看護師が関わる可能性のある非薬物療法による介入について，現在まで明らかとなっている知見を述べてきた。呼吸困難に関する非薬物療法の多くは，疾患が限定的であったり，短期的な効果を示したものが含まれていたりするため，エビデンスは十分とはいえない。また，がんや喘息，COPD や心不全など，疾患ごとに呼吸困難の発生のメカニズムが異なることから，それぞれの疾患においてその有効性を検証していく必要がある。しかしながら，冒頭でも述べた通り，非薬物療法による介入は，利便性が高く比較的安価であるとともに，侵襲性が低い場合が多い。そのため，利用可能な状況であれば呼吸困難に対する支援の第一選択として，非薬物療法の実施について検討してもよいかもしれない。

　上記で述べた看護ケアを取り入れる際は，患者が安心して前向きに取り組むことができるよう，ケアのエビデンスの説明を丁寧に行い，十分なコミュニケーションを通してケアの意思決定を進めていくとよい。なお，支援に対する患者の過去の成功体験や好み，希望がある場合には，それらをうまく日常生活に取り入れられるように患者と一緒に支援を考えることが大切である。また，支援を提供する際には患者のペースにあわせつつ，成功体験を積み重ねることができるよう達成可能な目標を立て，できていることを評価して伝えることが重要である。

（小林成光，樋野恵子）

【文　献】

1) Hui D, Maddocks M, Johnson MJ, et al. Management of breathlessness in patients with cancer: ESMO Clinical Practice Guidelines. ESMO open 2020; 5: e001038
2) Hui D, Bohlke K, Bao T, et al. Management of dyspnea in advanced cancer: ASCO guideline. J Clin Oncol 2021; 39: 1389-411
3) The Oncology Nursing Society（ONS）: ONS PEP Resources Updates. https://www.ons.org/pep/dyspnea?display=pepnavigator&sort_by=created&items_per_page=50（2021 年 8 月 9 日確認）
4) Bott J, Blumenthal S, Buxton M, et al. Guidelines for the physiotherapy management of the adult, medical, spontaneously breathing patient. Thorax 2009; 64（Suppl 1）: i1-51
5) Bruton A, Lee A, Yardley L, et al. Physiotherapy breathing retraining for asthma: a randomised controlled trial. Lancet Respir Med 2018; 6: 19-28
6) Tan SB, Liam CK, Pang YK, et al. The effect of 20-minute mindful breathing on the rapid reduction of dyspnea at rest in patients with lung diseases: a randomized controlled trial. J Pain Symptom Manage 2019; 57: 802-8
7) Holland AE, Hill CJ, Jones AY, et al. Breathing exercises for chronic obstructive pulmonary disease. Cochrane Database Syst Rev 2012; 10: CD008250
8) Probst VS, Troosters T, Coosemans I, et al. Mechanisms of improvement in exercise capacity using a rollator in patients with COPD. Chest 2004; 126: 1102-7
9) Solway S, Brooks D, Lau L, et al. The short-term effect of a rollator on functional exercise capacity among individuals with severe COPD. Chest 2002; 122: 56-65
10) Gupta R, Goldstein R, Brooks D. The acute effects of a rollator in individuals with COPD. J Cardiopulm Rehabil 2006; 26: 107-11
11) Vaes AW, Meijer K, Delbressine JM, et al. Efficacy of walking aids on self-paced outdoor walking in individuals with COPD: a randomized cross-over trial. Respirology 2015; 20: 932-9
12) Booth S, Moffat C, Burkin J, et al. Nonpharmacological interventions for breathlessness. Curr Opin Support Palliat Care 2011; 5: 77-86／BTS/ACPRC Concise BTS/ACPRC guidelines: physiotherapy management of the adult, medical, spontaneously breathing patient. Thorax 2009

13) Maddocks M, Brighton LJ, Farquhar M, et al. Health Services and Delivery Research. In Holistic services for people with advanced disease and chronic or refractory breathlessness: a mixed-methods evidence synthesis. NIHR Journals Library, 2019

14) Moore S, Corner J, Haviland J, et al. Nurse led follow up and conventional medical follow up in management of patients with lung cancer: randomised trial. BMJ 2002; 325: 1145

15) Bredin M, Corner J, Krishnasamy M, et al. Multicentre randomised controlled trial of nursing intervention for breathlessness in patients with lung cancer. BMJ 1999; 318: 901-4

16) Chan CW, Richardson A, Richardson J. Managing symptoms in patients with advanced lung cancer during radiotherapy: results of a psychoeducational randomized controlled trial. J Pain Symptom Manage 2011; 41: 347-57

17) Greer JA, MacDonald JJ, Vaughn J, et al. Pilot Study of a Brief Behavioral Intervention for Dyspnea in Patients With Advanced Lung Cancer. J Pain Symptom Manage 2015; 50: 854-60

18) Yorke J, Lloyd-Williams M, Smith J, et al. Management of the respiratory distress symptom cluster in lung cancer: a randomised controlled feasibility trial. Support Care Cancer 2015; 23: 3373-84

19) Corner J, Plant H, A'Hern R, et al. Non-pharmacological intervention for breathlessness in lung cancer. Palliat Med 1996; 10: 299-305

20) Simon ST, Weingärtner V, Higginson IJ, et al. "I Can Breathe Again!" Patients' self-management strategies for episodic breathlessness in advanced disease, derived from qualitative interviews. J Pain Symptom Manage 2016; 52: 228-34

5　呼吸リハビリテーション

❶ 呼吸リハビリテーションの目的と定義

　呼吸リハビリテーションとは，「呼吸器に関連した病気をもつ患者が，可能な限り疾患の進行を予防あるいは健康状態を維持・回復するため，医療従事者と協働的なパートナーシップのもとに疾患を自分で管理して，自立できるよう生涯にわたり継続して支援していくための個別化された包括的介入である」と定義されている[1]。呼吸リハビリテーションは，生涯にわたり継続して実施される治療介入であり，適応となるすべての呼吸器に関連した病気をもつ患者に導入され，終末期までシームレスに実施される[1]。

❷ 呼吸リハビリテーションに関わる職種

　呼吸リハビリテーションはチーム医療であり，医師，看護師，理学療法士，作業療法士，言語聴覚士，臨床工学技師，管理栄養士，歯科医師，歯科衛生士，医療ソーシャルワーカー，薬剤師，保健師，臨床心理士・公認心理師，ケアマネージャーなどが参加，あるいは必要に応じて患者を支援する。家族やボランティアも参加し行われる。

❸ 呼吸リハビリテーションの構成要素

　呼吸リハビリテーションの構成要素は，コンディショニングを併用した運動療法を中心として，ADLトレーニングを取り入れ，セルフマネジメント教育，栄養療法，心理社会的サポートを行うこととされている。呼吸リハビリテーションは個別的で包括的に行われる[1]。呼吸器症状が強くなる終末期は，呼吸困難および咳嗽の軽減，気道クリアランスを中心とした呼吸器症状に加え，全人的苦痛の軽減，および廃用症候群の改善と予防を中心に実施されるため，プログラムは運動療法の適用を考慮するものの，重症例の場合はコンディショニングとADLトレーニングが主

体となる場合もある[2]。各種疾患に適応可能な介入であるコンディショニング，運動療法，ADL トレーニング，セルフマネジメント教育について述べる。

1）コンディショニング

コンディショニングは運動療法を効率的に行うために，呼吸や身体の状態を整え，運動へのアドヒアランスを高める介入で，呼吸練習〔口すぼめ呼吸法・横隔膜呼吸（腹式呼吸）法や呼吸と動作の同調練習〕，リラクセーション，呼吸介助法，胸郭可動域練習，ストレッチング，排痰法などが挙げられる。また，コンディショニングは身体的な介入だけでなく，運動に対する不安の解消，モチベーションやアドヒアランス向上を目的とした精神面への介入，呼吸困難の軽減を目的とした服薬アドヒアランスの向上，運動前の短時間作用型気管支拡張薬の吸入などの指導も含まれる[3]。終末期においてコンディショニングは，意欲の向上や運動に対する不安感の軽減などの精神・心理的な介入としての役割が特に重要になる[2]。口すぼめ呼吸法・横隔膜呼吸（腹式呼吸）法や呼吸と動作の同調は労作時低酸素血症の予防や肺気量に影響を及ぼす可能性も示唆されている[4]。呼吸練習やリラクセーションなどのコンディショニングは，がん患者の症状緩和に役立つ重要な手段ではあるものの，報告は少ない。進行がんおよび非がん患者（COPD，間質性肺炎，慢性心不全，運動ニューロン疾患）に対する呼吸トレーニングやリラクセーションなどの非薬物療法が呼吸困難の軽減に及ぼす影響について，47 の無作為化比較試験を対象にした系統的レビューでは[5]，神経筋電気刺激（neuro muscular electrical stimulation；NMES[*1]），胸壁への振動刺激（chest wall vibration；CWV[*2]），歩行器の使用，呼吸法のトレーニングが有効であることが示されている。終末期の COPD 患者に対し，呼吸法のトレーニングやリラクセーション，ポジショニングなどのコンディショニングの実施の有用性が示されている報告もある[6]。

2）運動療法

運動療法は，骨格筋の代謝機能の改善を通して，運動時の筋内乳酸産性を抑制し，それによって労作時の換気需要の低減をもたらし呼吸困難を有意に軽減する[7]。さらに運動耐容能の改善，QOL の向上が期待でき，その効果の大きさ，エビデンスの強さから呼吸リハビリテーションの最も基本的な手段に位置づけられている[8]。全身持久力トレーニングは長時間にわたる大筋群を使用した運動であり，運動耐容能の改善効果が最も大きいとされ，ウォーキング，自転車エルゴメータ，トレッドミル，踏み台昇降，水中歩行，ノルディックウォーキングなど，下肢による全身持久力トレーニングが推奨されている。また，全身持久力トレーニングのみでは筋力の改善が得られないため，上下肢を中心に筋力の低下に応じた筋力（レジスタンス）トレーニングを併用する。全身持久力トレーニングに上肢の筋力トレーニングを加えると，ADL 動作などで上肢を挙上させる際に悪化する呼吸困難はより軽減する。呼吸筋トレーニングも，全身持久力トレーニングと併用するとより効果的である。

がん患者において，症状に注意しながら運動療法を主体とした呼吸リハビリテーションを適用することが可能である。歩行や自転車エルゴメータといった有酸素運動による運動療法は運動耐容能を向上させること[3]，呼吸法のトレーニングやリラクセーションを併用した運動療法は呼吸困難や疲労，痛みの緩和，運動耐容能およ

＊1：NMES
NMES は下肢筋群（主に大腿四頭筋）への電気刺激によって他動的に筋収縮を引き起こし，筋力の増強を試みる方法である。

＊2：CWV
CWV は傍胸骨部に吸気相に一致させて 100 Hz 程度の振動刺激を加えることで呼吸困難の軽減を試みる方法である。

び HRQOL（health-related QOL：健康関連 QOL）を改善することが報告されている。Edvardsen らは，肺がん術後患者に対し，術後5〜7週から，監視下で最高酸素摂取量の80〜95％（高強度）の有酸素運動と筋力トレーニングを組み合わせた運動療法を，週1回，60分，20週間行い，最大酸素摂取量で評価された運動耐容能，QOL（SF-36 の身体機能，メンタルヘルス），EORTC QLQ-C30 の呼吸困難のスコアが有意に改善したとしている[9]。Morris らは，呼吸困難に伴う運動耐容能低下を来しているがん患者30名を対象に，トレッドミルや自転車エルゴメータによる全身持久力トレーニングを中心とした運動療法，患者教育，心理社会的サポートから構成された呼吸リハビリテーションを週2〜3回，8〜12週のプログラムで実施し，呼吸困難に有意な変化はなかったが，6分間歩行距離・仕事量といった運動耐容能の改善を認めたと報告している[10]。Ozalevli らは，Stage ⅢB およびⅣの肺がん患者18名に対し，呼吸法のトレーニング，リラクセーション，運動療法（上下肢の筋力トレーニング，電気刺激による筋力トレーニング）を患者個別のニーズに応じて実施し，肺機能や Karnofsky performance status（KPS）に改善はみられなかったが，呼吸困難，疲労感，痛みの緩和，Nottingham health profile（NHP）のサブカテゴリー（身体運動性，痛み，エネルギー，感情および睡眠状態）の改善と6分間歩行距離の改善がみられたと報告している[11]。がん患者に対してさまざまな運動療法が報告されているが，全身状態が安定しているがん患者に対する運動療法の報告が多い。全身状態（performance status：PS）が良好な患者では，運動療法の効果が期待できるが，痛みや倦怠感，骨転移などにより全身状態（PS）が不良の患者では，負荷量の調整や頻度の調整などが必要であり，病状が進行する場合などには運動療法の効果は期待できない。

3）ADL トレーニング

　ADL トレーニングは，向上させたい具体的な動作に対して直接介入し，日常生活における呼吸困難の軽減と動作遂行能力の向上，QOL 向上を目指すトレーニングである。具体的には，筋力強化や柔軟性などの運動機能に対するアプローチと，呼吸困難を軽減するための動作パターンと呼吸トレーニングや福祉用具・道具の工夫を含めた環境整備などの生活機能に即したアプローチで構成される[3]。呼吸器症状により ADL が障害されているすべての患者，特に在宅酸素療法を使用している患者では実施すべき介入である。Velloso らによる，携帯型呼気ガス分析装置を使用し COPD 患者16名に対し椅子の利用や物品の配置の工夫を行うエネルギー節約型（energy conservation techniques：ECTs）の ADL トレーニングを行うと，酸素消費量を減少させ，呼吸困難を軽減したとの報告や[12]，Bauldoff らによる，20〜40分間自分のペースでの歩行を音楽あり・なしで週2〜5回実施し，基本的 ADL，掃除・窓拭き・洗濯などの呼吸困難が軽減したとの報告がある[13]。Lorenzi らは，COPD 患者に対し運動療法とそれに ADL トレーニングを加えた場合を比較すると，ADL トレーニングを加えたほうが ADL スコアの改善が大きかったことを報告している[14]。がん患者に対する ADL トレーニングの効果はこれまでのところ報告はないが，COPD 患者に対する ADL トレーニングが，がん患者へ応用できる可能性がある。

4）セルフマネジメント教育

　セルフマネジメント教育の目的は，患者が疾患に対する理解を深め呼吸困難に対する対処方法などのセルフマネジメント能力を獲得することである。セルフマネジメント教育は患者と医療従事者が協同で行い，行動科学，行動心理学に基づいた学習指導原理によって行われる。患者が疾患の管理を自分自身で行い，必要な行動を起こすための動機付けや技術・自己効力感を育てることが重要であるとされている。緩和的放射線治療を受ける Stage Ⅲ・Ⅳの進行肺がん患者 140 名を対象とした無作為化比較試験では，症状マネジメントに関する心理教育的介入を行い，ベースライン・3・6・12 週目における呼吸困難の程度を VAS で評価したところ，介入群は対照群と比べて呼吸困難の有意な改善がみられた[15]。

❹ 呼吸リハビリテーションの効果

　呼吸リハビリテーションは，包括的なケアとして実施され，呼吸困難の軽減，運動耐容能の改善，ADL の向上，HRQOL の改善など軽症から重症までさまざまな効果が報告されており，COPD で最も検証されている[16]。COPD 以外の疾患に対する呼吸リハビリテーションの効果も明らかになってきており，運動療法を中心とした間質性肺炎に対する短期効果として，呼吸困難，運動耐容能，HRQOL の改善が報告されている[5,17,18]。一方で，がん患者の呼吸リハビリテーションに関する報告の多くは周術期における検討であり，術後の呼吸器合併症の発生率や離床までの期間，集中治療室（ICU）在室あるいは入院期間などをアウトカムとして術後短期間の治療成績の報告が多い。がん患者に対する呼吸リハビリテーションの効果は現時点では十分に明らかにされているとはいえず，今後は進行がんや終末期がん患者に対する多くの呼吸リハビリテーションの介入効果に対する報告が期待される。

（北川知佳，熊野宏治）

【文　献】

1) 日本呼吸ケア・リハビリテーション学会，日本呼吸理学療法学会，日本呼吸器学会．呼吸リハビリテーションに関するステートメント．日呼吸ケアリハ会誌 2018; 27: 95-114
2) 日本呼吸器学会・日本呼吸ケア・リハビリテーション学会合同 非がん性呼吸器疾患緩和ケア指針 2021 作成委員会．非がん性呼吸器疾患緩和ケア指針 2021．メディカルレビュー社，2021
3) 日本呼吸ケア・リハビリテーション学会，日本呼吸器学会，日本リハビリテーション医学会，他 編．呼吸リハビリテーションマニュアル―運動療法―第 2 版，東京，照林社，2012
4) Dechman G, Willson CR. Evidence underlying breathing retraining in people with stable chronic obstructive pulmonary Disease. Phys Ther 2004; 84: 1189-97
5) Bausewein C, Booth S, Gysels M, et al. Non-pharmacological interventions for breathlessness in advanced stages of malignant and non-malignant diseases. Chochrane Database Syst Rev 2008: 16; CD005623
6) Corner J, Plant H, A'Hern R, et al. Non-pharmacological intervention for breathlessness in lung cancer. Palliat Med 1996; 10: 299-305
7) Casaburi R, Patessio A, Ioli F, et al. Reductions in exercise lactic acidosis and ventilation as a result of exercise training in patients with obstructive lung disease. Am Rev Respir Dis 1991; 143: 9-18
8) Nici L, Donner C, Wouters E, et al.; ATS/ERS Pulmonary Rehabilitation Writing Committee. American Thoracic Society/ European Respiratory Society statement on pulmonary rehabilitation. Am J Respir Crit Care Med 2006; 173: 1390-413
9) Edvardsen E, Skjønsberg OH, Holme I, et al. High-intensity training following lung cancer surgery: a randomised controlled trial. Thorax 2015; 70: 244-50
10) Morris GS, Gallagher GH, Baxter MF, et al. Pulmonary rehabilitation improves functional

status in oncology patients. Arch Phys Med Rehabil 2009; 90: 837-41

11) Ozalevli S, Ilgin D, Kul Karaali H, et al. The effect of in-patient chest physiotherapy in lung cancer patients. Support Care Cancer 2010; 18: 351-8

12) Velloso M, Jardim JR. Study of energy expenditure during activities of daily living using and not using body position recommended by energy conservation techniques in patients with COPD. Chest 2006; 130: 126-32

13) Bauldoff GS, Hoffman LA, Zullo TG, et al. Exercise maintenance following pulmonary rehabilitation: effect of distractive stimuli. Chest 2002; 122: 948-54

14) Lorenzi CM, Cilione C, Rizzardi R, et al. Occupational therapy and pulmonary rehabilitation of disabled COPD patients. Respiration 2004; 71: 246-51

15) Chan CW, Richardson A, Richardson J. Managing symptoms in patients with advanced lung cancer during radiotherapy: results of a psychoeducational randomized controlled trial. J Pain Symptom Manage 2011; 41: 347-57

16) Rochester CL, Vogiatzis I, Holland AE, et al. An official American Thoracic Society/ European Respiratory Society policy statement: enhancing implementation, use, and delivery of pulmonary rehabilitation. Am J Respir Crit Care Med 2015; 192: 1373-86

17) Nishiyama O, Kondho Y, Kimura T, et al. Effects of pulmonary rehabilitation in patients with idiopathic pulmonary fibrosis. Respirology 2008; 13: 394-9

18) Holland AE, Hill CJ, Conron M, et al. Short term improvement in exercise capacity and symptoms following exercise training in interstitial lung disease. Thorax 2008; 63: 549-54

6　心理療法

❶ 呼吸困難に対する心理療法

　呼吸困難に対して，薬物療法やリハビリテーションなどの非薬物療法に加え，心理療法が適用となる場合がある。これは，疾患にかかわらず一般的に，恐怖，不安，緊張などの感情と，息苦しくなる，呼吸が浅くなるといった呼吸器の症状との間に関連がある，と考えられるためである。呼吸器疾患のなかでも，気管支喘息や過換気症候群などは，その発症や経過に情動的な要因が関与していると考えられ，心身医学の分野において，その心身相関の理解が深められてきた。

　がん患者の呼吸困難に関する心理療法の有効性を示したエビデンスはいまだ多くはないものの，がん以外の呼吸器疾患を含み，これまでに得られた知見をふまえ効果が期待される心理療法について概説する。なお，エビデンスについては便宜的に各療法に振り分けて記載しているが，実際には複合的な介入が用いられている研究が多い点に注意が必要である。

❷ 有効な可能性がある心理療法

1）心理教育

（1）概　要

　心理教育とは一般に，疾患や症状に対する知識や情報を伝え，疾患や症状の結果もたらされている諸問題への対処方法を習得することを支援することを指す。呼吸困難の場合には，呼吸困難のメカニズムやそれへの対処について，特に感情や認知などの心理面の影響をふまえながら理解していく介入に相当する。

（2）エビデンス

　進行肺がん患者を対象とした研究では，不安，息切れ，疲労の3つの症状に関する心理教育と，漸進的筋弛緩法（後述）の使用に関するトレーニングを行い，通常ケア群との比較を行った[1]。心理教育は看護師によってリーフレットを用いながら

図3　一般的な認知モデル

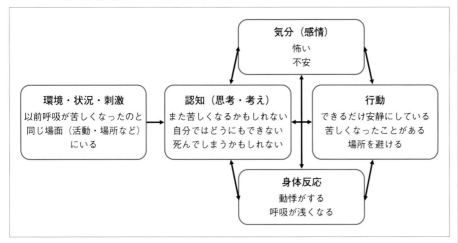

双方向的に実施され，内容としては，①息切れ，疲労，不安の概要，②症状を改善または悪化させる要因の理解，③症状に対する患者が抱く感情の理解，④症状を管理するためのセルフケアに関する助言，が含まれていた。その結果，群間に有意差がみられ，通常ケア群では息切れの悪化が認められたが，介入群では症状の変化が認められなかった。

（3）使用方法

　一般的に心身相関についての心理教育は，**図3**のような認知モデルを用いて説明される。なお，がん患者の呼吸困難の場合には，先行する刺激が存在しない場合もあるため，無理にモデルにあてはめようとするのではなく，患者にとって違和感のないよう，患者の状態にあわせて改変しながら使用することが重要である。また，慢性呼吸器疾患における呼吸困難を理解するために，The Breathing, Thinking, Functioning clinical model（BTFモデル）というモデルが提唱された（**図4**）[2]。このような呼吸器疾患に特化したモデルも，心理教育において活用することができるだろう。

　心理教育を実施する際には，このような心身の関係性について視覚的に示しながら説明を行う。またその際，実際の患者の経験から，モデルに当てはまる部分があるか，などを聞き取りながら，双方向的なやりとりを通して，患者が実感をもって理解していくことができるようサポートすることが望ましい。

2）認知行動療法

（1）概　要

　認知行動療法（cognitive behavioral therapy；CBT）とは，物事に対する考え方や受け止め方である「認知」や，問題場面での「行動」に働きかけて，より機能的な認知や行動に変容させることで，気分や身体の状態を改善していく介入である。広く「認知行動療法」と呼ばれる介入のなかには，より認知に焦点を当てた「認知療法」，より行動に焦点を当てた「行動療法」，も含まれる。また，認知の変容を目指す「認知再構成」，行動の変容を図る「行動活性化」「問題解決技法」など，個別

図 4　The Breathing, Thinking, Functioning clinical model（BTF モデル）

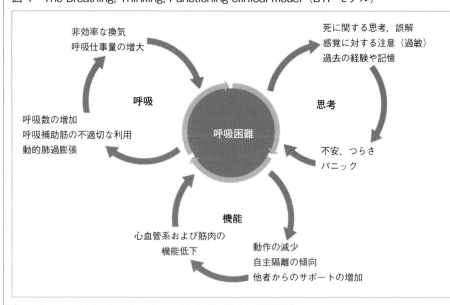

〔Spathis A, et al. NPJ Prim Care Respir Med; 27: 27 より引用改変〕

の技法も多く存在し，これらを部分的に活用したり，複数の技法を組み合わせたり，と多様な介入の方法がある。

（2）エビデンス

　COPD 患者を対象とし，複数の介入研究が行われている。例えば，CBT の仕組みや呼吸とストレス反応の関係に関する心理教育，非機能的な認知を変容させるトレーニング，活動計画の強化（行動活性化），より良い対処行動の獲得を目指した問題解決技法，などの複合的な CBT 介入の結果，対照群では変化がみられなかった一方で，介入群では呼吸困難強度が低下したことが報告されている[3]。また，重度の COPD を有する高齢患者を対象に集団による CBT を実施した研究では，抑うつの症状と呼吸状態に有意な改善が認められた[4]。ただし，がん患者の呼吸困難を対象とした CBT に関する研究は限られていること，長期的な効果は限定的であることなどの限界が指摘されている。

（3）使用方法

　上述の通り，CBT にはさまざまな介入技法が存在する。それらのなかで，上記の介入研究でも用いられていた「認知再構成」「行動活性化」「問題解決技法」を取り上げて解説する。

　まず認知再構成とは，非機能的な認知をより機能的なものに置き換えていく方法である。例えば，呼吸困難を感じた際に「息が吸えない，このまま死んでしまう」と考えるのではなく，「私は息苦しさを感じているが，これは死に直結するものではなく大丈夫だ」と考えられるようにする，あるいは，疾患があることにより「私は何もできない」「自分には価値がない」と考えるのではなく，「病気であっても○○などできることはある」と捉え直していく，といったアプローチである。介入前の認知は，呼吸困難の悪化を招いたり，回避的な行動をもたらしたりという悪循環を生み出すが，認知を変容させることで，それらの悪影響を防ぐことができる場合が

ある。なお，非機能的な認知は，患者のなかで慣れ親しんだものになっている場合もあるため，介入の序盤は介入者が積極的に新しい認知を提案することも求められる。介入が進むにつれ，より適応的な認知を患者自身が発案できるようになることを目指す。

また，呼吸困難やその治療のために日常生活のなかで活動の制限を来す患者がいるが，症状に伴う不安・恐怖といった感情，「また苦しくなるのではないか」という認知により，患者が必要以上に自身の活動を制限してしまう場合もある。そうすることで，抑うつや意欲の低下といった精神面の影響や，体力の低下などの身体面の影響が生じることもある。行動活性化とは，こうした患者に対して，達成感や喜び，楽しみなどの肯定的な感情をもたらす活動を日常のなかで増やしていく介入である。具体的には，現状の生活を把握するために1日のスケジュールを記録し視覚化するとともに，患者にとって肯定的な活動を洗い出し，無理のない範囲でそれらの活動を増やしていく計画を立てる。例えば，「犬と遊んでいる間は息苦しさのことを忘れていられる」という患者であれば，意図的に犬と遊ぶ時間を取り入れてもらう，といった方法である。こうした行動を取り入れることにより，呼吸困難に対する不安にとらわれる時間を短くしたり，症状に対するコントロール感や自己効力感を向上させたりすることが期待される。

最後に問題解決技法とは，患者がどう手をつけたらよいかわからなくなっているような漠然とした問題を，細分化し，具体的な対処方法を考案し，実行するという介入である。手順としてはまず問題を整理・明確化し，目標を設定する。この際，具体的で，達成可能な目標を設定することが重要である。目標が決まれば，そのための解決策をブレインストーミングにより案出する。出された案について，メリットとデメリットを比較検討し，よりよい解決策を選択し，具体的な計画を立て，実行，結果を評価する。例えば「息苦しくて何もできない」という漠然とした問題をかかえた患者に対して，「1日にまずは10分でいいので趣味であった散歩に出かけられるようにする」というような具体的な目標を立て，そのために，どの時間帯に，どこに行くのが最も負担や不安が少ないか，誰かに同行してもらったほうがよいか，などを検討しながら具体案を考えていく，といった方法である。このように漠然とした不安に圧倒され，身動きが取れなくなっている患者が，具体的かつ実行可能な解決策を見出し，実践することで，症状をコントロールできたという経験につながり，有効な対処行動を増やしていくことができると考えられる。

3）マインドフルネス
(1) 概　要
マインドフルネスとは，「今この瞬間の体験」に意識を向け，それを評価することなく俯瞰的に観察する，という技法であり，ヨガや瞑想，呼吸法などを用いた介入が行われる。先述したCBTが，問題を解決したり不安を低減させたりすることを目指すのとは異なり，不安を「あるがまま」に受容し，とらわれないで過ごすことができるようになることを目指すという点に特徴がある。

(2) エビデンス
肺がん，COPDおよび喘息の患者を対象とした研究では，20分間のマインドフル呼吸法を用いた介入を実施し，対照群と比較して，呼吸困難の有意な減少が認めら

れたと報告された[5]。また，肺がんのサバイバーを対象とし，瞑想，座位でのヨガ，呼吸法，参加者同士の交流を含むマインドフルネスに基づく介入を実施した研究では，パイロットスタディではあるものの，呼吸困難，疲労，運動能力の改善，睡眠やストレスの改善が認められた[6]。なお COPD については，マインドフルネスが患者の不安やうつ病の軽減，肺機能，息切れ，疲労などの身体症状の改善，心理的問題の改善に有効であることが示されている[7]。

（3）使用方法

　一般的に呼吸困難などの症状が発現すると，「前にもこうやって苦しくなった」というような過去の記憶や，「もうずっとこのまま苦しさが続くのだろう」というような未来への不安，心配に意識が向きがちになる。そうすることで，さらに不安が増強し，それに伴って呼吸困難自体が強まる悪循環が生じる場合もある。また，未来に対する心配が強まることで，不眠などの別の問題につながることもある。マインドフルネスでは，このように症状が現れた際に，過去や未来のことを考えるのではなく，現在に意識を集中させる。身体感覚や，思考，感情に目を向け，一歩引いた立場で観察するよう努める。そしてそれを「こんな風に考えてしまってはいけない」というように評価したり，「不安になってはいけない」と取り除こうとしたりすることなく，ただ「自分は今こう感じているのだ」と観察するにとどめる。この際に，ヨガなどを組み合わせて実践することで，自分の筋肉の状態などに意識を向けることも役立つとされている。

　パニック症などの精神疾患や心身症の患者が訴える呼吸困難と比較して，がん患者のかかえる呼吸困難は心理的な要因の影響が少ない場合も多いため，CBT のように認知を変容させるのではなく，呼吸困難に伴う不安を受け入れながら，その不安によって「やりたいことができなくなる」状況に陥らないようにしていくというマインドフルネスの考え方が有用なケースも多いと考えられる。

4）リラクセーション

（1）概　要

　リラクセーションとは身体的な緊張をゆるめることを目的とした介入であり，CBT やマインドフルネスとも組み合わせて活用される。主に，意識的な腹式呼吸である呼吸法，全身の筋肉を弛緩させていく漸進的筋弛緩法の 2 種類が用いられることが多い。リラクセーションを行うことで身体の状態が改善されるとともに，自分で自分の身体をコントロールすることができているという感覚が得られることで，自己効力感の向上など心理的な効果も期待される。

（2）エビデンス

　進行肺がん患者を対象とし，CBT モデルに関する心理教育と組み合わせて，呼吸法のトレーニングと，自宅での継続的な実践を奨励した結果，パイロットスタディではあるものの，患者の呼吸困難，QOL，および気分の改善が認められた[8]。また肺がん患者の症例報告においても，筋弛緩を目的としたリラクセーションおよび呼吸法を実施することで，ストレスの軽減や酸素飽和度の改善が認められたと報告されている[9]。

（3）使用方法

　呼吸法は，意識的な腹式呼吸を行うことで，副交感神経を優位にし，心身をリ

ラックスさせる方法である。呼吸法では，鼻から息を吸い，その倍程度の時間をかけてゆっくりと息を吐き出すよう意識する。息を吸う際には腹部が膨らむことを意識するが，難しい場合，仰臥位で行うと自然と腹式呼吸になる。実施中，自身の呼吸状態を観察したり（マインドフルネス），身体の中の空気が新鮮なものに入れ替わるようなイメージを浮かべたり（イメージ法）することも推奨される。なお，まずは眠前などできるだけリラックスした状態で練習を重ね，自由に呼吸をコントロールすることができるようになってから，不安場面で活用することが望ましい。

　漸進的筋弛緩法は，身体のあらゆる筋肉の緊張をやわらげる方法である。筋肉を意図的に弛緩させることは人体の構造上困難であるため，逆に意図的に筋肉を緊張させ，それを一気に解くことで，弛緩状態を生み出す。例えば，腕を弛緩させる際には，両手で握りこぶしを作り，数秒間力を入れた後，入れた力を一気に抜き脱力する。脱力し，身体の状態に意識を向けると，「じわじわする」「あたたかい感じがする」「重い感じがする」などの感覚が得られるが，これが弛緩状態である。その感覚を味わいながら，30秒程度過ごす。腕以外にも，肩，顔，首，脚などさまざまな部位に用いることができる。なお，痛みがある場合など，漸進的筋弛緩法を用いることで身体症状が悪化する場合があるため，実施には注意が必要である。

（吉田沙蘭）

【文　献】

1）Chan CW, Richardson A, Richardson J. Managing symptoms in patients with advanced lung cancer during radiotherapy: results of a psychoeducational randomized controlled trial. J Pain Symptom Manage 2011; 41: 347-57

2）Spathis A, Booth S, Moffat C, et al. The Breathing, Thinking, Functioning clinical model: a proposal to facilitate evidence-based breathlessness management in chronic respiratory disease. NPJ Prim Care Respir Med 2017; 27: 27

3）Livermore N, Dimitri A, Sharpe L, et al. Cognitive behaviour therapy reduces dyspnoea ratings in patients with chronic obstructive pulmonary disease（COPD）. Respir Physiol Neurobiol 2015; 216: 35-42

4）Howard C, Dupont S, Haselden B, et al. The effectiveness of a group cognitive-behavioural breathlessness intervention on health status, mood and hospital admissions in elderly patients with chronic obstructive pulmonary disease. Psychol Health Med 2010; 15: 371-85

5）Tan SB, Liam CK, Pang YK, et al. The effect of 20-minute mindful breathing on the rapid reduction of dyspnea at rest in patients with lung diseases: a randomized controlled trial. J Pain Symptom Manage 2019; 57: 802-8

6）McDonnell KK, Gallerani DG, Newsome BR, et al. A prospective pilot study evaluating feasibility and preliminary effects of *Breathe Easier*: a mindfulness-based intervention for survivors of lung cancer and their family members（dyads）. Integr Cancer Ther 2020; 19: 1534735420969829

7）Liang NC, Visger TV, Devereaux A. Mindfulness for those with COPD, asthma, lung cancer, and lung transplantation. Am J Respir Crit Care Med 2020; 202: P11-2

8）Greer JA, MacDonald JJ, Vaughn J, et al. Pilot study of a brief behavioral intervention for dyspnea in patients wth advanced lung cancer. J Pain Symptom Manage 2015; 50: 854-60

9）Glennon C, Seskevich J. Relaxation technique to ease dyspnea: a tool for oncology nurses. Clin J Oncol Nurs 2008; 12: 369-71

Ⅱ章

背景知識

7 呼吸困難の治療に使用する薬剤

1 オピオイド

❶ オピオイド

　オピオイドの呼吸困難に対する作用機序は十分解明されていないが，呼吸困難の中枢神経系での知覚の低下，延髄呼吸中枢のCO_2に対する感受性の低下，呼吸リズムを抑制し呼吸数を減少させることによる過剰な呼吸仕事量の軽減，有効な深呼吸の確保，抗不安効果などが関与していると想定されており，呼吸困難に対する薬物療法のなかで，中心的な役割に位置づけられている。

　オピオイドの主な副作用は，便秘，悪心・嘔吐，眠気である。便秘は，低用量であっても生じるため，便秘治療薬の併用が必要となることが多い。近年，オピオイドによる便秘症（opioid-induced constipation；OIC）の定義が提案され，便秘治療薬は，従来の便の軟化を促す浸透圧性下剤，腸管運動を亢進させる大腸刺激性下剤に加え，特定の受容体に作用し便中の水分を増加させる分泌促進剤，そして OIC に保険適用を有する末梢性 μ オピオイド受容体拮抗薬（peripheral-acting mu-opioid receptor antagonist；PAMORA）が使用可能となっている。

　悪心・嘔吐（モルヒネでは 30〜50％の患者に生じる）に対しては，必要に応じて制吐薬を使用する。その他の副作用としては，せん妄，排尿困難（尿閉），掻痒などがある。

　呼吸困難に対するオピオイドの一般的な投与法としては，患者に適した投与経路を選択し，低用量から開始する。オピオイドナイーブ*患者の場合の開始用量は，疼痛治療目的の投与量よりも低用量である報告[1]もあり，開始後は，効果と副作用を評価しながら用量調節することが望ましい。

＊：オピオイドナイーブ
オピオイド未使用の状態。

❷ モルヒネ

　モルヒネは，中枢および末梢のオピオイド受容体を介して強力な鎮痛作用を示すのみならず，鎮咳作用や呼吸困難を軽減する効果も期待できる。モルヒネの鎮咳効果は，延髄の咳中枢に作用し，気道からの一次求心性神経の興奮伝達を抑制することによる。

　モルヒネは，肝臓においてグルクロン酸抱合により，活性代謝物であるモルヒネ-3-グルクロニド（M3G）および 6-グルクロニド（M6G）に代謝される。M3G および M6G はほとんど腎排泄であるため，腎機能低下例ではこれらが蓄積する。M6G には薬理活性があるため鎮静につながる。また，M3G にはミオクローヌスの原因にもなる。そのため，腎機能低下例（目安として，クレアチニンクリアランス 30 mL/min 未満）では，モルヒネを使用するべきではない。

❸ オキシコドン

　オキシコドンは，鎮痛や呼吸困難の軽減などの薬理作用や副作用プロフィールが

モルヒネに類似している。オキシコドンは肝代謝酵素であるチトクロム P450*（CYP）2D6 および3A4 により，80％以上が薬理活性をもたないノルオキシコドンに代謝される。一方，活性代謝物であるオキシモルフォンは生成量が極めて少ない（未変化体の1/100量程度）ため，中等度までの腎機能低下例（目安として，クレアチニンクリアランス 10 mL/min 以上）でも比較的安全に使用できる。しかし，腎機能低下例において，血中オキシコドン濃度はやや増加するため注意を要する。

④ フェンタニル

フェンタニルは合成オピオイドであり，臨床的な鎮痛効果はモルヒネと同等と報告されているが，呼吸困難の緩和についての有効性は十分に示されていない。

OIC は，μ オピオイド受容体のサブタイプ（μ_1, μ_2）のうち主に中枢・腸管に存在する μ_2 受容体へオピオイドが作用することにより生じることが知られている。フェンタニルは μ_1 受容体に対する親和性が高く，μ_2 受容体に対する親和性が低いためモルヒネと比較して，OIC が生じにくい。呼吸抑制は，モルヒネやオキシコドンと比べて生じやすく，注意が必要である。

フェンタニルはほとんどがCYP3A4 により，非活性代謝物であるノルフェンタニルに代謝されるため，腎機能低下例にも比較的安全に使用できる。

⑤ ヒドロモルフォン

ヒドロモルフォンは，モルヒネから半合成されたオピオイドである。μ オピオイド受容体に対してアゴニスト活性を示し，これが鎮痛作用や呼吸症状の緩和に寄与していると考えられるが，根拠となるエビデンスが十分ではない。また，モルヒネやオキシコドンに比べても，悪心，便秘，眠気などの副作用プロフィールに大きな差はない[2,3]。

ヒドロモルフォンは，肝臓においてグルクロン酸抱合により，主に，ヒドロモルフォン-3-グルクロニド（H3G）に代謝される。H3G にはオピオイド受容体に対する薬理活性（鎮痛活性）はない。しかし，腎機能低下例において，血中ヒドロモルフォン濃度は上昇するため注意を要する。

⑥ オピオイド吸入

モルヒネを代表とするオピオイドの吸入は，迅速な効果と投与の簡便さを特徴とするといわれてきたが，近年，実臨床での使用例はまれである。

モルヒネの場合，吸入時のバイオアベイラビリティは，5～17％と報告されている[4,5]。一方，オピオイド吸入による効果発現は 10 分以内であり，経口投与よりも早い[4]。また，呼吸器内では，オピオイド受容体が肺胞壁や気管，気管支に局在し[6]，その刺激は，コリン作動性神経による気管支収縮や粘液分泌の抑制，肺組織内の感覚神経終末からの炎症性神経ペプチドの放出の抑制による神経原性炎症の減少などの薬理機序が報告されている[7-9]。これらの事実から，吸入されたオピオイドは，呼吸器局所のオピオイド受容体に直接作用して呼吸症状を改善する可能性があると考えられていたが，吸入モルヒネの呼吸困難に対する効果自体が現在では否定的であり，気道のオピオイド受容体の関与の意義は不明である。

＊：**チトクロム P450**
ほとんどすべての生物に存在する酸化酵素。ヒトでは現在約50種が報告され，CYP3A4，CYP2A6（CYP=cytochrome P450）などがある。肝臓に多く存在し，薬物代謝の主要な酵素。

II章　背景知識

2　オピオイド以外の薬剤

❶ ベンゾジアゼピン系薬

　ベンゾジアゼピン系薬は，情動と密接に関係する扁桃体などの大脳辺縁系と視床下部に選択的な抑制作用をもち，高次精神機能に影響を与えずに不安や緊張を緩和させる。その作用機序は，抑制性の神経伝達物質である γ-aminobutyric acid（GABA）の作用増強である。ベンゾジアゼピン系薬が $GABA_A$ 受容体-Cl^- チャネル複合体上のベンゾジアゼピン結合部位に結合すると，GABA の受容体親和性が高まり，細胞内への Cl^- 流入により神経細胞膜に過分極をもたらし，神経細胞の興奮が抑制される[10]。

　ベンゾジアゼピン系薬は，全般性不安障害の患者における不安の緩和に有効であることが示されている[11]。呼吸困難の認知に影響する要因として，不安，焦燥感や抑うつなどの精神的苦痛が指摘されており，ベンゾジアゼピン系薬は呼吸困難と不安との悪循環を断ち切ることで，呼吸困難の緩和に寄与すると想定されている。しかし，がん患者の呼吸困難において，ベンゾジアゼピン系薬の有効性を支持するエビデンスは乏しい[12]。

　主な副作用としては，傾眠，ふらつき，筋弛緩，転倒，倦怠感，前向性健忘，せん妄，依存形成，呼吸抑制などが挙げられる。特に全身状態の低下した患者において，せん妄を誘発するリスクに注意が必要である。また，重症Ⅱ型呼吸不全*患者において，CO_2 ナルコーシスを起こす可能性が報告されている。

*：Ⅱ型呼吸不全
室内気吸入時の動脈血酸素分圧（PaO_2）が 60 Torr 以下となる呼吸障害のうち，動脈血炭酸ガス分圧（$PaCO_2$）が 45 Torr 以下のものをⅠ型呼吸不全，45 Torr を超えるものをⅡ型呼吸不全という。

　多くのベンゾジアゼピン系薬が，主に CYP3A4 などの肝薬物代謝酵素で水酸化代謝されるため，肝機能障害や CYP3A4 を阻害する薬剤との併用により，薬効が増強または体内消失が遅延したり，CYP3A4 を誘導する薬剤との併用により，薬効が減弱する可能性がある。一方，ロラゼパムなど一部の薬剤は，グルクロン酸抱合により直接不活化されるため，肝機能障害や薬物相互作用の影響を受けにくいとされる。また，多くのベンゾジアゼピン系薬は，腎機能に応じた投与量調節を必要としないが，ミダゾラムは活性代謝物が腎臓より排泄されるため，糸球体濾過量（GFR）が 15 mL/min 未満など腎機能が高度に低下した患者では蓄積に注意し，通常の50％量への減量を考慮する[13]。

❷ コルチコステロイド

　コルチコステロイドは，炎症や免疫応答の種々の段階に働いて，抗炎症作用や免疫抑制作用を発揮する。その薬理作用は，コルチコステロイドが細胞内受容体と結合して核内へ移行し，標的遺伝子の発現を転写因子レベルで調節すること，また，NF-κB や AP-1 などの転写因子を阻害することで発現する。呼吸困難においては，プロスタグランジンやロイコトリエン，サイトカイン，ケモカイン，細胞接着分子などの産生抑制による抗炎症作用，腫瘍周囲の浮腫軽減による原因病態の改善が，間接的に症状緩和に寄与すると考えられている[14]。したがって，一律に有効とされるのではなく，がん性リンパ管症，上大静脈症候群，主要気道閉塞（MAO），薬物療法や放射線治療による肺障害など特定の病態への効果が期待される[15]。

　コルチコステロイドは，糖代謝や抗炎症，免疫抑制などに関与する糖質コルチコイド作用，電解質代謝に関与する鉱質コルチコイド作用の程度，作用時間の長短な

どを考慮して使い分ける。呼吸困難の症状緩和には，電解質への影響が少なく，作用時間が長いことからベタメタゾンやデキサメタゾンが広く用いられている。使用方法は，少量から開始し，効果と副作用をみながら漸増する漸増法と，緊急時や予測される生命予後が短い場合など，高用量から開始し，効果が得られてから漸減して必要最小限の投与量で維持する漸減法を状況に応じて使い分ける。漸増法は効果が得られるまでに時間がかかる場合があるため，緊急性がなく予後がある程度見込まれる患者に適する。ただし，効果不明瞭なまま漫然と投与せず，綿密な評価と適切な増量の判断が重要となる。漸減法では，特に全身状態の低下した患者において高用量投与によりせん妄を誘発するリスクに注意が必要である。

コルチコステロイドの主な副作用としては，高血糖，消化性潰瘍，ミオパチー，不眠，せん妄，抑うつ，易感染性，血栓症，満月様顔貌，骨粗鬆症，口腔カンジダ症などが挙げられる。不眠などの副作用を防止するため，夕方以降の投与は避けることが望ましい。投与が長期に及ぶに従って，有害事象の頻度も高くなるため，予測される生命予後を考慮し，投与開始時期について十分に検討することが必要である[16]。また，長期連用後に突然中止すると，離脱症状を呈することがあるので，減量は緩徐に行うように注意する。なお，コルチコステロイドは一般に肝機能や腎機能に応じた投与量調節を必要としない。

（笠原庸子，佐藤淳也，安田俊太郎，山本泰大）

【文　献】

［オピオイド］

1) Clemens KE, Quednau I, Klaschik E. Is there a higher risk of respiratory depression in opioid-naive palliative care patients during symptomatic therapy of dyspnea with strong opioids? J Palliat Med 2008; 11: 204-16

［ヒドロモルフォン］

2) Bao YJ, Hou W, Kong XY, et al. Hydromorphone for cancer pain. Cochrane Database Syst Rev 2016; 10: CD011108

3) Yu S, Shen W, Yu L, et al. Safety and efficacy of once-daily hydromorphone extended-release versus twice-daily oxycodone hydrochloride controlled-release in Chinese patients with cancer pain: a phase 3, randomized, double-blind, multicenter study. J Pain 2014; 15: 835-44

［オピオイド吸入］

4) Masood AR, Thomas SH. Systemic absorption of nebulized morphine compared with oral morphine in healthy subjects. Br J Clin Pharmacol 1996; 41: 250-2

5) Chrubasik J, Wüst H, Friedrich G, et al. Absorption and bioavailability of nebulized morphine. Br J Anaesth 1988; 61: 228-30

6) Zebraski SE, Kochenash SM, Raffa RB. Lung opioid receptors: pharmacology and possible target for nebulized morphine in dyspnea. Life Sci 2000; 66: 2221-31

7) Belvisi MG, Stretton CD, Verleden GM, et al. Inhibition of cholinergic neurotransmission in human airways by opioids. J Appl Physiol（1985）1992; 72: 1096-100

8) Rogers DF, Barnes PJ. Opioid inhibition of neurally mediated mucus secretion in human bronchi. Lancet 1989; 1（8644）: 930-2

9) Ray NJ, Jones AJ, Keen P. Morphine, but not sodium cromoglycate, modulates the release of substance P from capsaicin-sensitive neurones in the rat trachea in vitro. Br J Pharmacol 1991; 102: 797-800

［ベンゾジアゼピン系薬］

10) Howard P, Twycross R, Shuster J, et al. Benzodiazepines. J Pain Symptom Manage 2014; 47:

955-64

11）Chen TR, Huang HC, Hsu JH, et al. Pharmacological and psychological interventions for generalized anxiety disorder in adults: a network meta-analysis. J Psychiatr Res 2019; 118: 73-83

12）Simon ST, Higginson IJ, Booth S, et al. Benzodiazepines for the relief of breathlessness in advanced malignant and non-malignant diseases in adults. Cochrane Database Syst Rev 2016; 10: CD007354

13）Bauer TM, Ritz R, Haberthür C, et al. Prolonged sedation due to accumulation of conjugated metabolites of midazolam. Lancet 1995; 346（8968）: 145-7

［コルチコステロイド］

14）Vandevyver S, Dejager L, Tuckermann J, et al. New insights into the anti-inflammatory mechanisms of glucocorticoids: an emerging role for glucocorticoid-receptor-mediated trans-activation. Endocrinology 2013; 154: 993-1007

15）Haywood A, Duc J, Good P, et al. Systemic corticosteroids for the management of cancer-related breathlessness（dyspnoea）in adults. Cochrane Database Syst Rev 2019; 2: CD012704

16）Fardet L, Kassar A, Cabane J, et al. Corticosteroid-induced adverse events in adults: frequency, screening and prevention. Drug Saf 2007; 30: 861-81

表1　主な薬剤の投与方法

分類	一般名	標準的な処方例	代表的な商品名
オピオイド	モルヒネ	【経口】 呼吸困難時に内用液剤など速放性製剤5〜10 mg を頓用あるいは10〜20 mg/日から徐放性製剤などで開始し，適宜増量 【注射】 呼吸困難時に2〜3 mg を静注または皮下注あるいは5〜10 mg/日から持続静注または皮下注を開始し，適宜増量 【坐剤】 呼吸困難時に5 mg 坐剤を開始し，適宜増減する	【速放性経口製剤】 モルヒネ塩酸塩散・錠 オプソ®内服液 【徐放性経口製剤】 MS コンチン®錠 モルペス®細粒 パシーフ®カプセル 【注射】 モルヒネ塩酸塩注 アンペック®注 【坐剤】 アンペック®坐剤
	オキシコドン	【経口】 呼吸困難時に速放性製剤2.5〜5 mg を頓用あるいは10〜20 mg/日から徐放性製剤などで開始し，適宜増量 【注射】 呼吸困難時に2〜3 mg を静注または皮下注あるいは5〜10 mg/日から持続静注または皮下注を開始し，適宜増量	【速放性経口製剤】 オキノーム®散 オキシコドン内服液 【徐放性経口製剤】 オキシコンチン®TR 錠 オキシコドン錠 NX オキシコドン徐放カプセル 【注射】 オキファスト®注 オキシコドン注射液
	ヒドロモルフォン	【経口】 呼吸困難時に速放性製剤1〜2 mg を頓用あるいは2〜4 mg/日から徐放性製剤などで開始し，適宜増量 【注射】 呼吸困難時に0.2〜0.4 mg を静注または皮下注あるいは0.4〜2 mg/日から持続静注または皮下注を開始し，適宜増量	【速放性経口製剤】 ナルラピド®錠 【徐放性経口製剤】 ナルサス®錠 【注射】 ナルベイン®注
コルチコステロイド	ベタメタゾン	①漸減法 開始量として4〜8 mg/日を経口投与あるいは点滴静注（夕方以降の投与を避ける）。効果を認めたら0.5〜4 mg を維持量として漸減する	【経口】【注射】 リンデロン®注・錠・散・シロップ
	デキサメタゾン	②漸増法 開始量として0.5 mg/日を経口投与あるいは点滴静注（夕方以降の投与を避ける）。効果を認めるまで4 mg/日を目標に漸増する	【経口】【注射】 デカドロン®注・錠・エリキシル
ベンゾジアゼピン系薬	ジアゼパム	【経口】1回2〜5 mg を1日2〜4 回投与 【注射】1回2〜5 mg を1日2〜4 回投与 【坐剤】1回4 mg を1日1〜3 回投与	【経口】【注射】 ホリゾン®錠・注 セルシン®錠・注 【坐剤】 ダイアップ®坐剤
	アルプラゾラム	1回0.2〜0.4 mg を1日2〜3 回経口投与	ソラナックス®錠 コンスタン®錠
	ロラゼパム	1回0.5〜1 mg を1日1〜3 回経口投与	ワイパックス®錠
	エチゾラム	1回0.5〜1 mg を1日1〜3 回経口投与	デパス®錠
	ミダゾラム	2.5〜5 mg/日を持続静注あるいは皮下注から開始し，眠気を観察しながら5〜10 mg/日まで増量する	ドルミカム®注

エビデンスが不足しているため，添付文書をもとにエキスパートオピニオンとして作成した。

表2　腎機能障害時・肝機能障害時のオピオイド用量調節一覧

	最高血中濃度到達時間	消失半減期	バイオアベイラビリティおよびタンパク結合率	代謝	肝機能障害
モルヒネ	素錠：1.3 hr[*1] 徐放錠：2.7 hr[*2] 内服液：0.9 hr[*3] 坐薬： 　　1.3〜1.5 hr[*4] 徐放細粒： 　　2.4〜2.7 hr[*5]	素錠：2.1 hr[*1] 徐放錠：2.6 hr[*2] 内服液：2.2 hr[*3] 坐薬： 　　4.2〜6.0 hr[*4] 徐放細粒：—	経口：20〜40%[*6] 坐薬：経口より良好 皮下注：83%[*7] タンパク結合率： 　　　　　　35%[*8]	グルクロン酸抱合 モルヒネ-3-グルクロニド（M3G，活性ないがミオクローヌスの原因）：45% モルヒネ-6-グルクロニド（M6G，鎮痛活性あり）：10% 尿中未変化体排泄率：10%	（アルコール性肝硬変外国人患者）[*7] AUC：1.6 倍増加 C_{max}：— 半減期：1.8 倍延長
オキシコドン	徐放錠：2.5 hr[*1] 散：1.7〜1.9 hr[*2] 内服液： 　　0.5〜0.75 hr[*3] 徐放カプセル： 　　　　　2.7 hr[*4]	徐放錠：5.7 hr[*1] 散：4.5〜6.0 hr[*2] 内服液： 　　3.6〜4.0 hr[*3] 徐放カプセル： 　　　　　6.1 hr[*4]	経口：60%[*2] タンパク結合率： 　　　　　　45%[*5]	CYP3A4 によるノルオキシコドンへの代謝：80% CYP2D6 による活性代謝物オキシモルフォンへの代謝：1.4% 尿中未変化体排泄率：5.5%	（外国人）[*1] AUC：2 倍増加 C_{max}：1.5 倍増加 半減期：1.4 倍延長 推奨される開始用量の1/3〜1/2 から開始し，慎重に用量を調整する[*6]
ヒドロモルフォン	徐放錠： 　　3.3〜5 hr[*1] 素錠： 　　0.5〜1.0 hr[*2]	徐放錠： 　　8.9〜16.8 hr[*1] 素錠： 　　5.3〜18.3 hr[*2]	24%（空腹時・日本人） （空腹時と比較して食後投与時で C_{max} は1.6 倍，AUC は 1.3倍に増大する） タンパク結合率： 　　　　24〜30%[*1]	グルクロン酸抱合 ヒドロモルフォン-3-グルクロニド（H3G）への代謝 未変化体尿中排泄率： 　　　　　　　約3% H-3-G 尿中排泄率： 　　　　　　　約30%	（中等度肝機能障害（Child-Pugh スコア 7〜9）外国人患者）[*1] AUC：4 倍増加 C_{max}：— 半減期：—

AUC：血中濃度-時間曲線下面積，C_{max}：最高血中濃度，Ccr：クレアチニンクリアランス，GFR：糸球体濾過量，—：不明（データなし）
※Ccr または GFR（mL/min）の目安は，軽度：60〜45 mL/min，中等度：44〜30 mL/min，高度：29〜15 mL/min とした

腎機能障害※				備考
軽度	中等度	高度	透析性	
【減量規定】 75%に減量		【減量規定】 50%に減量	血液透析除去率：48%*8 M3G：47% M6G：40% 分布容積が大きく効果的に除去されない*9	*1：モルヒネ塩酸塩錠10 mg「DSP」（住友ファーマ株式会社）添付文書 *2：MSコンチン錠（シオノギファーマ株式会社）添付文書 *3：オプソ内服液（住友ファーマ株式会社）添付文書 *4：アンペック坐剤（住友ファーマ株式会社）添付文書 *5：モルペス細粒（藤本製薬株式会社）添付文書 *6：Goodman and Gilman's the pharmacological basis of therapeutics 10th edition. 廣川書店，東京，2003 *7：モルヒネ塩酸塩水和物「タケダ」原末（武田薬品工業株式会社）インタビューフォーム *8：各種添付文書データ（透析患者への投薬ガイドブック改訂3版，じほう，東京，2017） *9：透析患者への投薬ガイドブック改訂3版，じほう，東京，2017
【薬物動態データ】 (慢性腎機能障害外国人患者)*7 AUC：1.6倍増加 C_{max}：— 半減期：増加なし			—	
【減量規定】 健常者と同量を慎重投与 ただし，60 mL/min以下の患者では血中濃度が50%増加*6,7			分布容積が大きく，ほとんど除去されない*8	*1：オキシコンチン錠（シオノギファーマ株式会社）添付文書 *2：オキノーム散（シオノギファーマ株式会社）添付文書 *3：オキシコドン内服液（日本臓器製薬株式会社）添付文書 *4：オキシコドン徐放カプセル「テルモ」（帝國製薬株式会社）添付文書 *5：各種添付文書データ（透析患者への投薬ガイドブック改訂3版，じほう，東京，2017） *6：海外添付文書 *7：Palliat Med 2011; 25: 525-52 *8：透析患者への投薬ガイドブック改訂3版，じほう，東京，2017
【薬物動態データ】 (Ccr：60 mL/min未満の外国人患者)*1 AUC：1.6倍増加 C_{max}：1.4倍増加 半減期：1.2倍延長				
【減量規定】 50%に減量*3		【減量規定】 25%に減量*3	ほとんど除去されない（除去率40%未満）	*1：ナルサス錠（第一三共プロファーマ株式会社）添付文書 *2：ナルラピド錠（第一三共プロファーマ株式会社）添付文書 *3：海外添付文書
【薬物動態データ】 (Ccr：40〜60 mL/minの外国人) AUC：2倍増加 C_{max}：— 半減期：—		【薬物動態データ】 (Ccr：30 mL/min未満の外国人) AUC：4倍増加 C_{max}：— 半減期：—		

8 非がん進行性疾患の呼吸困難に対する薬物療法

1 COPD/間質性肺疾患患者の呼吸困難に対する症状緩和薬物療法

COPD/間質性肺疾患患者の呼吸困難は頻度が高い。初期には労作時呼吸困難が主体であるが，病状が進行するにつれ，安静時呼吸困難を生じるようになる。呼吸困難自体が苦痛な症状であるだけではなく，QOLを低下させる。また，行動制限や不安・抑うつにつながり，それらがまた呼吸困難を悪化させるという悪循環を形成する。

COPD/間質性肺疾患患者が呼吸困難を訴えた時には，まずは原疾患に対する標準治療および原因治療をしっかりと行うことが重要である。標準治療としては，COPDに対する気管支拡張薬，間質性肺疾患に対する抗線維化薬やコルチコステロイド（疾患による）などが挙げられる。また，COPDの増悪であればコルチコステロイドや抗菌薬，間質性肺疾患の急性増悪であればステロイドパルス療法などが行われる。呼吸リハビリテーションについては呼吸困難に対する改善効果が示されており，常に考慮すべきである。呼吸不全を認める症例であれば長期酸素療法を行う。その他にも，非侵襲的陽圧換気（NPPV），高流量鼻カニュラ酸素療法（HFNC）といった病状に応じた治療選択肢を検討する。さらに，COPDではパニック症の頻度が高いため，そのような場合には心理療法や選択的セロトニン再取り込み阻害薬（selective serotonin reuptake inhibitor；SSRI），ベンゾジアゼピン系薬の投与を行うこともある。

以上のような標準治療および呼吸困難に対する原因治療を行ってもなお，呼吸困難が残存する場合には症状緩和薬物療法を検討する。

❶ モルヒネ（およびその類似薬）

COPD患者の呼吸困難に対するオピオイドの有用性については3つのメタアナリシスが行われているが，プラセボに比べて有意な呼吸困難改善効果を報告しているものと，そうではないものがあり，結果が一致していない[1-4]。しかしながら，これらのメタアナリシスに含まれた試験に小規模な試験が多かったことから，Currowらは修正MRCスケール2以上の労作時呼吸困難を有する患者（COPDが約6割）を対象にモルヒネ徐放性製剤20 mg/日もしくはプラセボ（モルヒネのレスキュー使用は許容）を7日間内服させ，呼吸困難改善効果を検討する無作為化比較試験を行った[5]。この試験では呼吸困難改善効果については両群間に有意な差を認めなかった。また，Verberktらは修正MRCスケール2以上の労作時呼吸困難を有するCOPD患者を対象にモルヒネ徐放性製剤20 mg/日（経過中呼吸困難NRSで1以上の改善がなければ30 mg/日に増量可）もしくはプラセボを4週間内服しCOPDアセスメントテスト（CAT）スコア*とPaCO₂を評価する無作為化比較試験を行った[6]。この試験ではモルヒネ群ではプラセボ群に比べてCATスコアの有意な改善を認め，PaCO₂については両群間に有意差を認めなかった。呼吸困難に対する効果について

＊：COPDアセスメントテスト（CAT）スコア
COPDの症状やQOLに関する8項目を0〜40点で評価する自記式質問紙。

は，副次評価項目として過去24時間の呼吸困難NRSの平均値および最悪値の平均変化量が検討されたが，両者とも両群間に有意差を認めなかった。ただし，修正MRCスケール3～4のサブグループにおいてはモルヒネ群でプラセボ群に比べ，過去24時間の呼吸困難NRSの最悪値の平均変化量の有意な改善を認めた。Ekströmらは修正MRCスケール3以上の労作時呼吸困難を有するCOPD患者を対象に，1週目にモルヒネ徐放性製剤8 mg/日，16 mg/日，もしくはプラセボを1週間内服し過去24時間の呼吸困難NRSの最悪値の変化量を評価する無作為化比較試験を行った[7]。この試験では，8 mg群とプラセボ群，16 mg群とプラセボ群との間で呼吸困難改善効果に有意差を認めなかった。

　労作時呼吸困難については，Abdallahらが進行COPD患者を対象にモルヒネ速放性製剤もしくはプラセボを投与し，一定の負荷をかける心肺運動テスト下での呼吸困難に対する効果を検討する無作為化クロスオーバー試験を行った[8]。この試験では労作時呼吸困難はプラセボ群に比べてモルヒネ群で有意に低かった。

　間質性肺疾患については，Kronborg-Whiteらが修正MRCスケール3以上の労作時呼吸困難を有する線維化を伴う間質性肺疾患患者を対象にモルヒネ速放性製剤1回5 mgを1日4回もしくはプラセボを7日間内服させ，過去1週間の呼吸困難VASの変化を検討する無作為化比較試験を行い[9]，両群間で呼吸困難改善効果に有意差を認めなかった。また，呼吸困難を有する間質性肺炎患者を対象にモルヒネ持続注射の有効性を報告した後ろ向き研究が2つある[10,11]。両研究とも小規模かつ後ろ向き研究であるが，呼吸困難に対するモルヒネの有用性が示唆された。

　以上のようにCOPD/間質性肺疾患の呼吸困難に対するオピオイドの有効性については一致した結果が得られておらず，呼吸困難の緩和を目的とした一律的な投与は推奨されない。ただし，一部の患者ではオピオイドが有効となる可能性があるため，標準治療では十分に緩和できない呼吸困難に対して，緩和的な薬物療法の選択肢として検討することができる。ただし，経口内服可能な時期の患者であれば，安全性の面から呼吸困難に対するオピオイドの一般的な許容量とされるモルヒネ20～30 mg/日[12]まで増量後1週間程継続しても効果がなければ速やかに中止することが望ましい。内服のできない最終末期の呼吸困難に対してはモルヒネの持続注射が行われることが多く，モルヒネ注0.25～0.5 mg/時から開始し，呼吸困難，呼吸回数，意識レベルなどを注意深く観察しながら漸増していくことが妥当であろう。

❷ オピオイド以外の薬剤

　進行がんおよび非がん疾患患者の呼吸困難に対するベンゾジアゼピン系薬の有効性を検討したメタアナリシスでは，COPD患者においてベンゾジアゼピン系薬はプラセボと比較して有意な呼吸困難改善効果を認めなかった[13]。COPD患者においてベンゾジアゼピン系薬の使用が死亡，COPDの増悪，救急室受診のリスクの増加と関連することが報告されているため，パニック症といった特殊な例を除いて呼吸困難に対しては原則使用しないことが望ましい。

　慢性呼吸困難を有する患者（COPDが約7割）を対象にSSRIであるセルトラリンとプラセボを比較した無作為化比較試験では，呼吸困難が15%以上改善した患者の割合は両群間で有意差を認めなかった[14]。重症呼吸困難を有する患者（COPDと間質性肺疾患が81%）を対象にミルタザピンのプラセボ対照無作為化フィージビリ

ティ試験が行われ，その実施可能性が確認された[15]。現時点では呼吸困難単独の症例に対して抗うつ薬を投与するエビデンスは十分とはいえず，今後の試験結果が待たれる。

（立川　良，松田能宣）

【文　献】

1) Jennings AL, Davies AN, Higgins JP, et al. Opioids for the palliation of breathlessness in terminal illness. Cochrane Database Syst Rev 2001: CD002066
2) Jennings AL, Davies AN, Higgins JP, et al. A systematic review of the use of opioids in the management of dyspnoea. Thorax 2002; 57: 939-44
3) Barnes H, McDonald J, Smallwood N, et al. Opioids for the palliation of refractory breathlessness in adults with advanced disease and terminal illness. Cochrane Database Syst Rev 2016; 3: CD011008
4) Ekström M, Nilsson F, Abernethy AA, et al. Effects of opioids on breathlessness and exercise capacity in chronic obstructive pulmonary disease. A systematic review. Ann Am Thorac Soc 2015; 12: 1079-92
5) Currow, D, Louw S, McCloud P, et al. Regular, sustained-release morphine for chronic breathlessness: a multicentre, double-blind, randomised, placebo-controlled trial. Thorax 2020; 75: 50-6
6) Verberkt, CA, van den Beuken-van Everdingen MHJ, Schols JMGA, et al. Effect of sustained-release morphine for refractory breathlessness in chronic obstructive pulmonary disease on health status: a randomized clinical trial. JAMA Intern Med 2020; 180: 1306-14
7) Ekström M, Ferreira D, Chang S, et al. Effect of regular, low-dose, extended-release morphine on chronic breathlessness in chronic obstructive pulmonary disease: the BEAMS randomized clinical trial. JAMA 2022; 328: 2022-32
8) Abdallah SJ, Wilkinson-Maitland C, Saad N, et al. Effect of morphine on breathlessness and exercise endurance in advanced COPD: a randomised crossover trial. Eur Respir J 2017; 50: 1701235
9) Kronborg-White S, Andersen CU, Kohberg C, et al. Palliation of chronic breathlessness with morphine in patients with fibrotic interstitial lung disease – a randomised placebo-controlled trial. Respir Res 2020; 21: 195
10) Takeyasu, M, Miyamoto A, Kato D, et al. Continuous intravenous morphine infusion for severe dyspnea in terminally ill interstitial pneumonia patients. Intern Med 2016; 55: 725-9
11) Matsuda Y, Maeda I, Tachibana K, et al. Low-dose morphine for dyspnea in terminally ill patients with idiopathic interstitial pneumonias. J Palliat Med 2017; 20: 879-83
12) Ekström MP, Bornefalk-Hermansson A, Abernethy AP, et al. Safety of benzodiazepines and opioids in very severe respiratory disease: national prospective study. BMJ 2014; 348: g445
13) Simon ST, Higginson IJ, Booth S, et al. Benzodiazepines for the relief of breathlessness in advanced malignant and non-malignant diseases in adults. Cochrane Database Syst Rev 2016; 10: CD007354
14) Currow DC, Ekström M, Louw S, et al. Sertraline in symptomatic chronic breathlessness: a double blind, randomised trial. Eur Respir J 2019; 53: 1801270
15) Higginson IJ, Wilcock A, Johnson MJ, et al. Randomised, double-blind, multicentre, mixed-methods, dose-escalation feasibility trial of mirtazapine for better treatment of severe breathlessness in advanced lung disease（BETTER-B feasibility）. Thorax 2020; 75: 176-9

2　心不全患者の慢性呼吸困難に対する症状緩和薬物療法

　呼吸困難は心不全患者を特徴づける重要な身体症状の一つである。心不全に伴う慢性的な呼吸困難は，日常生活に大いに影響を及ぼし，長きにわたって患者およびその家族に苦痛をもたらす。したがって，呼吸困難の緩和は心不全患者およびその家族の QOL の維持・向上のために重要な課題である。
　心不全の呼吸困難の緩和のために最も重要なことは，適切な心不全治療を十分に

行うことである。具体的には，薬物療法として RA 系阻害薬〔ACE 阻害薬 / アンジオテンシン受容体拮抗薬（angiotensin II receptor blocker；ARB）〕，アンジオテンシン受容体 / ネプリライシン阻害薬（angiotensin receptor neprilysin inhibitor；ARNI），β遮断薬，アルドステロン受容体拮抗薬，利尿薬などを患者の状態に応じて適切に使用する。非薬物療法として，適応症例においては心臓再同期療法（cardiac re-synchronization therapy；CRT）や左室補助人工心臓（left-ventricular assist device；LVAD）および心臓移植が検討される。また，心不全の原因疾患に応じた特異的な治療〔例：虚血性心疾患に対する血行再建（percutaneous coronary intervention [PCI]・coronary artery bypass grafting [CABG]），心臓弁膜症に対する手術療法（カテーテル治療も含む）など〕も適応を十分に検討することが必要である。あわせて，食事・栄養管理，高血圧・糖尿病などの合併症管理，心臓リハビリテーションも心不全の長期管理ならびに症状コントロールにおいて重要である。

　適切な心不全治療を行ったうえでも，進行心不全患者の多く（～90%）で持続的な呼吸困難を合併することが報告されており，呼吸困難に対する症状緩和治療が重要な役割を担う。

❶ モルヒネ（およびその類似薬）

　オピオイドは心不全患者における呼吸困難に対する症状緩和治療の代表的な薬物療法である。なかでも，モルヒネ（およびその類似薬剤）がこれまでのところ最も効果に関して検討されてきた。

　Chua らは，12 名の安定した慢性心不全患者〔heart failure with reduced ejection fraction（HFrEF），NYHA* II～III，平均年齢 65.5±1.5 歳，全例男性〕を対象とした二重盲検無作為化比較試験を行った[1]。この試験では，ジヒドロコデイン（1 mg/kg）またはプラセボを経口投与し，1 時間後にトレッドミル運動負荷を行い修正 Borg スケールで呼吸困難強度を評価した。試験は異なる 2 日で行われ，異なる日に各群がクロスオーバーされ行われた（ウォッシュアウト期間は記載なし）。運動負荷 3 分後では両群に差はみられなかったが，6 分後の修正 Borg スケール平均値はジヒドロコデイン群で呼吸困難強度が低値であった（p＝0.003）。しかしながら，最大運動負荷量時点での呼吸困難は両群で差を認めなかった。また，運動継続時間はジヒドロコデイン群で有意に長かった（p＝0.001）。

　Johnson らは，10 名の外来慢性心不全患者〔HFrEF，NYHA III～IV，平均年齢 67 歳（範囲：45～85 歳），全例男性〕を対象とした二重盲検無作為化比較試験を行った[2]。この試験では，モルヒネ速放性製剤 5 mg（腎機能障害患者では 2.5 mg）またはプラセボを 1 日 4 回 4 日間 経口投与し，VAS で呼吸困難強度を評価した。4 日間投与後，2 日間のウォッシュアウト期間をおいて，各群はクロスオーバーされ 4 日間投与された。VAS 中央値は，プラセボ群ではベースラインと比較して 2～3 日目まで有意な変化は認めなかったが，モルヒネ群では 2 日目で有意に低下した（3～4 日目は有意差なし）。モルヒネ群では傾眠および便秘が増加したが，プラセボ群では有意な変化はなかった。10 名中 6 名でモルヒネ投与のほうが呼吸困難改善に有用と感じ，1 名のみプラセボ投与の方が有用と感じた（3 名は選好なし）。

　Oxberry らは，39 名の外来慢性心不全患者（HFrEF，NYHA III～IV，平均年齢 70.2±11.1 歳，男性 86%）を対象とした二重盲検無作為化比較試験を行った（解析

*：NYHA 心機能分類
ニューヨーク心臓病協会（NYHA）が作成した心機能の重症度を分類する方法であり，身体活動による呼吸困難や胸痛などの自覚症状によって以下の I～IV の 4 段階に分けられ，予後推定や治療効果判定などにも用いられている。
I：日常の身体活動で，疲労・動悸・息切れ・狭心症状が起こらない
II：日常の身体活動で，疲労・動悸・息切れ・狭心症状が起こる
III：安静時は無症状だが，日常活動より弱い身体活動で，疲労・動悸・息切れ・狭心症状が起こる
IV：安静時にも呼吸困難や胸部不快感を自覚する

対象は 35 名）[3]。この試験では，モルヒネ速放性製剤 5 mg，オキシコドン速放性製剤 2.5 mg またはプラセボを 1 日 4 回 4 日間 経口投与し，NRS で呼吸困難強度を評価した。4 日間投与後，3 日間のウォッシュアウト期間をおいて，各群はクロスオーバーされ 4 日間投与された。投与前と 4 日後の NRS average の変化量平均値は両群間に有意差は認めなかった（p＝0.13）。モルヒネ群では，悪心・眠気の強度が悪化する傾向と，便秘・嘔吐・かゆみ・ふらつきなどの副作用がプラセボよりも多くみられた（群間の統計学的比較はなし）。

　Jonhson らは，慢性心不全患者〔HFrEF/heart failure with preserved ejection fraction（HFpEF），NYHA Ⅲ〜Ⅳ，修正 MRC スケール 2 以上，平均年齢 72 歳（範囲：39〜89 歳），男性 84％〕を対象とした多施設共同二重盲検無作為化比較試験を行った[4]。この試験では，モルヒネ徐放性製剤 10 mg またはプラセボを 1 日 2 回 最大 12 週間 経口投与し，呼吸困難強度を NRS で評価した。事前の必要症例数計算では，346 名の登録が必要とされたが，45 名の登録（モルヒネ群 21 名，プラセボ群 24 名）にとどまり早期中止となった。4 週後の NRS average の平均値は両群に有意差は認めなかった。ベースラインと 4 週後の呼吸困難評価項目の変化量に関しては，プラセボ群のほうが良い傾向がみられ，特に開始早期ではモルヒネ群で改善が大きかった。12 週間の重篤な有害事象はモルヒネ群 12 件，プラセボ群 15 件であった。

　このように，これまで行われた心不全患者の呼吸困難に対するモルヒネおよびその類似薬の効果に関する臨床試験の結果は一致しておらず，それぞれの試験もデザイン上の問題点が多く指摘できるものであり，高いレベルのエビデンスは不足している。

　本邦においては，NYHA Ⅳの進行した心不全で，難治性呼吸困難を呈する 43 名に対し，緩和ケアチームの介入下で塩酸モルヒネを使用した経験が報告されている。モルヒネの初期用量の中央値は，経口および経静脈投与共に 5 mg，使用期間の中央値は 5 日であり，薬剤に関連する明らかな有害事象を認めず使用可能であったことが示されている[5]。ただし，有効性の評価は 8 名のみと十分とはいえず，今後さらなる知見の蓄積が待たれる。

❷ モルヒネ以外のオピオイド

　Oxberry らは，39 名の外来慢性心不全患者（HFrEF，NYHA Ⅲ〜Ⅳ，平均年齢 70.2±11.1 歳，男性 86％）を対象とした二重盲検無作為化比較試験を行った（解析対象は 35 名）[3]。この試験では，モルヒネ速放性製剤 5 mg，オキシコドン速放性製剤 2.5 mg またはプラセボを 1 日 4 回 4 日間 経口投与し，NRS で呼吸困難強度を評価した。4 日間投与後，3 日間のウォッシュアウト期間をおいて，各群はクロスオーバーされ 4 日間投与された。オキシコドン群とプラセボ群の比較では，投与前と 4 日後の NRS average の変化量平均値は両群間に有意差は認めなかった（p＝0.90）。オキシコドン群では，悪心の強度が悪化する傾向と，便秘・嘔吐・ふらつきなどの副作用がプラセボよりも多くみられた（群間の統計学的比較はなし）。

　Pilkey らは，6 名の急性心不全から回復した入院中の心不全患者（HFrEF/HFpEF，NYHA Ⅲ〜Ⅳ，年齢 60〜91 歳）を対象とした前後比較の観察研究を行った[6]。この研究では，投薬なしで 1 回目の 6 分間歩行試験を行い，2 時間以上間を空けてフェンタニル 50 μg を粘膜噴霧器を用いて経鼻投与ののちに 2 回目の 6 分間歩

行試験を行った。6分間歩行前，歩行完了直後とその後10分毎（患者の状態が安定するまで繰り返し）にESAS-rおよびバイタルサインを評価した。6分間歩行完了直後のESAS-r呼吸困難の平均値は有意に経鼻フェンタニル投与後の呼吸困難強度が低かった（p＝0.048）。臨床的有意な差（ESAS-r 2以上の変化）は6名中4名で認められた。呼吸困難強度の差は6分間歩行完了10分後には認められなくなった。1回目と2回目の6分間歩行距離は有意差なく（p＝0.608），悪心・眠気・倦怠感は差がみられなかった。

　このように，モルヒネ以外のオピオイドに関しては少数の報告はあるものの，現状においては知見が不足しており，効果の確実性や安全性に関してエビデンスが担保されていない。

❸ オピオイド以外の薬剤

　ベンゾジアゼピン系薬は，不安やパニック発作と関連する呼吸困難への効果が期待されるが，心不全患者の呼吸困難に対する効果を検討した臨床研究はこれまでのところ報告されていない。ベンゾジアゼピン系薬は，転倒リスク上昇，筋弛緩作用や中枢性の呼吸抑制による酸素化への悪影響，依存形成リスクなどが想定され，安易な使用は控えるべきである。長期的な強心薬（ドブタミン・ミルリノン）使用（定期的な間欠投与もしくは持続投与）は，呼吸困難の改善に関しては十分に検討されていないが，臨床的な総合評価での改善が複数報告されている[7]。左室収縮機能不全による低心拍出状態に伴う臓器低灌流やうっ血症状を認めている場合に推奨されており，症状の緩和目的に静注強心薬の長期間持続投与を行うことが推奨クラスⅡbとして認められている[8]。末期心不全患者に対して静注強心薬の適応を検討する場合は，個々の症例での静注強心薬の利用目的を明確にしながら，適切に利用する必要があり，その使用は，これらの強心薬の知識・経験が十分にある医師の指示のもとで行われる必要がある。

（大石醒悟，山口　崇）

【文　献】

1) Chua TP, Harrington D, Ponikowski P, et al. Effects of dihydrocodeine on chemosensitivity and exercise tolerance in patients with chronic heart failure. J Am Coll Cardiol 1997; 29: 147-52
2) Johnson MJ, McDonagh TA, Harkness A, et al. Morphine for the relief of breathlessness in patients with chronic heart failure—a pilot study. Eur J Heart Fail 2002; 4: 753-6
3) Oxberry SG, Torgerson DJ, Bland JM, et al. Short-term opioids for breathlessness in stable chronic heart failure: a randomized controlled trial. Eur J Heart Fail 2011; 13: 1006-12
4) Johnson MJ, Cockayne S, Currow DC, et al. Oral modified release morphine for breathlessness in chronic heart failure: a randomized placebo-controlled trial. ESC Heart Fail 2019; 6: 1149-60
5) Kawaguchi J, Hamatani Y, Hirayama A, et al. Experience of morphine therapy for refractory dyspnea as palliative care in advanced heart failure patients. J Cardiol 2020; 75: 682-8
6) Pilkey J, Pedersen A, Tam JW, et al. The use of intranasal fentanyl for the palliation of incident dyspnea in advanced congestive heart failure: a pilot study. J Palliat Care 2019; 34: 96-102
7) Young JB, Moen EK. Outpatient parenteral inotropic therapy for advanced heart failure. J Heart Lung Transplant 2000; 19: S49-57
8) Yancy CW, Jessup M, Bozkurt B, et al. 2013 ACCF/AHA guideline for the management of heart failure: a report of the American College of Cardiology Foundation/American Heart Association Task Force on Practice Guidelines. J Am Coll Cardiol 2013; 62: e147-239

3　筋萎縮性側索硬化症（ALS）患者の呼吸困難に対する症状緩和薬物療法

　呼吸困難は進行期 ALS（amyotrophic lateral sclerosis）患者で最も頻度が高い身体症状の一つである。ALS 患者における呼吸困難は，呼吸筋麻痺に伴う換気不全が主体ではあるが，球麻痺による嚥下障害や排痰機能低下なども関与する。ALS 患者において，呼吸困難は，日常生活に大いに影響を及ぼすとともに，誤嚥や窒息に対する恐怖をもたらすなど心理面への影響も大きい。また，呼吸筋麻痺や誤嚥性肺炎による呼吸不全は ALS 患者の最も多い死亡原因である。このように，呼吸困難の緩和は ALS 患者およびその家族の QOL の維持・向上のために重要な課題である。

　ALS の呼吸困難は呼吸筋麻痺に伴う換気不全が主体であるので，その緩和のために最も有効なことは，適切な換気補助を行うことである。具体的には，非侵襲的換気*（non-invasive ventilation；NIV）が用いられ，希望する患者においては気管切開下・侵襲的人工呼吸療法（tracheostomy-invasive ventilation；TIV）が選択される場合もある。これらの換気補助を適切に使用することによって呼吸状態が改善し，呼吸困難の軽減のみならず，日中の倦怠感・不眠・頭痛などの改善も期待できる。あわせて，排痰補助装置を用いた mechanical insufflation-exsufflation（MI-E），唾液の誤嚥予防に対する低圧持続吸引，早期の胃瘻造設を含めた栄養管理，呼吸リハビリテーションも ALS 患者の呼吸管理ならびに呼吸困難の症状コントロールにおいて重要である。

　TIV を希望しない場合，適切な呼吸管理を行ったうえでも，進行期 ALS 患者の多く（80％以上）で持続的な呼吸困難を合併することが報告されており，そのような症例に対して呼吸困難に対する症状緩和治療を早期から検討する。呼吸苦の多くは低酸素血症によることが多く，酸素投与の併用も CO_2 ナルコーシスに留意しながら行う。

＊：非侵襲的換気
気管内挿管や気管切開をせずに，鼻マスク，口鼻マスクなどの非侵襲的なインターフェイスをヘッドギアやホルダーで顔面に固定し，換気を補助する人工呼吸。非侵襲的陽圧換気（NPPV）と表記されることもある。

❶ オピオイド

　他の疾患における呼吸困難と同様に，モルヒネを中心としたオピオイドは ALS 患者の呼吸困難に対する症状緩和治療として使用される[1,2]。しかしながら，これまで ALS の呼吸困難に対するモルヒネの効果を検討した比較試験は報告されていない。O'Brien らは，1 施設の緩和ケア病棟に入院した ALS 患者 124 名に対する診療内容を後ろ向きに分析した[3]。このうち，59 名で呼吸困難に対してオピオイド（種類に関しては記載なし）が投与され（呼吸困難以外に対する投与も含めた平均投与量：経口モルヒネ換算 30 mg/24 時間），48 名（81％）で有効であったと報告している。この研究では，評価方法や有効性判断の基準，有害事象に関する報告はされていなかった。Clemens らは，1 施設の緩和ケア病棟に入院した中等度～重度の安静時呼吸困難を伴った ALS 患者 6 名を対象として，モルヒネ速放性製剤を 4 時間毎に定期投与（初期投与量の平均は 6.3 ± 7.0 mg/回，必要に応じて 1 mg ずつ増量）する前向き観察研究を行った[4]。モルヒネ投与開始 120 分後の評価で呼吸困難 NRS は有意な低下がみられた（$p = 0.027$）。その一方で，酸素飽和度（SpO_2）の低下や経皮二酸化炭素濃度（$tcPCO_2$）の増加はみられなかった。このように，ALS 患者の呼吸困難に対するオピオイド投与に関する臨床研究は報告が限られ，研究デザイン上もバイア

スリスクが高く，十分な根拠は不足しているものの，効果が期待できる可能性はある。

　本邦では，2011年9月に公的医療保険上，ALS患者の症状緩和目的にモルヒネの使用が認められるようになり，日本神経学会の『筋萎縮性側索硬化症診療ガイドライン2013』においてもその使用が推奨されている[5]。一方で，フェンタニルは，ALSの痛みには有効であるが，呼吸抑制を来しやすいと考えられており，またALS患者には保険適用がないため，基本的には使用しない。オピオイドの導入は，症状が重度になってからでは有効性に乏しいことが多いため，呼吸困難が軽度の場合など，できるだけ症状出現の早期からの使用を心掛ける。また，胃瘻などの経管ルートから投与が難しい場合は，持続皮下注での投与も選択肢の一つとなる[6]。

❷ オピオイド以外の薬剤

　ALS患者では，不安やパニック発作による呼吸困難の悪化がよくみられるため，そのような呼吸困難に対してはベンゾジアゼピン系薬の投与が検討される[1]。しかしながら，ALS患者の呼吸困難に対するベンゾジアゼピン系薬の効果を検討した臨床研究はこれまでのところ報告されていない。また，ベンゾジアゼピン系薬の筋弛緩作用や中枢神経作用による呼吸抑制・換気応答の低下が助長されることが想定され，安易なベンゾジアゼピン系薬の使用は控えるべきである。

（清水俊夫，山口　崇）

【文　献】

1）Borasio GD, Voltz R, Miller RG. Palliative care in amyotrophic lateral sclerosis. Neurol Clin 2001; 19: 829-47
2）Blackhall LJ. Amyotrophic lateral sclerosis and palliative care: where we are, and the road ahead. Muscle Nerve 2012; 45: 311-8
3）O'Brien TO, Kelly M, Saunders C. Motor neurone disease: a hospice perspective. BMJ 1992; 304: 471-3
4）Clemens KE, Klaschik E. Morphine in the management of dyspnoea in ALS. A pilot study. Eur J Neurol 2008; 15: 445-50
5）日本神経学会 監修．強オピオイド（モルヒネなど）はどのように使用するか．筋萎縮性側索硬化症診療ガイドライン2013．東京，南江堂，2013; pp70-2
6）Oliver DJ, Campbell C, O'Brien T, et al. Medication in the last days of life for motor neuron disease/amyotrophic lateral sclerosis. Amyotroph Lateral Scler 2010; 11: 562-4

II章

背景知識

Ⅲ章

推　奨

●推奨の概要●
OVERVIEW

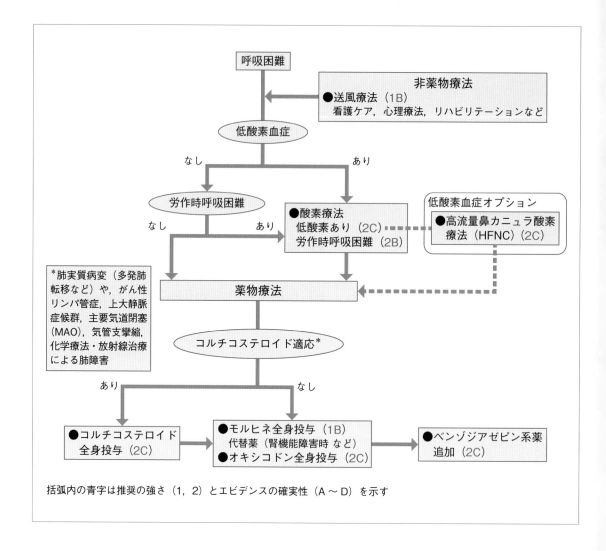

括弧内の青字は推奨の強さ（1，2）とエビデンスの確実性（A～D）を示す

1　進行性疾患患者の呼吸困難に対する非薬物療法

臨床疑問　1-1

安静時低酸素血症があり呼吸困難を有する進行性疾患患者に対して，酸素吸入を行うことは呼吸困難の緩和に有用か？

（推奨）

安静時低酸素血症があり呼吸困難を有する進行性疾患患者に対して，酸素吸入を行うことを提案する。

　推奨の強さ：2（弱い推奨）
　エビデンスの確実性：C（低い）

　2C　（弱い推奨，エビデンスの確実性は低い）

解説

　本臨床疑問ではアウトカムとして，呼吸困難の緩和，運動耐容能の向上，QOL の向上，意識障害・傾眠，不快感を設定した。

　本臨床疑問に関する臨床研究として，無作為化比較試験 5 件が同定された。

■ アウトカム 1：呼吸困難の緩和

　呼吸困難の緩和を検証した研究は 5 件が同定された。

　安静時呼吸困難に対する酸素の効果を検証した研究が 3 件あった。

　Moore ら（2009）[1]は，慢性閉塞性肺疾患（COPD）患者 51 名を対象として閉鎖回路で酸素または空気の吸入を行い，修正 Borg スケールにより安静時呼吸困難を評価するクロスオーバー試験を行った。安静時の低酸素血症により在宅酸素療法の適応のある COPD 患者 9 名のサブグループでは，5 分間の吸入後の呼吸困難は両群間で有意差を認めなかった（p＝0.347）（**図 1**）。ただし安静時呼吸困難の程度は両群とも軽かった（修正 Borg スケールの平均は酸素 1.5，空気 1.6）。

　Bruera ら（1993）[2]は，低酸素血症に対して酸素療法が行われている進行がん患者 14 名に，酸素飽和度が 5 分間安定するまで酸素または空気 5 L/分をマスクで吸入してもらい，吸入前後の安静時呼吸困難を VAS で測定した。空気吸入に比べて，酸素吸入では呼吸困難が有意に改善した〔空気と酸素の差 20.5，95％信頼区間（CI）13.5-27.6，p＜0.001〕（**図 2**）。

　Philip ら（2006）[3]は，51 名の進行がん患者を対象として，酸素または空気を吸入（鼻カニュラ 4 L/分，15 分間）した後の安静時呼吸困難を VAS で評価し比較するクロスオーバー試験を行った。17 名の低酸素血症を有する患者のサブグループでは 2 つの介入の間で有意差を認めなかった（p＝0.812）。標準偏差が不明のため統合はできなかった。

　運動負荷時の呼吸困難に対する酸素の効果を検証した研究が 1 件あった。

図1　安静時低酸素血症あり，安静時の呼吸困難（修正 Borg スケール）

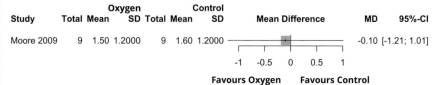

図2　安静時低酸素血症あり，安静時の呼吸困難（VAS，介入前後の変化）

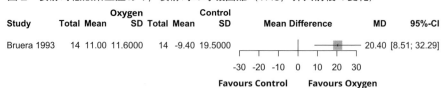

図3　安静時低酸素血症あり，運動負荷時の呼吸困難（修正 Borg スケール）

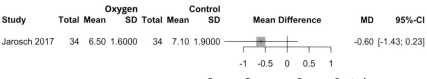

図4　安静時低酸素血症あり，呼吸困難による支障（CRQ dyspnea domain）

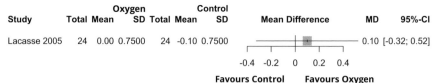

　Jarosch ら（2017）[4]は，108 名の COPD 患者を対象として，酸素吸入（鼻カニューラ 2 L/分）が空気吸入に比べて運動耐容能を改善するか検証するクロスオーバー試験を行った。安静時に低酸素血症のある 34 名のサブグループでは，修正 Borg スケールで評価する歩行後の呼吸困難は酸素と空気との間で有意差がなかった（空気と酸素の差−0.6，95％CI −1.3-0.1）（**図3**）。

　日常生活における呼吸困難に対する労作時の酸素吸入の効果を検証した研究が 1件あった。

　Lacasse ら（2005）[5]は，長期酸素療法の適応のある COPD 患者を，①酸素濃縮器のみ，②酸素濃縮器に加えて携帯ボンベによる酸素吸入，③酸素濃縮器に加えて携帯ボンベによる空気吸入，を行う 3 群に振り分けて，6 分間歩行試験による運動耐容能と，chronic respiratory questionnaire（CRQ）による QOL を比較する 3 カ月ずつのクロスオーバー試験を計画した。ところが対象患者が携帯ボンベをほとんど使用しなかったため，試験は中間解析の時点で早期中止となり，データが得られた24 名での解析となった。CRQ の dyspnea domain の評価では，3 群間で有意差を認めなかった（p＝0.67）（**図4**）。

　5 件のうち酸素が対照と比較して症状を改善したのは 1 件[5]で，残りの 4 件では酸

図5　安静時低酸素血症あり，運動耐容能（6分間歩行距離）

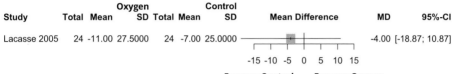

Study	Total	Oxygen Mean	SD	Total	Control Mean	SD	Mean Difference	MD	95%-CI
Jarosch 2017	34	320.00	105.0000	34	283.00	110.0000		37.00	[-14.12; 88.12]

図6　安静時低酸素血症あり，運動耐容能（6分間歩行距離，介入前後の変化）

Study	Total	Oxygen Mean	SD	Total	Control Mean	SD	Mean Difference	MD	95%-CI
Lacasse 2005	24	-11.00	27.5000	24	-7.00	25.0000		-4.00	[-18.87; 10.87]

Favours Control　　Favours Oxygen

素と空気との間に有意差を認めなかった。

■アウトカム2：運動耐容能の向上

運動耐容能の向上を検証した研究は2件が同定された。

Jarosch ら（2017）[4]の試験では，6分間歩行距離は酸素吸入で空気吸入と比較して有意に改善した（平均差 37 m，95%CI 23-51，p＜0.001）（**図5**）。

Lacasse ら（2005）[5]の試験では，酸素濃縮器に加えて携帯ボンベによる酸素吸入を行っても6分間歩行試験で評価する運動耐容能は改善しなかった（3群の比較でp＝0.72）（**図6**）。

■アウトカム3：QOLの向上

QOLの向上に関する研究は1件が同定された。

Lacasse ら（2005）[5]の試験では，酸素濃縮器に加えて携帯ボンベによる酸素吸入を行ってもCRQにより評価したQOLは改善しなかった（CRQの4項目はいずれも有意差なし，CRQ total の提示なし）。

■アウトカム4：意識障害・傾眠

このアウトカムに関する研究は同定できなかった。

■アウトカム5：不快感

このアウトカムに関する研究は同定できなかった。

＊＊

以上より，これまでの研究では，安静時低酸素血症を有する進行性疾患患者において，酸素吸入が空気吸入と比較して呼吸困難を緩和するという明確なエビデンスは示されなかった。しかしながら，有意差は示せていないものの呼吸困難はいずれも酸素吸入のほうが良好な傾向があること，今回のレビューでは症状緩和に焦点を絞り，生命予後はアウトカムに設定していないが，酸素吸入は低酸素血症自体の治療として確立していること，酸素療法による重大な有害事象も示されていないことをあわせて考慮すると，低酸素血症を伴う呼吸困難に対して酸素療法を行うことの

有用性は，ある程度見込めると判断した。呼吸困難の緩和という臨床疑問に関する益と害のバランスは拮抗していると判断し，推奨度は「弱い推奨」とした。エビデンスの確実性に関しては，無作為化比較試験が 5 件あったが，酸素の効果の評価が分かれている（非一貫性），サブグループの解析が 3 件[1-3]，早期中止となった研究が 1 件[4]含まれている（バイアスリスク），いずれもサンプルサイズの小さな研究である（不精確性），といったエビデンスの確実性を下げる要素が多く，安静時呼吸困難を評価する研究と労作時呼吸困難を評価する研究が混在している点も含めて，「低い」とした。

したがって，本ガイドラインでは，安静時低酸素血症があり呼吸困難を有する進行性疾患患者に対して，酸素吸入を行うことを提案する。ただし，過剰な酸素投与には注意する必要があり，とりわけ高 CO_2 血症を伴う低酸素血症（Ⅱ型呼吸不全）患者においては CO_2 ナルコーシスの懸念があるため，より慎重な酸素流量の調整が求められる。

【文　献】

1) Moore R, Berlowitz D, Pretto J, et al. Acute effects of hyperoxia on resting pattern of ventilation and dyspnoea in COPD. Respirology 2009; 14: 545-50
2) Bruera E, de Stoutz N, Velasco-Leiva A, et al. Effects of oxygen on dyspnoea in hypoxaemic terminal-cancer patients. Lancet 1993; 342（8862）: 13-4
3) Philip J, Gold M, Milner A, et al. A randomized, double-blind, crossover trial of the effect of oxygen on dyspnea in patients with advanced cancer. J Pain Symptom Manage 2006; 32: 541-50
4) Jarosch I, Gloeckl R, Damm E, et al. Short-term effects of supplemental oxygen on 6-min walk test outcomes in patients with COPD: a randomized, placebo-controlled, single-blind, crossover trial. Chest 2017; 151: 795-803
5) Lacasse Y, Lecours R, Pelletier C, et al. Randomised trial of ambulatory oxygen in oxygen-dependent COPD. Eur Respir J 2005; 25: 1032-8

臨床疑問 1-2

安静時低酸素血症がない，または軽度にとどまるが呼吸困難を有する進行性疾患患者に対して，酸素吸入を行うことは呼吸困難の緩和に有用か？

推奨

a. 安静時低酸素血症がない，または軽度にとどまる進行性疾患患者において，労作により生じる呼吸困難に対して，労作時に酸素吸入を行うことを提案する。

推奨の強さ：2（弱い推奨）
エビデンスの確実性：B（中程度）

2B（弱い推奨，エビデンスの確実性は中程度）

- -

b. 安静時低酸素血症がない，または軽度にとどまる進行性疾患患者において，労作により生じる呼吸困難に対して，労作前または後の一時的な酸素吸入（いわゆる short-burst oxygen）は行わないことを提案する。

推奨の強さ：2（弱い推奨）
エビデンスの確実性：B（中程度）

2B（弱い推奨，エビデンスの確実性は中程度）

- -

c. 安静時低酸素血症がない，または軽度にとどまる進行性疾患患者の呼吸困難に対して，安静時および睡眠時の酸素吸入は行わないことを提案する。

推奨の強さ：2（弱い推奨）
エビデンスの確実性：B（中程度）

2B（弱い推奨，エビデンスの確実性は中程度）

- -

d. 安静時低酸素血症がない，または軽度にとどまる進行性疾患患者の呼吸困難に対して，呼吸リハビリテーションにおいて負荷を上げるための酸素吸入は行わないことを提案する。

推奨の強さ：2（弱い推奨）
エビデンスの確実性：B（中程度）

2B（弱い推奨，エビデンスの確実性は中程度）

解説

　本臨床疑問ではアウトカムとして，呼吸困難の緩和，運動耐容能の向上，QOL の向上，意識障害・傾眠，不快感を設定した。

　本臨床疑問に関する臨床研究として，無作為化比較試験 39 件[1-39)]が同定された。

　39 件の研究は，対象の疾患や病態，呼吸困難が発生する状況，酸素吸入のタイミングや期間などが多岐にわたっているため，研究の内容により 4 つのサブグループに分類して検討した。

■ **サブグループ a：労作時呼吸困難に対する酸素吸入の効果**

　このサブグループは労作により生じる呼吸困難に対する労作時の酸素吸入の効果を検証した研究で，22 件が含まれる。これらはさらに次の 2 つに分けられる。

①酸素または空気を吸入しながら運動負荷を行い，呼吸困難の程度を量的に評価し比較した研究が 21 件[2-4,8,10,16,18,19,21,24,26,27,29-32,34,36-39] あった。半数以上（14 件）が COPD を対象とした研究[4,10,16,18,19,21,27,29-32,36-38]で，他の対象疾患は，間質性肺疾患が 3 件[2,3,8]，がんが 2 件[24,26]，$\alpha 1$ アンチトリプシン欠損症が 1 件[34]，慢性心不全が 1 件[39]であった。

②自宅などで労作時に酸素または空気を吸入し，日常生活における呼吸困難による支障を評価し比較した研究が 4 件[2,13,27,36]（①と重複あり）あった。対象疾患は，COPD が 3 件[13,27,36]，間質性肺疾患が 1 件[2]であった。

■ **アウトカム 1：呼吸困難の緩和**

　呼吸困難の緩和を検証した研究は 22 件が同定された。

①人為的な運動負荷による呼吸困難

　人為的な運動負荷による呼吸困難の緩和を検証した研究は 21 件であった。酸素吸入により対照と比較して呼吸困難が有意に改善したのは 13 件[2-4,10,18,19,21,29-32,37,38]で，残り 8 件では酸素と対照との間に有意差を認めなかった。

　呼吸困難を Borg スケール，修正 Borg スケール，NRS，VAS で評価した研究は 21 件あった。必要なデータが提示されている 16 件[3,4,8,10,16,19,21,24,26,27,29,31,32,34,36,38]を統合したところ，標準化平均差 -0.57（95％CI -0.77--0.38）で，運動負荷時の酸素吸入は対照と比較して有意に呼吸困難を緩和した。異質性は $I^2 = 43％$，$p = 0.02$ であった（**図 1**）。5 件の研究が統合できなかった理由は，1 件は中央値のみの提示[2]，3 件は図のみで数値の記載なし[18,30,37]，1 件は標準偏差が不明[39]，であった。統合できなかった 5 件のうち，慢性心不全を対象とした 1 件[39]では酸素と空気との間に差を認めなかったが，残りの 4 件はいずれも酸素で有意に改善した。

　さらに，労作による酸素飽和度の低下の有無によって，酸素の効果に違いが現れるかを検討した。

　労作により酸素飽和度が低下する患者を対象とした，あるいは抽出できた研究は 21 件のうち 7 件[2,4,8,16,27,29,32]であった。呼吸困難を Borg スケール，修正 Borg スケール，VAS で評価した 6 件[4,8,16,27,29,32]を統合したところ，標準化平均差 -0.42（95％CI -0.65--0.20）で，酸素吸入は対照と比較して有意に呼吸困難を緩和した。異質性は $I^2 = 0％$，$p = 0.47$ であった（**図 2**）。1 件[2]は中央値のみの提示のため統合できなかったが，この研究でも酸素は対照と比較して有意に呼吸困難を改善していた。

　労作によっても酸素飽和度が保たれる患者を対象とした，あるいは抽出できた研究は 21 件のうち 5 件[4,19,29,31,32]であった。5 件を統合したところ，標準化平均差 -0.78（95％CI -1.12--0.45）で，酸素吸入は対照と比較して有意に呼吸困難を改善した。異質性は $I^2 = 0％$，$p = 0.43$ であった（**図 3**）。

②日常生活における労作時呼吸困難

　日常生活における労作時呼吸困難の緩和を検証した研究は 4 件であった。

　呼吸困難を CRQ の dyspnea domain で評価した研究が 3 件あった。

　Moore ら（2011）[13]は，安静時には重篤な低酸素血症のない（労作時の酸素飽和

図1　安静時低酸素血症なし，運動負荷時の酸素吸入，運動負荷時の呼吸困難（Borg スケール・修正 Borg スケール・NRS・VAS）

Study	Oxygen			Control			Standardised Mean Difference	SMD	95%-CI	Weight (random)
	Total	Mean	SD	Total	Mean	SD				
Dowman 2017	11	3.00	1.0000	11	4.00	1.0000		-0.96	[-1.85; -0.07]	3.4%
Jarosch 2017 a	31	5.00	1.7000	31	6.10	1.8000		-0.62	[-1.13; -0.11]	6.8%
Jarosch 2017 b	43	5.80	1.9000	43	6.90	1.8000		-0.59	[-1.02; -0.16]	7.8%
Nishiyama 2013	20	5.80	2.2000	20	6.20	2.2000		-0.18	[-0.80; 0.44]	5.5%
Bruni 2012 a	10	5.20	2.5000	10	8.20	1.7000		-1.34	[-2.34; -0.35]	2.9%
Bruni 2012 b	6	5.60	1.0000	6	9.00	0.0100		-4.44	[-6.88; -1.99]	0.6%
Hēraud 2008	25	67.60	24.0000	25	73.00	18.0000		-0.25	[-0.81; 0.31]	6.2%
Peters 2006	16	2.40	1.6000	16	3.90	1.6000		-0.91	[-1.65; -0.18]	4.5%
Laude 2006	78	4.20	1.1000	76	4.70	1.1000		-0.45	[-0.77; -0.13]	9.6%
Ahmedzai 2004	12	47.00	19.4000	12	59.30	18.3000		-0.63	[-1.45; 0.19]	3.8%
Bruera 2003	33	4.50	2.2000	33	4.90	2.7000		-0.16	[-0.64; 0.32]	7.1%
Eaton 2002 a	41	4.10	1.8000	41	4.80	1.5000		-0.42	[-0.86; 0.02]	7.8%
Somfay 2001	10	4.00	1.3000	10	6.70	1.9000		-1.59	[-2.62; -0.55]	2.7%
Jolly 2001 a	11	3.73	2.0000	11	5.82	1.4000		-1.16	[-2.08; -0.25]	3.3%
Jolly 2001 b	9	2.22	2.2000	9	4.44	2.2000		-0.96	[-1.95; 0.03]	2.9%
Matsuzawa 2000 a	10	15.70	2.3000	10	16.50	2.0000		-0.36	[-1.24; 0.53]	3.5%
Matsuzawa 2000 b	17	16.90	2.8000	17	17.40	2.6000		-0.18	[-0.85; 0.49]	5.0%
Knebel 2000	31	4.70	2.6000	31	5.05	2.6000		-0.13	[-0.63; 0.37]	6.9%
McDonald 1995 a	26	3.30	1.1000	26	3.80	1.4000		-0.39	[-0.94; 0.16]	6.3%
Dean 1992	12	6.50	1.7000	12	8.50	1.0000		-1.38	[-2.29; -0.48]	3.3%
	452			450						
Random effects model								-0.57	[-0.77; -0.38]	100.0%

Heterogeneity: $I^2 = 43\%$, $\tau^2 = 0.0735$, $p = 0.02$

-6 -4 -2 0 2 4 6
Favours Oxygen　Favours Control

図2　安静時低酸素血症なし，労作による酸素飽和度の低下あり，運動負荷時の酸素吸入，運動負荷時の呼吸困難（Borg スケール・修正 Borg スケール・VAS）

Study	Oxygen			Control			Standardised Mean Difference	SMD	95%-CI	Weight (random)
	Total	Mean	SD	Total	Mean	SD				
Jarosch 2017 b	43	5.80	1.9000	43	6.90	1.8000		-0.59	[-1.02; -0.16]	27.1%
Nishiyama 2013	20	5.80	2.2000	20	6.20	2.2000		-0.18	[-0.80; 0.44]	13.1%
Hēraud 2008	25	67.60	24.0000	25	73.00	18.0000		-0.25	[-0.81; 0.31]	16.3%
Eaton 2002 a	41	4.10	1.8000	41	4.80	1.5000		-0.42	[-0.86; 0.02]	26.4%
Jolly 2001 a	11	3.73	2.0000	11	5.82	1.4000		-1.16	[-2.08; -0.25]	6.0%
Matsuzawa 2000 b	17	16.90	2.8000	17	17.40	2.6000		-0.18	[-0.85; 0.49]	11.1%
	157			157						
Random effects model								-0.42	[-0.65; -0.20]	100.0%

Heterogeneity: $I^2 = 0\%$, $\tau^2 = 0$, $p = 0.47$

-2 -1 0 1 2
Favours Oxygen　Favours Control

図3　安静時低酸素血症なし，労作による酸素飽和度の低下なし，運動負荷時の酸素吸入，運動負荷時の呼吸困難（Borg スケール・修正 Borg スケール・VAS）

Study	Oxygen			Control			Standardised Mean Difference	SMD	95%-CI	Weight (random)
	Total	Mean	SD	Total	Mean	SD				
Jarosch 2017 a	31	5.00	1.7000	31	6.10	1.8000		-0.62	[-1.13; -0.11]	43.0%
Peters 2006	16	2.40	1.6000	16	3.90	1.6000		-0.91	[-1.65; -0.18]	20.8%
Somfay 2001	10	4.00	1.3000	10	6.70	1.9000		-1.59	[-2.62; -0.55]	10.5%
Jolly 2001 b	9	2.22	2.2000	9	4.44	2.2000		-0.96	[-1.95; 0.03]	11.4%
Matsuzawa 2000 a	10	15.70	2.3000	10	16.50	2.0000		-0.36	[-1.24; 0.53]	14.3%
	76			76						
Random effects model								-0.78	[-1.12; -0.45]	100.0%

Heterogeneity: $I^2 = 0\%$, $\tau^2 = 0$, $p = 0.43$

-2 -1 0 1 2
Favours Oxygen　Favours Control

III章

推奨

図4　安静時低酸素血症なし，在宅での労作時の酸素吸入，呼吸困難による支障（CRQ dyspnea domain）

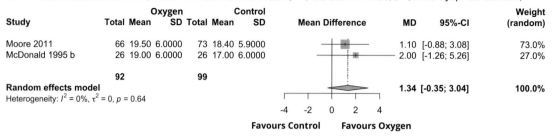

図5　安静時低酸素血症なし，在宅での労作時の酸素吸入，日常生活における呼吸困難（UCSDSOBQ）

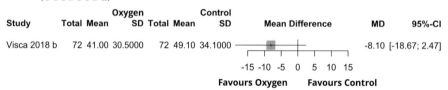

度の低下の有無は混在）COPD 患者 143 名を 2 群に分け，それぞれ携帯ボンベによる酸素吸入と空気吸入を 12 週間行った。呼吸困難は介入前後では改善したが，酸素と空気との 2 群間では有意差を認めなかった（p＝0.439）。

　McDonald ら（1995）[36]は，安静時には低酸素血症のない（労作時の酸素飽和度の低下の有無は不明）COPD 患者 28 名を対象として，携帯ボンベで酸素または空気を労作時に吸入する 6 週間ずつのクロスオーバー試験を行い，介入後の運動耐容能を比較した。介入後の呼吸困難は酸素と空気との間で有意差を認めなかった。

　上記 2 件を統合したところ，平均差 1.34（95％CI －0.35-3.04）で，酸素と空気との間で有意差を認めなかった。異質性は I^2＝0％，p＝0.64 であった（図4）。

　Eaton ら（2002）[27]は，安静時には低酸素血症はないが労作により酸素飽和度が低下する COPD 患者 41 名を対象として，携帯ボンベにより酸素または空気を吸入する 12 週ずつのクロスオーバー試験を行い，介入後の健康関連 QOL（HRQOL）を比較した。CRQ の dyspnea domain で評価する呼吸困難は，酸素により空気と比較して有意に改善した（酸素と空気の差 2.0，p＝0.02）。2 群間の差のみの提示のため統合はできなかった。

　Visca ら（2018）[2]は，安静時の低酸素血症はないが労作により酸素飽和度が低下する肺線維症患者 84 名を対象として，携帯ボンベで酸素吸入を行うか行わないかの 2 週間ずつのクロスオーバー試験を行い，King's Brief Interstitial Lung Disease Questionnaire（K-BILD）による QOL を主要評価項目として比較した。副次評価項目として呼吸困難を University of California, San Diego Shortness of Breath Questionnaire（UCSDSOBQ）で評価したところ，平均差 －8.0（95％CI －12.4--3.6）で，酸素吸入は対照と比較して有意に呼吸困難を改善した（図5）。

　労作により酸素飽和度が低下する患者を対象とした研究は 4 件のうち 2 件[2,27]であった。いずれにおいても酸素吸入は対照と比較して有意に呼吸困難を改善した。評価指標の違いのため統合はできなかった。

図6 安静時低酸素血症なし，運動負荷時の酸素吸入，運動耐容能（歩行距離）

Study	Total	Oxygen Mean	SD	Total	Control Mean	SD	Standardised Mean Difference	SMD	95%-CI	Weight (random)
Visca 2018 a	84	373.20	89.9000	84	354.70	97.8000		0.20	[-0.11; 0.50]	18.1%
Jarosch 2017 a	31	395.00	97.0000	31	380.00	103.0000		0.15	[-0.35; 0.65]	6.7%
Jarosch 2017 b	43	404.00	94.0000	43	377.00	96.0000		0.28	[-0.14; 0.71]	9.2%
Nishiyama 2013	20	400.00	80.0000	20	387.00	80.0000		0.16	[-0.46; 0.78]	4.3%
Laude 2006	78	330.00	274.9000	76	257.00	251.3000		0.28	[-0.04; 0.59]	16.5%
Ahmedzai 2004	12	174.60	38.8000	12	128.80	35.7000		1.19	[0.31; 2.07]	2.1%
Bruera 2003	33	332.00	55.0000	33	331.00	58.0000		0.02	[-0.47; 0.50]	7.1%
Eaton 2002 a	41	377.00	94.0000	41	337.00	113.0000		0.38	[-0.06; 0.82]	8.7%
Jolly 2001 a	11	450.00	96.2000	11	391.00	169.2000		0.41	[-0.43; 1.26]	2.3%
Jolly 2001 b	9	493.00	65.7000	9	472.00	54.0000		0.33	[-0.60; 1.26]	1.9%
Matsuzawa 2000 a	10	407.00	120.0000	10	387.00	130.0000		0.15	[-0.73; 1.03]	2.2%
Matsuzawa 2000 b	17	394.00	93.0000	17	373.00	106.0000		0.21	[-0.47; 0.88]	3.7%
Knebel 2000	31	550.00	119.0000	31	544.00	125.0000		0.05	[-0.45; 0.55]	6.7%
Ishimine 1995	22	563.00	107.9000	22	545.00	126.6000		0.15	[-0.44; 0.74]	4.8%
McDonald 1995 a	26	347.00	86.0000	26	326.00	97.0000		0.23	[-0.32; 0.77]	5.6%
	468			466						
Random effects model								0.23	[0.10; 0.36]	100.0%

Heterogeneity: $I^2 = 0\%$, $\tau^2 = 0$, $p = 0.94$

-2 -1 0 1 2
Favours Control　　Favours Oxygen

■ アウトカム2：運動耐容能の向上

運動耐容能を検証した研究は21件が同定された。

①人為的な運動負荷に対する運動耐容能

人為的な運動負荷に対する運動耐容能を検証した研究は20件[2-4,8,16,18,19,21,24,26,27,29-32,34,36-39]あった。そのうち，酸素により対照と比較して運動耐容能が有意に改善したのは13件[2,3,18,19,21,24,29-32,36-38]で，残り7件では対照との間に有意差を認めなかった。

6分間歩行距離またはシャトルウォーキングテスト*の歩行距離で運動耐容能を評価した研究は14件あった。必要なデータが提示されている12件[2,4,8,21,24,26,27,29,32,34,36,37]を統合したところ，標準化平均差0.23（95%CI 0.10-0.36）で，酸素吸入により対照と比較して歩行距離は有意に延長した。異質性は$I^2 = 0\%$，p=0.94であった（図6）。統合できなかった2件のうち1件[18]では酸素吸入により対照と比較して歩行距離は有意に延長したが（p<0.001），標準偏差が不明のため統合はできなかった。他の1件[39]では酸素と対照との間に有意差を認めず，中央値のみの提示のため統合はできなかった。

定常負荷試験の運動持続時間で運動耐容能を評価した研究は5件[3,16,19,31,38]あった。5件を統合したところ，標準化平均差0.54（95%CI 0.20-0.88）で，酸素吸入により対照と比較して持続時間は有意に延長した。異質性は$I^2 = 3\%$，p=0.39であった（図7）。

漸増負荷試験の最大運動能力（peak exercise capacity）で運動耐容能を評価した研究は1件[30]であった。1件を統合したところ，平均差13 W（95%CI 1.58 24.42）で，酸素吸入により対照と比較して運動能力は有意に増加した（図8）。

労作により酸素飽和度が低下する患者を対象とした，あるいは抽出できた研究は20件のうち8件[2,4,8,16,27,29,32,37]であった。6分間歩行距離で運動耐容能を評価している7件[2,4,8,27,29,32,37]を統合したところ，標準化平均差0.25（95%CI 0.07-0.43）で，酸素吸入は対照と比較して有意に運動耐容能を改善した。異質性は$I^2 = 0\%$，p=0.99で

*：シャトルウォーキングテスト
室内の平坦な10 mの歩行路を，一定の間隔の信号音にあわせて歩行し往復する運動負荷試験。歩行速度を徐々に増やしていく漸増法と，一定の速度で歩行する定常法がある。シャトルウォーキングテストにおいては，運動負荷が定量化されている点が，被験者が自己のペースで歩行する6分間歩行試験と異なる。

図7 安静時低酸素血症なし，運動負荷時の酸素吸入，運動耐容能（持続時間）

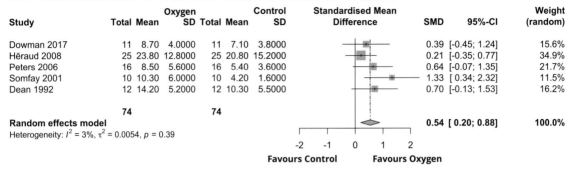

図8 安静時低酸素血症なし，運動負荷時の酸素吸入，運動耐容能（最大運動能力）

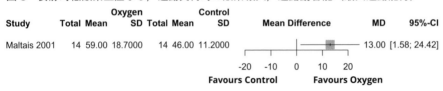

図9 安静時低酸素血症なし，労作による酸素飽和度の低下あり，運動負荷時の酸素吸入，運動耐容能（歩行距離）

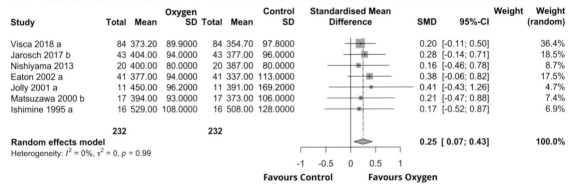

あった（図9）。1件[16)]は評価指標の違いのため統合できなかったが，酸素と対照との間に有意差はなかった（図7）。

　労作によっても酸素飽和度が保たれる患者を対象とした，あるいは抽出できた研究は20件のうち6件[4,19,29,31,32,37)]であった。6分間歩行距離で運動耐容能を評価した4件[4,29,32,37)]を統合したところ，標準化平均差0.18（95%CI −0.19–0.55）で，酸素吸入と対照との間に有意差は認めなかった。異質性はI^2=0%，p=0.99であった（図10）。

　労作によっても酸素飽和度が保たれる患者を対象とした，あるいは抽出できた研究6件のうち定常負荷試験の運動持続時間で運動耐容能を評価した研究は2件[19,31)]であった。2件を統合したところ，標準化平均差0.90（95%CI 0.25–1.55）で，酸素吸入により対照と比較して持続時間は有意に延長した。異質性はI^2=18%，p=0.27であった（図11）。

図10　安静時低酸素血症なし，労作による酸素飽和度の低下なし，運動負荷時の酸素吸入，運動耐容能（歩行距離）

		Oxygen			Control		Standardised Mean Difference	SMD	95%-CI	Weight (random)
Study	Total	Mean	SD	Total	Mean	SD				
Jarosch 2017 a	31	395.00	97.0000	31	380.00	103.0000		0.15	[-0.35; 0.65]	55.5%
Jolly 2001 b	9	493.00	65.7000	9	472.00	54.0000		0.33	[-0.60; 1.26]	15.9%
Matsuzawa 2000 a	10	407.00	120.0000	10	387.00	130.0000		0.15	[-0.73; 1.03]	17.9%
Ishimine 1995 b	6	653.00	54.0000	6	644.00	61.0000		0.14	[-0.99; 1.28]	10.7%
	56			56						
Random effects model								0.18	[-0.19; 0.55]	100.0%

Heterogeneity: $I^2 = 0\%$, $\tau^2 = 0$, $p = 0.99$

-1　-0.5　0　0.5　1
Favours Control　　Favours Oxygen

図11　安静時低酸素血症なし，労作による酸素飽和度の低下なし，運動負荷時の酸素吸入，運動耐容能（持続時間）

		Oxygen			Control		Standardised Mean Difference	SMD	95%-CI	Weight (random)
Study	Total	Mean	SD	Total	Mean	SD				
Peters 2006	16	8.50	5.6000	16	5.40	3.6000		0.64	[-0.07; 1.35]	62.9%
Somfay 2001	10	10.30	6.0000	10	4.20	1.6000		1.33	[0.34; 2.32]	37.1%
	26			26						
Random effects model								0.90	[0.25; 1.55]	100.0%

Heterogeneity: $I^2 = 18\%$, $\tau^2 = 0.0434$, $p = 0.27$

-2　-1　0　1　2
Favours Control　　Favours Oxygen

図12　安静時低酸素血症なし，在宅での労作時の酸素吸入，運動耐容能（歩行距離）

		Oxygen			Control		Standardised Mean Difference	SMD	95%-CI	Weight (random)
Study	Total	Mean	SD	Total	Mean	SD				
Moore 2011	66	352.00	114.0000	73	357.00	100.0000		-0.05	[-0.38; 0.29]	72.8%
McDonald 1995 b	26	352.00	88.0000	26	338.00	92.0000		0.15	[-0.39; 0.70]	27.2%
	92			99						
Random effects model								0.01	[-0.28; 0.29]	100.0%

Heterogeneity: $I^2 = 0\%$, $\tau^2 = 0$, $p = 0.54$

-0.6 -0.4 -0.2　0　0.2 0.4 0.6
Favours Control　　Favours Oxygen

②日常生活における労作時の酸素吸入による運動耐容能の変化

　日常生活において労作時に酸素吸入を行うことによる運動耐容能の変化を検証した研究が2件[13,36]あった。6分間歩行距離で運動耐容能を評価した2件を統合したところ，標準化平均差 0.01（95%CI −0.28-0.29）で，酸素と対照との間に有意差を認めなかった。異質性は $I^2 = 0\%$，$p = 0.54$ であった（**図12**）。

　上記2件の研究では，対象患者の労作による酸素飽和度の低下は混在または不明であった。

■アウトカム3：QOLの向上

　QOLの向上を検証した研究は4件[2,13,27,36]が同定された。4件はいずれも日常生活における労作時呼吸困難に対して酸素吸入を行った研究である。酸素により対照と比較してQOLが有意に改善した研究は2件[2,27]で，残り2件では酸素と対照との間に有意差を認めなかった。

図 13　安静時低酸素血症なし，在宅での労作時の酸素吸入，QOL（K-BILD・CRQ total）

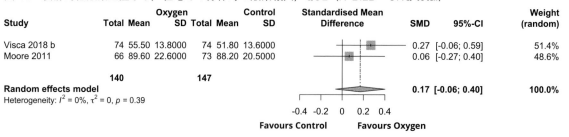

QOL を K-BILD で評価した 1 件[2]と CRQ total で評価した 1 件[13]を統合したところ，標準化平均差 0.17（95％CI −0.06-0.40）で，酸素と対照との間に有意差を認めなかった。異質性の $I^2＝0\%$，$p＝0.39$ であった（**図 13**）。1 件[27]では QOL を CRQ total で評価したところ，酸素により対照と比較して有意に改善した（$p＝0.002$）が，2 群間の差のみの提示のため統合できなかった。1 件[36]では QOL を CRQ で評価したところ，酸素と対照との間に有意差を認めず，標準偏差が不明のため統合できなかった。

労作により酸素飽和度が低下する患者を対象とした研究は 4 件のうち 2 件[2,27]で，そのいずれにおいても酸素吸入で空気に比べて QOL は有意に改善していた。2 件の統合はできなかった。

■ **アウトカム 4：意識障害・傾眠**

このアウトカムを検証した研究は同定できなかった。

■ **アウトカム 5：不快感**

Eaton ら（2002）[27]は，試験を完遂した 41 名中 14 名は酸素が有効であったにもかかわらず酸素の使用を希望せず，うち 11 名は「受け入れがたい」「耐えがたい」と感じたと報告している。

＊＊

以上より，これまでの研究では，酸素吸入は運動負荷により誘発される呼吸困難を緩和し，運動耐容能を改善する可能性が示されている。さらに，日常生活における労作時の酸素吸入も，呼吸困難による支障を改善し，QOL を向上させる傾向が認められている。したがって，労作により生じる呼吸困難に対する酸素吸入の有用性はあると判断した。この酸素の効果は，人為的な運動負荷による呼吸困難の研究をみると，労作時の酸素飽和度の低下の有無にかかわらず認められている。しかしながら推奨度については，労作時の酸素吸入の煩雑さや拘束感が患者によっては負担となることを考慮し，「弱い推奨」とした。エビデンスの確実性に関しては，22 件の無作為化比較試験があり，結果のばらつきも少ないが，エビデンスの確実性を下げる要素として，運動負荷により人為的に誘発された呼吸困難である（非直接性）ことが挙げられ，エビデンスの確実性は「中程度」と判定した。

したがって本ガイドラインでは，安静時低酸素血症がない，または軽度にとどまるが呼吸困難を有する進行性疾患患者における，労作による呼吸困難に対して，労

図 14　安静時低酸素血症なし，運動負荷後の short-burst oxygen，運動負荷後の呼吸困
　　　　難（回復までの時間）

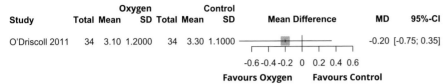

作時に酸素吸入を行うことを提案する。ただし酸素吸入を試行して効果を判定した
うえで，患者の負担や希望なども顧慮して，継続の可否を判断することが望ましい。
また症例によっては在宅酸素療法の保険適用の対象とならない可能性があることに
も注意が必要である。

サブグループ b：short-burst oxygen の呼吸困難に対する効果

　このサブグループは，労作中の酸素吸入ではなく労作の前または後に行う一時的
な酸素吸入（いわゆる short-burst oxygen）が呼吸困難を緩和するかを検証する研
究で，4 件[12,20,23,33]が含まれる。いずれも COPD を対象としていた。サブグループ a
と同様に，人為的な運動負荷により生じる呼吸困難の研究[12,23,33]と，日常生活にお
ける労作時呼吸困難の研究[20]とが含まれる。

アウトカム 1：呼吸困難の緩和

　呼吸困難の緩和を検証した研究は 4 件が同定された。4 件の研究のいずれにおい
ても酸素吸入と対照との間に有意差は認めなかった。
　O'Driscoll ら（2011）[12]は，安静時の低酸素血症がない（労作時の酸素飽和度の低
下の有無は混在）COPD 患者 34 名を対象として，階段昇降運動後に室内気，扇風
機による送風，マスクによる酸素吸入およびマスクによる空気吸入の 4 つの介入を
行い，運動負荷後の呼吸困難の回復を比較するクロスオーバー試験を行った。回復
までの時間，回復の過程での修正 Borg スケールによる呼吸困難は 4 つの介入の間
で有意差を認めなかった（図 14）。労作により酸素飽和度が低下する患者 14 名を抽
出しても同様の結果であった。
　Stevenson ら（2004）[23]は，安静時の低酸素血症がない（労作時の酸素飽和度の低
下の有無は混在）COPD 患者 18 名を対象として，心肺運動負荷後にマスクで酸素
または空気を吸入し，運動負荷後の呼吸困難の回復を比較するクロスオーバー試験
を行った。回復までの時間，回復の過程での修正 Borg スケールによる呼吸困難は
酸素と空気との間で有意差を認めなかった（回復時間の差 0.47 分，p＝0.32）。2 群
間の差のみの提示のため統合はできなかった。
　Killen ら（2000）[33]は，安静時の低酸素血症はないが労作時に酸素飽和度が低下す
る COPD 患者 18 名を対象として，22 段の階段を昇る前または後にボンベから酸素
または空気を吸入するクロスオーバー試験を行い，VAS で呼吸困難を評価し比較し
た。最大の呼吸困難は酸素吸入が運動負荷前でも運動負荷後でも空気と比較して有
意差を認めなかった（p＝0.078）（図 15，16）。
　Eaton ら（2006）[20]は，安静時には重篤な低酸素血症のない（労作時の酸素飽和度
の低下の有無は不明）COPD 患者 78 名を，運動前後に携帯ボンベで酸素または空

図15　安静時低酸素血症なし，運動負荷前の short-burst oxygen，呼吸困難（VAS，介入前後の変化）

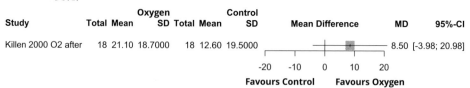

図16　安静時低酸素血症なし，運動負荷後の short-burst oxygen，呼吸困難（VAS，介入前後の変化）

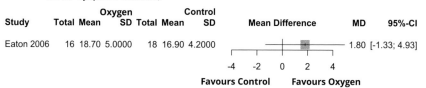

図17　安静時低酸素血症なし，在宅での short-burst oxygen，呼吸困難による支障（CRQ dyspnea domain）

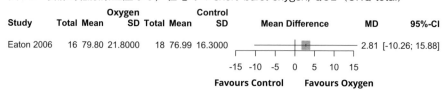

図18　安静時低酸素血症なし，在宅での short-burst oxygen, QOL（CRQ total）

気を間欠的に吸入する2群と通常ケア群との3群に分け，6カ月後の HRQOL を比較した。CRQ の dyspnea domain で評価する介入後の呼吸困難は酸素と空気との間で有意差を認めなかった（**図17**）。

　労作により酸素飽和度が低下する患者を対象とした，あるいは抽出できた研究は4件のうち2件[12,33]であった。2件とも酸素吸入と対照との間に有意差は認めなかった。

■アウトカム2：運動耐容能の向上
　このアウトカムを検証した研究は同定できなかった。

■アウトカム3：QOL の向上
　QOL を検証した研究は1件[20]が同定された。この1件では CRQ total で QOL を評価したが，酸素と空気との間に有意差を認めなかった（**図18**）。

■ アウトカム4：意識障害・傾眠

このアウトカムを検証した研究は同定できなかった。

■ アウトカム5：不快感

このアウトカムを検証した研究は同定できなかった。

＊＊

　以上より，これまでの研究では，short-burst oxygen が運動負荷により生じる呼吸困難を緩和することは確認できず，労作により酸素飽和度が低下する患者に限っても同様であった。また日常生活における労作時呼吸困難に対して反復して short-burst oxygen を行っても呼吸困難は緩和されず，QOL も向上しなかった。したがって short-burst oxygen は行わない方向の推奨とした。一方で，害が大きいというエビデンスは確認できず，想定される害も大きくないと考えられるため，推奨度は「弱い推奨」とした。エビデンスの確実性に関しては，4件の無作為化比較試験があり，結果は一致しているものの，エビデンスの確実性を下げる要素として，対象疾患が COPD のみ（非直接性），いずれもサンプルサイズの小さな研究（不精確性），を認めるため，エビデンスの確実性は「中程度」とした。

　したがって本ガイドラインでは，安静時低酸素血症がない，または軽度にとどまるが呼吸困難を有する進行性疾患患者において，労作により誘導される呼吸困難に対して，労作前または後の一時的な酸素吸入（いわゆる short-burst oxygen）は<u>行わない</u>ことを提案する。

サブグループ c：安静時および睡眠時の酸素吸入の呼吸困難に対する効果

　このサブグループは，在宅で酸素濃縮器を用いて主に安静時と睡眠時に酸素吸入を行う効果を検証する研究で，4件[6,15,17,22]が含まれる。対象疾患は，COPD が1件[22]，慢性心不全が1件[6]，予後不良な疾患（life-limiting illness）が1件[15]，囊胞線維症が1件[17]であった。

■ アウトカム1：呼吸困難の緩和

　呼吸困難の緩和を検証した研究は4件が同定された。1件[22]で酸素により対照と比較して呼吸困難が有意に緩和されたが，残りの3件では酸素と対照との間に有意差は認めなかった。

　Abernethy ら（2010）[15]は，低酸素血症のない（労作時の酸素飽和度の低下の有無は不明）予後不良な疾患（life-limiting illness）患者239名を，濃縮器で酸素または空気を吸入（1日15時間以上）する2群に振り分け，7日間にわたって呼吸困難の程度を NRS で評価した。酸素と空気のいずれでも吸入後に呼吸困難が緩和された患者が半数近くいたが，2群間の比較では有意差を認めなかった（p＝0.19）（**図19**）。

　Young ら（2008）[17]らは，在宅酸素療法の適応はないが覚醒時に高 CO_2 血症を伴う（労作時の酸素飽和度の低下の有無は不明）囊胞線維症患者8名を対象に，非侵襲的換気（NIV），濃縮器による酸素吸入，濃縮器による空気吸入の3つの介入を夜間のみに行い，QOL を主要評価項目として比較するクロスオーバー試験を行った。MRC スケールで評価する呼吸困難は酸素と空気との間で有意差を認めなかった

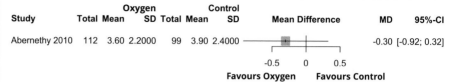

図19　安静時低酸素血症なし，安静時・睡眠時の酸素吸入，起床時の呼吸困難（NRS）

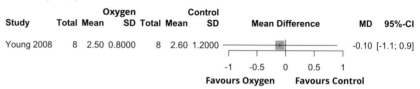

図20　安静時低酸素血症なし，安静時・睡眠時の酸素吸入，呼吸困難による支障（MRC）

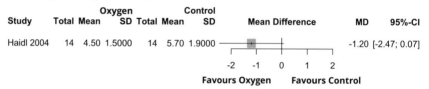

図21　安静時低酸素血症なし，安静時・睡眠時の酸素吸入，運動負荷時の呼吸困難（修正 Borg スケール）

（**図20**）。

　Haidl ら（2004）[22]は，安静時には低酸素血症のない（労作時の酸素飽和度の低下の有無は不明）COPD 患者 28 名を，酸素濃縮器による長期酸素療法（1 日 15 時間以上）を行う群と行わない群に振り分け，3 年後の死亡率と運動耐容能を評価する比較試験を行った。運動負荷時の呼吸困難を修正 Borg スケールで評価したところ，酸素療法は対照と比較して有意に呼吸困難を改善した（p＝0.03）。ただし 3 年後の脱落例が多数（28 名中 15 名）であったため，結果として示されているのは 1 年後の中間解析のデータである（**図21**）。

　Clark ら（2015）[6]は，安静時には低酸素血症のない慢性心不全患者 114 名（6 分間歩行試験で酸素飽和度 90％を下回ったのは 1 名のみ）を酸素濃縮器による長期酸素療法群（1 日 15 時間以上）と酸素吸入をしない群とに分け，介入 6 カ月後の Minnesota Living with Heart Failure（MLwHF）questionnaire による QOL を主要評価項目として比較した。副次評価項目として研究者が設定した呼吸困難に関する 6 項目を NRS で評価したところ，酸素と対照との間に有意差を認めなかった。結果は中央値のみの提示のため統合はできなかった。

　上記 4 件の研究では，対象患者の労作による酸素飽和度の低下は混在または不明であった。

■ アウトカム 2：運動耐容能の向上

　運動耐容能を検証した研究は 3 件[6,17,22]が同定された。1 件[22]では酸素療法により対照と比較して運動耐容能は改善し，残る 2 件では酸素と対照との間に有意差を認

図22 安静時低酸素血症なし，安静時・睡眠時の酸素吸入，運動耐容能（歩行距離）

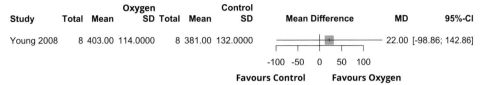

図23 安静時低酸素血症なし，安静時・睡眠時の酸素吸入，運動耐容能（持続時間）

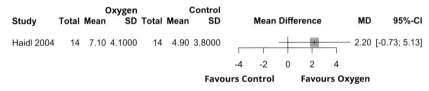

図24 安静時低酸素血症なし，安静時・睡眠時の酸素吸入，QOL（NRS・CF QoL）

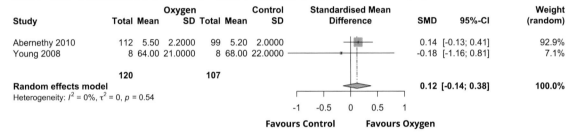

めなかった。

6分間歩行距離またはシャトルウォーキングテストの歩行距離をアウトカムとしている研究は2件[6,17]あった。必要なデータが提示されている1件[17]を統合したところ，酸素と対照との間に有意差を認めなかった（**図22**）。1件[6]は6カ月後の6分間歩行距離で評価しているが，酸素と対照との間に有意差を認めず（p＝0.97），中央値のみの提示のため統合できなかった。

定常負荷試験の運動持続時間をアウトカムとしている1件[22]では，酸素療法により対照と比較して持続時間は有意に延長した（p＝0.04）（**図23**）。

■アウトカム3：QOLの向上

QOLを検証した研究は3件[6,15,17]が同定された。3件のいずれにおいても酸素と対照との間に有意差を認めなかった。

QOLの向上によりスコアが上昇するNRS[15]，CF QoL[17]で評価した研究があった。2件を統合したところ，標準化平均差0.12（95％CI −0.14-0.38）で，酸素と対照との間に有意差を認めなかった。異質性のI^2－0％，p＝0.54であった（**図24**）。

QOLの向上によりスコアが低下するMLwHFで評価した1件[6]では，酸素と対照との間に有意差を認めなかった（p＝0.98）（**図25**）。

■アウトカム4：意識障害・傾眠

Abernethyら（2010）[15]の試験では参加者に眠気を尋ねているが，酸素と空気の2

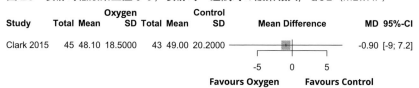

図 25　安静時低酸素血症なし，安静時・睡眠時の酸素吸入，QOL（MLwHF）

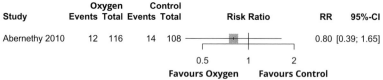

図 26　安静時低酸素血症なし，安静時・睡眠時の酸素吸入，意識障害・傾眠

群間で有意差を認めなかった（**図 26**）。

■ アウトカム 5：不快感

　Abernethy ら（2010）[15]は鼻の不快感，鼻出血，不安について尋ねているが，酸素と空気の 2 群間で差を認めなかった。

＊＊

　以上より，これまでの研究では，低酸素血症がない，または軽度にとどまるが呼吸困難を有する進行性疾患患者に対する安静時および睡眠時の酸素吸入は，多くの研究で対照と比較して有意な改善を示していないため，行わない方向での推奨とした。しかしながら，労作時呼吸困難が改善している研究が 1 件[22]あり，対照との間に有意差はなかったものの酸素吸入の前後で呼吸困難が改善している研究も 1 件[15]あり，また酸素吸入による重篤な有害事象の報告もなかった。したがって益と害のバランスは拮抗していると判断し，推奨度は「弱い推奨」とした。エビデンスの確実性に関しては，4 件の無作為化比較試験があったが，エビデンスの確実性を下げる要素として，非盲検の試験がある・脱落例が多い・中間解析を結果としている研究[22]が含まれる（バイアスリスク），結果がばらついている（非一貫性），を認めるため，エビデンスの確実性は「中程度」と判定した。

　したがって本ガイドラインでは，安静時低酸素血症がない，または軽度にとどまるが呼吸困難を有する進行性疾患患者の呼吸困難に対して，安静時および睡眠時の酸素吸入は行わないことを提案する。ただし，効果が得られる患者を取りこぼすことがないように，酸素吸入を試行することは許容できると考える。Abernethy ら[15]の研究では，半数近くの患者は酸素と空気のいずれでも吸入後に呼吸困難が緩和し，その効果は概ね 72 時間以内に現れていることより，試行する場合には 3 日程度で効果を判定し，継続の可否を判断することが妥当と考える。

■ サブグループ d：リハビリテーション時の酸素吸入が呼吸困難にもたらす効果

　このサブグループは呼吸リハビリテーションまたはトレーニング施行時に酸素を吸入し負荷を高めることによって，呼吸困難を緩和できるか検証する研究で，9

図27　安静時低酸素血症なし，リハビリ時の酸素吸入，運動負荷時の呼吸困難（修正 Borg スケール）

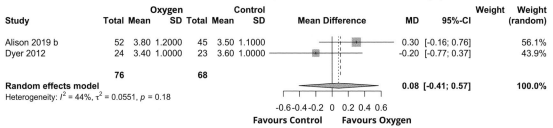

Study	Oxygen			Control			Mean Difference	MD	95%-CI	Weight (random)
	Total	Mean	SD	Total	Mean	SD				
Alison 2019 a	51	3.30	1.7000	44	3.70	1.7000		-0.40	[-1.09; 0.29]	38.8%
Scorsone 2010	10	6.00	3.0000	10	4.00	2.0000		2.00	[-0.23; 4.23]	12.3%
Emtner 2003	14	6.70	2.1000	15	5.90	1.5000		0.80	[-0.54; 2.14]	23.8%
Rooyackers 1997	12	5.30	1.2000	12	5.80	1.9000		-0.50	[-1.77; 0.77]	25.1%
	87			81						
Random effects model								0.16	[-0.75; 1.06]	100.0%

Heterogeneity: $I^2 = 52\%$, $\tau^2 = 0.4217$, $p = 0.10$

-4　-2　0　2　4
Favours Oxygen　　Favours Control

図28　安静時低酸素血症なし，リハビリ時の酸素吸入，呼吸困難による支障（CRQ dyspnea domain）

Study	Oxygen			Control			Mean Difference	MD	95%-CI	Weight (random)
	Total	Mean	SD	Total	Mean	SD				
Alison 2019 b	52	3.80	1.2000	45	3.50	1.1000		0.30	[-0.16; 0.76]	56.1%
Dyer 2012	24	3.40	1.0000	23	3.60	1.0000		-0.20	[-0.77; 0.37]	43.9%
	76			68						
Random effects model								0.08	[-0.41; 0.57]	100.0%

Heterogeneity: $I^2 = 44\%$, $\tau^2 = 0.0551$, $p = 0.18$

-0.6 -0.4 -0.2 0 0.2 0.4 0.6
Favours Control　　Favours Oxygen

件[1,5,7,9,11,14,25,28,35]が含まれる。酸素の呼吸困難に対する直接的な効果ではなく，呼吸リハビリテーションを介した間接的な効果をみている研究ということになる。対象疾患はすべて COPD であった。

■ **アウトカム 1：呼吸困難の緩和**

　呼吸困難の緩和を検証した研究は 6 件[1,11,14,25,28,35]が同定された。酸素または空気吸入下で呼吸リハビリテーションを 6～10 週間行った後に，呼吸困難を評価したが，いずれの研究でも 2 群間で有意差を認めなかった。

　呼吸困難を運動負荷時の修正 Borg スケールで評価した研究は 5 件[1,14,25,28,35]あった。必要なデータが提示されている 4 件[1,14,25,35]を統合したところ，平均差 0.16（95% CI －0.75-1.06）で，酸素と対照との間に有意差を認めなかった。異質性は $I^2 = 52\%$，$p = 0.10$であった（**図 27**）。1 件[28]の研究でも酸素と対照との間に有意差を認めなかったが，結果が中央値で提示されていたため統合はできなかった。

　呼吸困難を CRQ の dyspnea domain で評価した 2 件[1,11]を統合したところ，平均差 0.08（95% CI －0.41-0.57）で，酸素と対照との間に有意差を認めなかった。異質性は $I^2 = 44\%$，$p = 0.18$であった（**図 28**）。

　労作により酸素飽和度が低下する患者を対象とした研究は 6 件のうち 4 件[1,11,28,35]であった。4 件のいずれにおいても酸素と対照との間に有意差を認めなかった。4 件のうち呼吸困難を運動負荷時の修正 Borg スケールで評価した 2 件[1,35]を統合したところ，標準化平均差－0.42（95% CI －1.03-0.18）で，酸素と対照との間に有意差を認めなかった。異質性は $I^2 = 0\%$，$p = 0.89$であった（**図 29**）。

　労作によっても酸素飽和度が保たれる患者を対象とした研究は 6 件のうち 1 件[25]で，酸素と空気との間に有意差を認めなかった（**図 27**）。

図29　安静時低酸素血症なし，労作による酸素飽和度の低下あり，リハビリ時の酸素吸入，運動負荷時の呼吸困難（修正 Borg スケール）

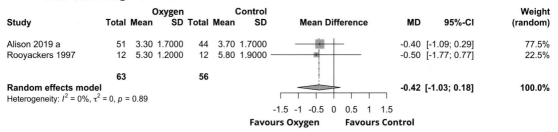

図30　安静時低酸素血症なし，リハビリ時の酸素吸入，運動耐容能（歩行距離）

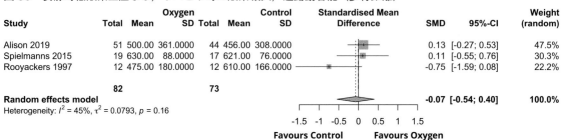

図31　安静時低酸素血症なし，リハビリ時の酸素吸入，運動耐容能（歩行距離，介入前後の変化）

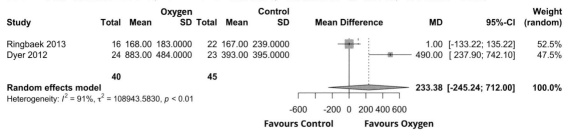

■ アウトカム２：運動耐容能の向上

　運動耐容能を検証した研究は９件[1,5,7,9,11,14,25,28,35]が同定された。いずれの研究でも酸素吸入の有無にかかわらず運動耐容能はリハビリテーションにより改善したが，酸素吸入による上乗せ効果が認められたのは２件[5,11]であった。ただしそのうちの１件[11]は，酸素吸入でシャトルウォーキングテストが改善する患者を対象としており，患者選択の段階でのバイアスが懸念される。

　６分間歩行距離またはシャトルウォーキングテストの歩行距離をアウトカムとする研究は６件あった。必要なデータが提示されている３件[1,7,35]を統合したところ，標準化平均差−0.07（95％CI −0.54-0.40）で，酸素と対照との間に歩行距離の有意差は認めなかった。異質性は I^2＝45％，p＝0.16 であった（**図30**）。２件[9,11]はシャトルウォーキングテストの歩行距離の介入前後の差が提示されており，平均差 233 m（95％CI −245-712）で，酸素と対照との間に有意差は認めなかった。異質性は I^2＝91％，p＜0.01 であった（**図31**）。１件[28]では酸素と空気との間で歩行距離の有意差は認めず，中央値のみの提示のため統合できなかった。

図32　安静時低酸素血症なし，リハビリ時の酸素吸入，運動耐容能（最大運動能力）

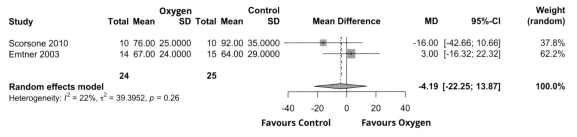

図33　安静時低酸素血症なし，リハビリ時の酸素吸入，運動耐容能（最大運動能力，介入前後の差）

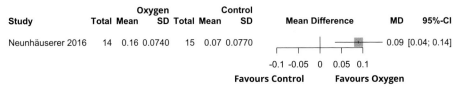

図34　安静時低酸素血症なし，労作による酸素飽和度の低下あり，リハビリ時の酸素吸入，運動耐容能（歩行距離）

Study	Oxygen Total	Mean	SD	Control Total	Mean	SD	Standardised Mean Difference	SMD	95%-CI	Weight (random)
Alison 2019	51	500.00	361.0000	44	456.00	308.0000		0.13	[-0.27; 0.53]	58.9%
Rooyackers 1997	12	475.00	180.0000	12	610.00	166.0000		-0.75	[-1.59; 0.08]	41.1%
Random effects model	**63**			**56**				**-0.23**	**[-1.08; 0.62]**	**100.0%**

Heterogeneity: $I^2 = 71\%$, $\tau^2 = 0.2775$, $p = 0.06$

-1.5 -1 -0.5 0 0.5 1 1.5
Favours Control　　　Favours Oxygen

　漸増負荷試験の最大運動能力（peak exercise capacity）をアウトカムとしている研究が3件あった。必要なデータが提示されている2件[14,25]を統合したところ，平均差−4.19 W（95%CI −22.25-13.87）で，酸素と対照との間で歩行距離の有意差は認めなかった。異質性は$I^2 = 22\%$，p = 0.26であった（**図32**）。1件[5]は介入前後の差が提示されており，酸素吸入による上乗せ効果が認められた（p = 0.001）（**図33**）。

　労作により酸素飽和度が低下する患者を対象とした研究は9件のうち5件[1,9,11,28,35]であった。5件のうち1件[11]において酸素吸入による上乗せ効果が認められ，残る4件では酸素と空気との間に有意差を認めなかった。5件のうち2件[1,35]を統合したところ，標準化平均差−0.23（95%CI −1.08-0.62）で，酸素と空気との間に有意差を認めなかった。異質性は$I^2 = 71\%$，p = 0.06であった（**図34**）。

　労作によっても酸素飽和度が保たれる患者を対象とした研究は9件のうち2件[7,25]であった。2件のいずれにおいても酸素と空気との間に有意差は認めなかった。2件は評価指標が異なるため統合はできなかった。

Ⅲ章

推奨

図35　安静時低酸素血症なし，リハビリ時の酸素吸入，QOL（CRQ total）

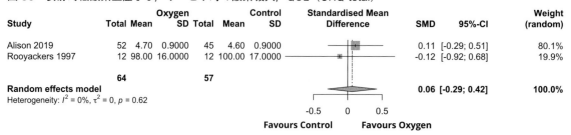

図36　安静時低酸素血症なし，リハビリ時の酸素吸入，QOL（SGRQ，介入前後の変化）

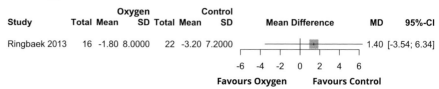

■ アウトカム3：QOL の向上

　QOL を検証した研究は6件[1,7,9,11,25,35]あった。いずれにおいても酸素と対照との間に有意差を認めなかった。

　QOL を CRQ で評価した研究は4件あった。必要なデータが提示されている2件[1,35]を統合したところ，標準化平均差0.06（95%CI −0.29-0.42）で，酸素と対照との間に有意差を認めなかった。異質性の $I^2=0\%$，p=0.62であった（**図35**）。2件[11,25]の研究は標準偏差が不明のため統合できなかった。

　QOL を SGRQ で評価した1件[9]を統合したところ，酸素と対照との間に有意差を認めなかった（**図36**）。

　QOL を SF-36 で評価した1件[7]では，酸素と対照との間に有意差を認めず，グラフのみの提示で数値が不明のため統合できなかった。

　労作により酸素飽和度が低下する患者を対象とした研究は6件のうち4件[1,9,11,35]であった。4件のいずれにおいても酸素と空気との間に有意差は認めなかった。統合できたのは3件[1,9,35]で結果は**図34**および**図35**に示す通りである。

　労作によっても酸素飽和度が保たれる患者を対象とした研究は6件のうち2件[7,25]であった。2件のいずれにおいても酸素と空気との間に有意差は認めなかった。データ不足のために統合はできなかった。

■ アウトカム4：意識障害・傾眠

　このアウトカムを検証した研究は同定できなかった。

■ アウトカム5：不快感

　不快感を検証した研究は1件が同定された。Dyer ら（2012）[11]の研究で，酸素吸入群の69%は持ち運びの困難さ，恥ずかしさなどの理由でトレーニング以外では酸素を使用しなかった。他の研究では不快感の検証はされていなかった。

＊＊

　以上より，これまでの研究では，低酸素血症のない患者に対して酸素吸入下で負荷を上げて呼吸リハビリテーションを行った場合に，空気吸入下で行った場合と比較して呼吸困難を緩和する効果は確認できず，行わない方向での推奨とした。ただし，労作により酸素飽和度が低下する患者に限ると酸素吸入で呼吸困難が緩和する傾向が認められ，また一部の報告では酸素吸入で運動耐容能が改善する可能性も残る。一方で，酸素吸入による不快感の報告もあるため，益と害は拮抗していると判断し，推奨度は「弱い推奨」とした。エビデンスの確実性に関しては，9件の無作為化比較試験があったが，エビデンスの確実性を下げる要素として，対象疾患がCOPDのみ（非直接性），運動耐容能においては結果のばらつきを認める（非一貫性），個々の研究のサンプルサイズは小さい（不精確性），を認めるため，エビデンスの確実性は「中程度」と判定した。

　したがって本ガイドラインでは，安静時低酸素血症がない，または軽度にとどまるが呼吸困難を有する進行性疾患患者において，呼吸リハビリテーションの負荷を上げるための酸素吸入は，<u>行わない</u>ことを提案する。

【文　献】

1) Alison JA, McKeough ZJ, Leung RWM, et al. Oxygen compared to air during exercise training in COPD with exercise-induced desaturation. Eur Respir J 2019; 53: 1802429
2) Visca D, Mori L, Tsipouri V, et al. Effect of ambulatory oxygen on quality of life for patients with fibrotic lung disease (AmbOx): a prospective, open-label, mixed-method, crossover randomised controlled trial. Lancet Respir Med 2018; 6: 759-70
3) Dowman LM, McDonald CF, Bozinovski S, et al. Greater endurance capacity and improved dyspnoea with acute oxygen supplementation in idiopathic pulmonary fibrosis patients without resting hypoxaemia. Respirology 2017; 22: 957-64
4) Jarosch I, Gloeckl R, Damm E, et al. Short-term effects of supplemental oxygen on 6-min walk test outcomes in patients with COPD: a randomized, placebo-controlled, single-blind, crossover trial. Chest 2017; 151: 795-803
5) Neunhäuserer D, Steidle-Kloc E, Weiss G, et al. Supplemental oxygen during high-intensity eExercise training in nonhypoxemic chronic obstructive pulmonary disease. Am J Med 2016; 129: 1185-93
6) Clark AL, Johnson M, Fairhurst C, et al. Does home oxygen therapy (HOT) in addition to standard care reduce disease severity and improve symptoms in people with chronic heart failure? A randomised trial of home oxygen therapy for patients with chronic heart failure. Health Technol Assess 2015; 19: 1-120
7) Spielmanns M, Fuchs-Bergsma C, Winkler A, et al. Effects of oxygen supply during training on subjects with COPD who are normoxemic at rest and during exercise: a blinded randomized controlled trial. Respir Care 2015; 60: 540-8
8) Nishiyama O, Miyajima H, Fukai Y, et al. Effect of ambulatory oxygen on exertional dyspnea in IPF patients without resting hypoxemia. Respir Med 2013; 107: 1241-6
9) Ringbaek T, Martinez G, Lange P. The long-term effect of ambulatory oxygen in normoxaemic COPD patients: a randomised study. Chron Respir Dis 2013; 10: 77-84
10) Bruni GI, Gigliotti F, Binazzi B, et al. Dyspnea, chest wall hyperinflation, and rib cage distortion in exercising patients with chronic obstructive pulmonary disease. Med Sci Sports Exerc 2012; 44: 1049-56
11) Dyer F, Callaghan J, Cheema K, et al. Ambulatory oxygen improves the effectiveness of pulmonary rehabilitation in selected patients with chronic obstructive pulmonary disease. Chron Respir Dis 2012; 9: 83-91
12) O'Driscoll BR, Neill J, Pulakal S, et al. A crossover study of short burst oxygen therapy (SBOT) for the relief of exercise-induced breathlessness in severe COPD. BMC Pulm Med 2011; 11: 23
13) Moore RP, Berlowitz DJ, Denehy L, et al. A randomised trial of domiciliary, ambulatory

oxygen in patients with COPD and dyspnoea but without resting hypoxaemia. Thorax 2011; 66: 32-7

14) Scorsone D, Bartolini S, Saporiti R, et al. Does a low-density gas mixture or oxygen supplementation improve exercise training in COPD? Chest 2010; 138: 1133-9

15) Abernethy AP, McDonald CF, Frith PA, et al. Effect of palliative oxygen versus room air in relief of breathlessness in patients with refractory dyspnoea: a double-blind, randomised controlled trial. Lancet 2010; 376(9743): 784-93

16) Héraud N, Préfaut C, Durand F, et al. Does correction of exercise-induced desaturation by O_2 always improve exercise tolerance in COPD? A preliminary study. Respir Med 2008; 102: 1276-86

17) Young AC, Wilson JW, Kotsimbos TC, et al. Randomised placebo controlled trial of non-invasive ventilation for hypercapnia in cystic fibrosis. Thorax 2008; 63: 72-7

18) Marciniuk DD, Butcher SJ, Reid JK, et al. The effects of helium-hyperoxia on 6-min walking distance in COPD: a randomized, controlled trial. Chest. 2007; 131: 1659-65

19) Peters MM, Webb KA, O'Donnell DE. Combined physiological effects of bronchodilators and hyperoxia on exertional dyspnoea in normoxic COPD. Thorax 2006; 61: 559-67

20) Eaton T, Fergusson W, Kolbe J, et al. Short-burst oxygen therapy for COPD patients: a 6-month randomised, controlled study. Eur Respir J 2006; 27: 697-704

21) Laude EA, Duffy NC, Baveystock C, et al. The effect of helium and oxygen on exercise performance in chronic obstructive pulmonary disease: a randomized crossover trial. Am J Respir Crit Care Med 2006; 173: 865-70

22) Haidl P, Clement C, Wiese C, et al. Long-term oxygen therapy stops the natural decline of endurance in COPD patients with reversible hypercapnia. Respiration 2004; 71: 342-7

23) Stevenson NJ, Calverley PM. Effect of oxygen on recovery from maximal exercise in patients with chronic obstructive pulmonary disease. Thorax 2004; 59: 668-72

24) Ahmedzai SH, Laude E, Robertson A, et al. A double-blind, randomised, controlled Phase Ⅱ trial of Heliox28 gas mixture in lung cancer patients with dyspnoea on exertion. Br J Cancer 2004; 90: 366-71

25) Emtner M, Porszasz J, Burns M, et al. Benefits of supplemental oxygen in exercise training in nonhypoxemic chronic obstructive pulmonary disease patients. Am J Respir Crit Care Med 2003; 168: 1034-42

26) Bruera E, Sweeney C, Willey J, et al. A randomized controlled trial of supplemental oxygen versus air in cancer patients with dyspnea. Palliat Med 2003; 17: 659-63

27) Eaton T, Garrett JE, Young P, et al. Ambulatory oxygen improves quality of life of COPD patients: a randomised controlled study. Eur Respir J 2002; 20: 306-12

28) Wadell K, Henriksson-Larsén K, Lundgren R. Physical training with and without oxygen in patients with chronic obstructive pulmonary disease and exercise-induced hypoxaemia. J Rehabil Med 2001; 33: 200-5

29) Jolly EC, Di Boscio V, Aguirre L, et al. Effects of supplemental oxygen during activity in patients with advanced COPD without severe resting hypoxemia. Chest 2001; 120: 437-43

30) Maltais F, Simon M, Jobin J, et al. Effects of oxygen on lower limb blood flow and O_2 uptake during exercise in COPD. Med Sci Sport Exerc 2001; 33: 916-22

31) Somfay A, Porszasz J, Lee SM, et al. Dose-response effect of oxygen on hyperinflation and exercise endurance in nonhypoxaemic COPD patients. Eur Respir J 2001; 18: 77-84

32) Matsuzawa Y, Kubo K, Fujimoto K, et al. Acute effects of oxygen on dyspnea and exercise tolerance in patients with pulmonary emphysema with only mild exercise-induced oxyhemoglobin desaturation.[Japanese]. Nihon Kokyuki Gakkai Zasshi 2000; 38: 831-5

33) Killen JW, Corris PA. A pragmatic assessment of the placement of oxygen when given for exercise induced dyspnoea. Thorax 2000; 55: 544-6

34) Knebel AR, Bentz E, Barnes P. Dyspnea management in alpha-1 antitrypsin deficiency: effect of oxygen administration. Nurs Res 2000; 49: 333-8

35) Rooyackers JM, Dekhuijzen PN, Van Herwaarden CL, et al. Training with supplemental oxygen in patients with COPD and hypoxaemia at peak exercise. Eur Respir J 1997; 10: 1278-84

36) McDonald CF, Blyth CM, Lazarus MD, et al. Exertional oxygen of limited benefit in patients with chronic obstructive pulmonary disease and mild hypoxemia. Am J Respir Crit Care Med 1995; 152: 1616-9

37) Ishimine A, Saito H, Nishimura M, et al. Effect of supplemental oxygen on exercise performance in patients with chronic obstructive pulmonary disease and an arterial oxygen tension over 60 Torr. Nihon Kyobu Shikkan Gakkai Zasshi Japanese J Thorac Dis. 1995; 33: 510-9

38) Dean NC, Brown JK, Himelman RB, et al. Oxygen may improve dyspnea and endurance in patients with chronic obstructive pulmonary disease and only mild hypoxemia. Am Rev Respir Dis 1992; 146: 941-5

39) Restrick LJ, Davies SW, Noone L, et al. Ambulatory oxygen in chronic heart failure. Lancet 1992; 340(8829): 1192-3

Ⅲ章

推奨

臨床疑問 **2**

低酸素血症があり呼吸困難を有する進行性疾患患者に対して，
高流量鼻カニュラ酸素療法（high flow nasal cannula oxygen；
HFNC）を行うことは呼吸困難の緩和に有用か？

（推　奨）

低酸素血症があり呼吸困難を有する進行性疾患患者に対して，通常の酸素療法
で改善が得られない場合に，高流量鼻カニュラ酸素療法（HFNC）を行うこと
を提案する。

> 推奨の強さ：2（弱い推奨）
> エビデンスの確実性：C（低い）
> **2C**（弱い推奨，エビデンスの確実性は低い）

（解　説）

　本臨床疑問ではアウトカムとして，呼吸困難の緩和，QOL の向上，不快感，皮膚
障害を設定した。

　本臨床疑問に関する臨床研究として，無作為化比較試験 6 件が同定された。

　原疾患が慢性疾患であっても，治療介入により回復が期待できる急性の病態
（例：COPD の急性増悪）を対象とした研究は採択しなかった。

■ アウトカム 1：呼吸困難の緩和

　呼吸困難の緩和を検証する研究は 6 件が同定された。

　短時間の高流量鼻カニュラ酸素療法（HFNC）の使用による効果を検証した研究
が 2 件あった。

　Ruangsomboon ら（2020）[1]は，挿管を拒否する 48 名の終末期呼吸不全患者を対
象として，HFNC と通常の酸素吸入を行い，修正 Borg スケールにより呼吸困難を
評価し比較するクロスオーバー試験を行った。吸入 60 分後の呼吸困難は通常の酸素
吸入に比べて HFNC で有意に改善した（2 群の平均差 2.0，95％CI 1.4-2.6）（**図 1**）。

　Fraser ら（2016）[2]は，長期酸素療法を受けている COPD 患者 30 名を対象とし
て，20 分間の HFNC または通常の鼻カニュラによる酸素投与をクロスオーバーで
行い，種々の呼吸パラメーターに与える影響を検討した。副次評価項目として呼吸
困難を NRS で評価し，HFNC よりも通常の酸素のほうが呼吸困難の程度が軽かっ
た（p＜0.001）。中央値のため統合はできなかった。

　長期間の HFNC の使用による効果を検証した研究が 2 件あった。

　Nagata ら（2018）[3]は，長期酸素療法を受けている COPD 患者 30 名を対象とし
て，日中の長期酸素療法に加えて睡眠時に一日あたり 4 時間以上の HFNC を 6 週間
続ける群と長期酸素療法のみ行う群とを比較するクロスオーバー試験を行った。副
次評価項目として呼吸困難を修正 MRC スケールで評価したが 2 群間で差を認めな
かった（p＝0.32）。2 群間の差のみの記載のため統合はできなかった。

　Storgaard ら（2018）[4]は，長期酸素療法を受けている COPD 患者 200 名を，通常

図1　短時間の HFNC，安静時の呼吸困難（修正 Borg スケール）

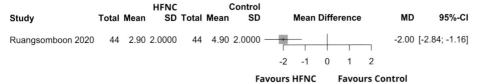

図2　運動負荷時の HFNC，運動負荷時の呼吸困難（修正 Borg スケール）

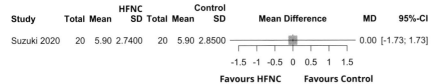

のケアに加えて HFNC を追加する群としない群に振り分けて 12 カ月追跡し，急性増悪回数を主要評価項目として比較した。HFNC は夜間に1日8時間以上使用するよう推奨されたが，使用するタイミングや時間について制限はされなかった。副次評価項目として呼吸困難を修正 MRC スケールで評価し，HFNC 群では1カ月以降に対照と比較して有意な改善を認めた（1カ月で p＝0.001，3カ月以降は p＜0.001）。グラフのみで数値の記載がなかったため統合はできなかった。

　運動負荷により誘発される呼吸困難に対する効果を検証した研究が2件あった。

　Suzuki ら（2020）[5]は，20 名の線維化性間質性肺疾患（fibrotic interstitial lung disease；FILD）を対象として，HFNC またはベンチュリーマスクにより酸素を投与しながら高強度定常運動負荷試験（high intensity constant work-rate endurance test；CWRET）を行い，運動持続時間を比較するクロスオーバー試験を行った。副次評価項目として運動負荷後の呼吸困難を修正 Borg スケールで評価したが，両群で差を認めなかった（p＝0.955）（**図2**）。

　Cirio ら（2016）[6]は，COPD 患者 12 名を対象として，エルゴメーターによる症候限界性定常運動負荷試験（symptom-limited constant-load test）を行い，HFNC がベンチュリーマスクによる酸素投与と比較して運動耐容能を改善するかを検討するクロスオーバー試験を行った。副次評価項目として呼吸困難を修正 Borg スケールで評価したところ，HFNC は酸素投与と比較して有意に呼吸困難の程度が軽かった（p＝0.002）。グラフのみで数値の記載がなかったため統合はできなかった。

　上記の通り，6件のうち3件では HFNC で呼吸困難が改善[1,4,6]，2件では差がなく[3,5]，1件では通常の酸素のほうが改善した[2]。

■ アウトカム2：QOL の向上

　QOL の向上を検証する研究は2件が同定された。

　Nagata ら（2018）[3]の試験の主要評価項目は St. George's Respiratory Questionnaire（SGRQ）による QOL であったが，長期酸素療法群と比較して HFNC 群で有意に改善していた（2群の平均差 7.8，95%CI 3.7-11.9）。2群間の差のみの記載のため統合はできなかった。

Ⅲ章　推奨

図3　運動負荷時の HFNC，不快感（NRS）

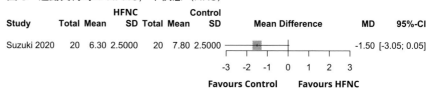

Storgaard ら（2018）[4]は，SGRQ で QOL を評価したところ，HFNC 群で 6 カ月目（p＝0.002），12 カ月目（p＝0.033）に有意に改善していた。グラフのみで数値の記載がなかったため統合はできなかった。

上記の通り，長期間の効果を検証した 2 件の研究のいずれにおいても，QOL は HFNC 使用で対照と比較して有意に改善していた。

■ アウトカム3：不快感

不快感に関して 4 件の研究で記載があった。

Ruangsomboon ら（2020）[1]の試験では，48 名のうち 2 名が HFNC に耐えられずに脱落し，2 名が不快感，5 名が熱感を訴えた。酸素投与による不快感については記載がなかった。

Fraser ら（2016）[2]は，デバイスの不快感を NRS で評価し，HFNC より通常の鼻カニュラによる酸素投与のほうが快適であったと述べている。しかしながら論文に示されている数値は逆に通常の酸素のほうが高く（NRS が高いほうが不快），信頼性が著しく損なわれている。

Nagata ら（2018）[3]は，HFNC を受けた 29 名のうち盗汗 4 名，鼻汁 1 名，不眠 1 名の有害事象があったと報告している。長期酸素療法では 1 名で有害事象があったが酸素とは関連がないと判定している。

Suzuki ら（2020）[5]は，不快感を NRS で評価し，HFNC のほうが強い傾向であったがマスクによる酸素と有意差はなかった（p＝0.067）（**図3**）。

以上，4 件のいずれにおいても HFNC のほうが通常の酸素よりも不快感は強かった。

■ アウトカム4：皮膚障害

Nagata ら（2018）[3]の試験 1 件のみで記載があった。HFNC を受けた 29 名のうち 1 名で発赤がみられた。長期酸素療法では皮膚潰瘍が 1 名あったが酸素とは関連がなかった。

＊＊

以上より，これまでの研究では，低酸素血症があり呼吸困難を有する進行性疾患患者において，高流量鼻カニュラ酸素療法（HFNC）が通常の酸素療法と比較して呼吸困難を緩和する明確なエビデンスは得られていないが，長期間使用の効果を検討した複数の研究で QOL の改善が示されており，HFNC を行う有用性はあると判断した。一方，負のアウトカムである不快感は HFNC で強いという報告が多く，今回はアウトカムとしなかったが，費用（大量の酸素，ディスポーザブル部分），低い普及率といった欠点もあり，益と害の差は拮抗していると考え，推奨度は

「弱い推奨」とした。エビデンスの確実性に関しては，無作為化比較試験が6件あったが，エビデンスの確実性を下げる要素として，HFNCというデバイスの特性から盲検化を行うことができない（バイアスリスク），6件の研究で結果が一致しなかった（非一貫性），労作時における使用の効果を検証した研究が2件含まれており実臨床での使用法と乖離がある（非直接性），が認められるため，エビデンスの確実性は「低い」とした。

　したがって，本ガイドラインでは，低酸素血症があり呼吸困難を有する進行性疾患患者に対して，通常の酸素療法で改善が得られない場合に，高流量鼻カニュラ酸素療法（HFNC）を行うことを提案する。ただし使用する期間やタイミングは個々の症例で検討する必要がある。

【文　献】

1) Ruangsomboon O, Dorongthom T, Chakorn T, et al. High-flow nasal cannula versus conventional oxygen therapy in relieving dyspnea in emergency palliative patients with do-not-intubate status: a randomized crossover study. Ann Emerg Med 2020; 75: 615-26

2) Fraser JF, Spooner AJ, Dunster KR, et al. Nasal high flow oxygen therapy in patients with COPD reduces respiratory rate and tissue carbon dioxide while increasing tidal and end-expiratory lung volumes: a randomised crossover trial. Thorax 2016; 71: 759-61

3) Nagata K, Kikuchi T, Horie T, et al. Domiciliary high-flow nasal cannula oxygen therapy for patients with stable hypercapnic chronic obstructive pulmonary disease. A multicenter randomized crossover trial. Ann Am Thorac Soc 2018; 15: 432-9

4) Storgaard LH, Hockey HU, Laursen BS, et al. Long-term effects of oxygen-enriched high-flow nasal cannula treatment in COPD patients with chronic hypoxemic respiratory failure. Int J Chron Obstruct Pulmon Dis 2018; 13: 1195-205

5) Suzuki A, Ando M, Kimura T, et al. The impact of high-flow nasal cannula oxygen therapy on exercise capacity in fibrotic interstitial lung disease: a proof-of-concept randomized controlled crossover trial. BMC Pulm Med 2020; 20: 51

6) Cirio S, Piran M, Vitacca M, et al. Effects of heated and humidified high flow gases during high-intensity constant-load exercise on severe COPD patients with ventilatory limitation. Respir Med 2016; 118: 128-32

臨床疑問 **3**

呼吸困難を有する進行性疾患患者に対して，送風療法（顔への送風）を行うことは有用か？

(推 奨)

呼吸困難を有する進行性疾患患者に対して，送風療法を行うことを推奨する。

推奨の強さ：1（強い推奨）
エビデンスの確実性：B（中程度）

1B （強い推奨，エビデンスの確実性は中程度）

解 説

　本臨床疑問ではアウトカムとして，呼吸困難の緩和，安心感・自己効力感，不快感を設定した。

■ アウトカム 1：呼吸困難の緩和

　「呼吸困難の緩和」に関する臨床研究として，無作為化比較試験 10 件が同定された。

　Bausewein ら（2010）[1]は，呼吸困難を有する進行がんまたは COPD の stage 3/4（GOLD 分類）の患者 70 名を，手持ち型の扇風機を用いた送風療法を行う群と，「breathe easy」と記載されたプラスチック製のリストバンドを装着する群に無作為に割り付け，呼吸困難の変化を Borg スケールを用いて評価した。試験開始 2 カ月後の呼吸困難は，両群間で有意差を認めなかった（p＝0.90）。

　Galbraith ら（2010）[2]は，難治性の呼吸困難を有する（Dyspnea Exertion Scale；DES≧2）患者 50 名を，手持ち型の扇風機を用いて先に顔に 5 分間送風（送風療法）し 10 分間の回復期間（ウォッシュアウトタイム）の後，下肢に 5 分間送風する群と，先に下肢に 5 分間送風する群に無作為に割り付け，10 分間の回復期間の後，反対の介入を受けるクロスオーバーデザインにて呼吸困難の変化を VAS を用いて評価した。しかし，介入の持ち越し効果（キャリーオーバー）がみられたことから，第 1 期の介入データを用いた結果を報告している。5 分間の介入後，顔に送風した群は下肢に送風した群と比較して，呼吸困難は有意に改善した（p＝0.003）。

　Marchetti ら（2015）[3]は，COPD 患者 10 名を，サイクルエルゴメーターによる運動負荷時に，家庭用扇風機を用いて先に顔に送風（送風療法）する群と，先に下肢に送風する群に無作為に割り付け，1 週間以上の回復期間の後，反対の介入を受けるクロスオーバーデザインにて呼吸困難の変化を Borg スケールを用いて評価した。サイクルエルゴメーターにおける最大運動時の呼吸困難は，顔に送風した群は下肢に送風した群と比較して有意に低かった（p＝0.03）。

　Johnson ら（2016）[4]は，難治性の呼吸困難を有する（MRC スケール≧3）患者 49名を，手持ち型の扇風機を用いた送風療法と運動指導を行う群と，運動指導のみを行う群に無作為に割り付け，呼吸困難の変化を NRS を用いて評価した。試験開始 4週間後の呼吸困難は，両群で有意差を認めなかった（p＝0.853）。

　Puspawati ら（2017）[5]は，呼吸困難を有する（Borg スケール 1〜6）肺がん患者 21 名を，手持ち型の扇風機を用いて先に送風療法と腹式呼吸を 5 分間行う群と，先に腹式呼吸のみを 5 分間行う群に無作為に割り付け，1 時間の回復期間の後，反対の介入を受けるクロスオーバーデザインにて呼吸困難の変化を Borg スケールを用いて評価した。5 分間の介入後，送風療法と腹式呼吸を行う群は腹式呼吸のみを行う群と比較して，呼吸困難は有意に改善した（p＝0.003）。

　Wong ら（2017）[6]は，呼吸困難を有する（NRS≧3）進行がん患者 30 名を，卓上型扇風機を用いた送風療法を 5 分間行う群と，介護者が 5 分間付き添う群に無作為に割り付け，呼吸困難の変化を NRS を用いて比較した。5 分間の介入後，送風療法を行う群は介護者が 5 分間付き添う群と比較して，呼吸困難は有意に改善した（p＝0.001）。

　Kako ら（2018）[7]は，呼吸困難を有する（NRS≧3）進行がん患者 40 名を，据え置き型扇風機を用いて顔に 5 分間送風（送風療法）する群と，下肢に 5 分間送風する群に無作為に割り付け，呼吸困難の変化を NRS を用いて比較した。5 分間の介入後，顔に送風する群は下肢に送風する群と比較して，呼吸困難は有意に改善した（p＜0.001）。

　Swan ら（2019）[8,9]は，呼吸困難を有する（MRC スケール≧3）呼吸器外来通院中の患者 40 名を，呼吸困難の自覚時に行う介入として，手持ち型の扇風機を用いた送風療法と運動の助言を行う群，運動の助言のみを行う群，送風療法と運動の助言と CH（Calming Hand*）を行う群，運動の助言と CH を行う群に無作為に割り付け，呼吸困難の変化を NRS を用いて評価した。なお，本研究では介入方法別に，①送風療法と運動の助言を行う群と，運動の助言のみを行う群[8]，②送風療法と運動の助言と CH を行う群と，運動の助言と CH を行う群[9]に分類し，便宜上，2 件の無作為化比較試験としてカウントした。①について，各群の試験開始 4 週間後の呼吸困難は両群で減少傾向であったが，有意差検定は行われなかった。②について，各群の試験開始 4 週間後の呼吸困難は，送風療法と運動の助言と CH を行う群で増悪傾向，運動の助言と CH を行う群で減少傾向であったが，有意差検定は行われなかった。

　Ting ら（2020）[10]は，呼吸困難を有する（修正 Borg スケール≧3）進行がん患者 48 名を，据え置き型扇風機を用いて先に顔に 5 分間送風（送風療法）する群と，先に下肢に 5 分間送風する群に無作為に割り付け，1 時間の回復期間の後，反対の介入を受けるクロスオーバーデザインにて呼吸困難の変化を修正 Borg スケールを用いて評価した。5 分間の介入後，顔に送風する群は下肢に送風する群と比較して，呼吸困難は有意に改善した（p＜0.0001）。

＊：**Calming Hand**
Calming Hand では，親指：Recognition（認知する），人差し指：Sigh out（ため息をつく），中指：Inhale gently（ゆっくりと息を吸う），薬指：Exhale gently（ゆっくりと息を吐く），小指：Stretch hand and then relax（手を伸ばしリラックスする）と，呼吸法をガイドするための役割をもたせる。実際には，呼吸困難や不安が出現または増強しそうな時に，親指から小指に向かって順にその指にガイドに従って呼吸を行っていく。

　呼吸困難に関して，10 件の無作為化比較試験のうち，5 件[1,5-7,10]について統合したところ，標準化平均差−1.43（95％CI −2.70〜−0.17）で，送風療法を行った群で有意に呼吸困難を緩和するという結果が得られた。異質性は I^2＝94％，p＜0.0001 であった（**図 1**）。5 件の研究を統合できなかった理由は，3 件[2-4]が平均値の記載なし，2 件[8,9]が標準偏差の記載なし，であった。

■ アウトカム 2：安心感・自己効力感

　「安心感・自己効力感」に関する臨床研究として，無作為化比較試験 4 件が同定さ

図 1　呼吸困難の緩和

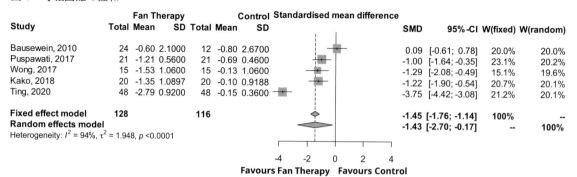

図 2　安心感・自己効力感（連続変数）

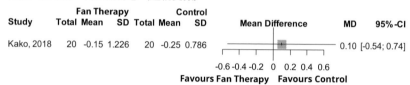

れた。

　Bauseweinら（2010）[1]の試験では，各群の介入における安心感や自己効力感を含む前向きな感情について評価され，送風療法を行う群のほうが前向きな感情を報告する人数が多かったが，群間の有意差検定は行われなかった。

　Kakoら（2018）[7]の試験では，各群の介入における well-being が評価されたが，群間の有意差は認めなかった（p＝0.76）。

　Swanら（2019）[8,9]の試験では，①および②について，各群の介入における自己効力感が評価され，①については，両群で自己効力感は低下傾向であったが，有意差検定は行われなかった。②については，送風療法と運動の助言と CH を行う群で増加傾向，運動の助言と CH を行う群で低下傾向であったが，有意差検定は行われなかった。

　安心感・自己効力感に関して，4 件の無作為化比較試験のうち，3 件[7-9]は連続変数を用いて評価された研究であったが，そのうち 2 件[8,9]は標準偏差の記載がなく，1 件[7]のみを統合したところ，平均差 0.1（95％CI −0.54-0.74）であった（図 2）。4件の無作為化比較試験のうち，残り 1 件の無作為化比較試験[1]は，リスク人数を用いて評価された研究であり，統合したところ，リスク比（RR）2.19（95％CI 0.87-5.48）であった（図 3）。

■ アウトカム 3：不快感

　本臨床疑問におけるアウトカム「不快感」に関する臨床研究として，無作為化比較試験 3 件が同定された。

　Bauseweinら（2010）[1]の試験では，各群の介入における不快感を含む後ろ向きな感情について評価され，送風療法を行う群のほうが後向きな感情を報告する人数が

図3　安心感・自己効力感（二値変数）

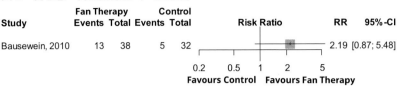

図4　不快感

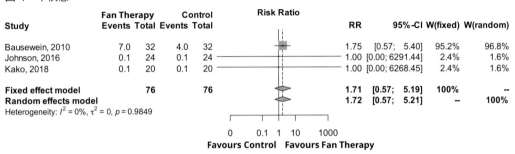

多かったが，群間の有意差検定は行われなかった。

　Johnson ら（2016）[4]の試験では，各群の介入における不快感を含む有害事象について評価されたが，両群ともに有害事象はなかったと報告し，群間の有意差検定は行われなかった。

　Kako ら（2018）[7]の試験では，各群の介入における不快感を含む有害事象について評価されたが，両群ともに有害事象はなかったと報告し，群間の有意差検定は行われなかった。

　不快感に関して，上記3件の無作為化比較試験について統合したところ，RR 1.72（95％CI 0.57-5.21）で，両群間で有意差は得られなかった。異質性は $I^2 = 0$％，p = 0.9849 であった（**図4**）。

＊＊

　以上より，送風療法（顔への送風）による呼吸困難の緩和について，統合できた研究5件中4件が短期介入（5分間）によるものであり，長期介入は1件であった。長期介入による明確なエビデンスは得られていないが，送風療法全体としては呼吸困難に対する有意な効果を認め，有用であると判断した。一方で，安心感・自己効力感については送風療法で有意な結果は認められなかった。また，不快感といった有害事象については有意差を認めず，害と益の差は比較的大きいと判断し，推奨度は「強い推奨」とした。エビデンスの確実性に関しては，単一施設による研究が多く，無作為化の詳細が読み取れない研究があり，介入の性質上盲検化が困難であることから，エビデンスの確実性を下げると判断し，エビデンスの確実性は「中程度」とした。

　したがって，本ガイドラインでは，呼吸困難を有する進行性疾患患者に対して，送風療法を行うことを推奨する。

【文　献】

1）Bausewein C, Booth S, Gysels M, et al. Effectiveness of a hand-held fan for breathlessness: a randomised phase Ⅱ trial. BMC Palliat Care 2010; 9: 22

2）Galbraith S, Fagan P, Perkins P, et al. Does the use of a handheld fan improve chronic dyspnea? A randomized, controlled, crossover trial. J Pain Symptom Manage 2010; 39: 831-8

3）Marchetti N, Lammi MR, Travaline JM, et al. Air current applied to the face improves exercise performance in patients with COPD. Lung 2015; 193: 725-31

4）Johnson MJ, Booth S, Currow DC, et al. A mixed-methods, randomized, controlled feasibility trial to inform the design of a phase Ⅲ trial to test the effect of the handheld fan on physical activity and carer anxiety in patients with refractory breathlessness. J Pain Symptom Manage 2016; 51: 807-15

5）Puspawati NLPD, Sitorus R, Herawati T. Hand-held fan airflow stimulation relieves dyspnea in lung cancer patients. Asia Pac J Oncol Nurs 2017; 4: 162-7

6）Wong SL, Leong SM, Chan CM, et al. The effect of using an electric fan on dyspnea in Chinese patients with terminal cancer. Am J Hosp Palliat Care 2017; 34: 42-6

7）Kako J, Morita T, Yamaguchi T, et al. Fan therapy is effective in relieving dyspnea in patients with terminally ill Cancer: a parallel-arm, randomized controlled trial. J Pain Symptom Manage 2018; 56: 493-500

8）Swan F, English A, Allgar V, et al. The hand-held fan and the calming hand for people with chronic breathlessness: a feasibility trial（1）. J Pain Symptom Manage 2019; 57: 1051-61

9）Swan F, English A, Allgar V, et al. The hand-held fan and the calming hand for people with chronic breathlessness: a feasibility trial（2）. J Pain Symptom Manage 2019; 57: 1051-61

10）Ting FI, Estreller S, Strebel HMJ. The FAFA trial: a phase 2 randomized clinical trial on the efect of a fan blowing air on the face to relieve dyspnea in Filipino patients with terminal cancer. Asian J Oncol 2020; 6: 3-9

2 がん患者の呼吸困難に対する薬物療法

臨床疑問 4-1

呼吸困難を有するがん患者に対して，モルヒネ全身投与は有用か？

推奨

がん患者の呼吸困難に対して，モルヒネ全身投与を行うことを推奨する。

推奨の強さ：1（強い推奨）
エビデンスの確実性：B（中程度）

1B（強い推奨，エビデンスの確実性は中程度）

解説

　本臨床疑問ではアウトカムとして，呼吸困難の緩和，QOL の向上，傾眠，重篤な有害事象を設定した。

■ アウトカム 1：呼吸困難の緩和

　本臨床疑問に関する臨床研究として，無作為化比較試験 7 件が同定された。

　Yamaguchi ら（2018）[1]の試験では，呼吸困難を伴うがん患者 17 名を，モルヒネ群（定期内服オピオイド 1 日量の 10〜20％量の速放性製剤）とオキシコドン群（定期内服オピオイド 1 日量の 10〜20％量の速放性製剤）に無作為に割り付け，呼吸困難強度を評価した。目標症例数は 100 名であったが割り付け，試験を完遂されたのは 17 名にとどまった。評価項目である 60 分後の呼吸困難 NRS（0〜10）の変化において，オキシコドンのモルヒネに対する非劣性は証明されなかった（平均差 0.75，95％CI −0.89-2.39）。

　Simon ら（2016）[2]の試験では，呼吸困難を伴うがん患者 10 名を，モルヒネ群（定期内服オピオイド 1 日量の 1/6 量の速放性製剤）とフェンタニル群（バッカル錠：100〜600 μg で至適用量を決定して使用）に無作為に割り付け，クロスオーバーさせて突出的な呼吸困難強度を NRS（0〜10）で比較した。30 分後の呼吸困難強度（変化値）は両群で有意差を認めなかった（平均差 1.0，95％CI−0.9-2.8）。

　Navigante ら（2010）[3]は，外来通院中の呼吸困難を有するがん患者 63 名を，ミダゾラム群（効果的投与量の経口ミダゾラムを 4 時間毎に定期投与）とモルヒネ群（効果的投与量の経口モルヒネを 4 時間毎に定期投与）に無作為に割り付け，呼吸困難強度を評価した。試験開始 5 日目までに呼吸困難 NRS が 8 以上にならなかった患者の割合が評価されたが，群間比較は行われなかった。また，試験開始 2 日目の呼吸困難 NRS はモルヒネ群と比較してミダゾラム群で有意に低かった（p＝0.003）。

　Navigante ら（2006）[4]は，予測される生命予後が 1 週間以内である重度の呼吸困難を有するがん患者 101 名を，モルヒネ単独投与群〔モルヒネ皮下注 2.5 mg を 4 時

間毎定期投与もしくは定期モルヒネ投与量を 25％増量（呼吸困難時レスキューはミダゾラム皮下注 5 mg）），ミダゾラム単独投与群〔ミダゾラム皮下注 5 mg を 4 時間毎定期投与（呼吸困難時レスキューはモルヒネ皮下注 2.5 mg）〕，モルヒネ＋ミダゾラム併用群に無作為に割り付け，呼吸困難強度を評価した。試験開始 24 時間後に呼吸困難の改善が得られた患者の割合は，モルヒネ単独投与群とミダゾラム単独投与群で有意差を認めなかった。また試験開始 24 時間後の修正 Borg スケールは，モルヒネ単独投与群とミダゾラム単独投与群で有意差を認めなかった（p 値記載なし）。

　Bruera ら（2005）[5]は，安静時呼吸困難を有するオピオイド既使用のがん患者 12 名を対象に，モルヒネ吸入群（定期使用中のオピオイドを経口モルヒネに換算し，その 1 日あたりの投与量の 1/6 に相当する経口モルヒネの 50％量を吸入投与）かモルヒネ皮下注射投与群（モルヒネ吸入群と同量のモルヒネを皮下注射で投与）に割り付け，翌日にクロスオーバーさせる無作為化比較試験を行った。盲検化を保つために，各治療ではプラセボの皮下注射あるいは吸入も投与された。両日とも治療後 1.5 時間は 15 分毎に，その後 3 時間は 30 分毎に呼吸困難の強度が評価された。目標症例数は 100 名であったが割り付けされたのは 12 名にとどまり，11 名が試験を完遂した。主要評価項目である投与 60 分後の呼吸困難 NRS（0～10）の中央値は，両群間に有意差を認めなかった（モルヒネ吸入群：2 vs. モルヒネ皮下注射投与群：3，p 値記載なし）。

　Mazzocato ら（1999）[6]の試験では，呼吸困難を伴うがん患者 9 名を，モルヒネ群（モルヒネ 5 mg/回皮下注射もしくは経口モルヒネ速放性製剤 1 回分の 50％を皮下注射）とプラセボ群に無作為に割り付け，それぞれクロスオーバーさせて，呼吸困難強度を評価した。評価項目である投与前と 45 分後の呼吸困難 VAS（0～100 mm）の変化は，プラセボ群と比較してモルヒネ群で有意に改善していた（p＜0.01）。

　Bruera ら（1993）[7]の試験では，呼吸困難を伴う終末期がん患者 10 名を，モルヒネ群（モルヒネ 4 時間毎の定期投与分を 50％増量），プラセボ群に無作為に割り付け，クロスオーバーさせて，呼吸困難強度を比較した。評価項目である投与 30 分後，45 分後，60 分後の呼吸困難 VAS（0～100 mm）は，プラセボ群と比較してモルヒネ群で有意に低値であった（30 分後 p＜0.02，45 分後 p＜0.01，60 分後 p＜0.01）。両群とも呼吸抑制は認めなかった。

　呼吸困難に関して，7 件[1-7]の研究のうち，呼吸困難強度の評価が NRS および VAS 平均値で報告されていた 4 件[1,2,6,7]（その他のオピオイド対照 2 件[1,2]，プラセボ対照 2 件[6,7]）について，介入前後差の記載があったその他のオピオイド対照 2 件と介入後値の記載があったプラセボ対照 2 件の研究をそれぞれ統合した。モルヒネ全身投与群とその他のオピオイド投与群の標準化平均差は 0.48（95％CI −0.23-1.19）で，モルヒネ全身投与群はその他のオピオイド投与群と比較して投与後の呼吸困難強度に有意差を認めなかった。異質性は $I^2＝0\%$，p＝0.87 であった。またプラセボを対照とした 2 件の研究[6,7]を統合したところ，標準化平均差は −0.78（95％CI −1.45- −0.10）で，モルヒネ全身投与群はプラセボ群と比較して投与後の呼吸困難強度は有意に低下していた。異質性は $I^2＝0\%$，p＝0.32 であった（図 1）。

図1　呼吸困難の緩和

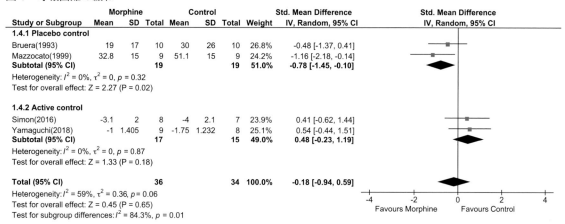

■ アウトカム2：QOL の向上

本臨床疑問に関する臨床研究は同定されなかった。

■ アウトカム3：傾眠

本臨床疑問に関する臨床研究として，無作為化比較試験4件が同定された。

Yamaguchi ら（2018）[1]の試験で，4点のリッカート尺度（0：なし，1：軽度，2：中等度，3：重度）を用いて傾眠が評価された。中等度から重度の傾眠が，モルヒネ投与群において60分後：2名（22.2％），120分後：4名（44.4％）。オキシコドン群は60分後，120分後，共に0名であった。

Navigante ら（2010）[3]らの試験では，オリジナルの評価スケールを用いて傾眠が各群（モルヒネ単独投与群とミダゾラム単独投与群）で評価されたが，群間の有意差検定は行われなかった〔モルヒネ単独投与群：6名（20％），ミダゾラム単独投与群：4名（12.9％）〕。

Navigante ら（2006）[4]の試験では，オリジナルの評価スケールを用いて傾眠が各群で評価されたが，群間の有意差検定は行われなかった〔モルヒネ単独投与群：11名（31.4％），ミダゾラム単独投与群：7名（21.2％）〕。

Mazzocato ら（1999）[6]の試験では，VAS（0～100）を用いて傾眠が評価された。モルヒネ投与60分後の傾眠が1名（11.1％）であった。プラセボ群では傾眠は認めなかった。

傾眠に関して，4件の研究を統合したところ，RR 1.11（95％CI 0.60-2.03）で，傾眠に関してモルヒネ群とそれ以外の薬剤群およびプラセボ群間で有意差を認めなかった。異質性は $I^2 = 22\%$，p＝0.28であった（**図2**）。

■ アウトカム4：重篤な有害事象

本臨床疑問に関する臨床研究としては，無作為化比較試験2件が同定された。

Navigante ら（2010）[3]の試験では，各群の治療に関連した重篤な有害事象（死亡および日中6時間以上の睡眠）が評価されたが，群間の有意差検定は行われなかった〔モルヒネ単独投与群：1名（3.33％，日中の6時間以上の睡眠），ミダゾラム単

図2　傾眠

Study	Morphine Events	Total	Control Events	Total	Risk Ratio	RR	95%-CI	Weight (fixed)	Weight (random)
Mazzocato(1999)	1	9	0.1	9		10.00	[0.02; 6229.52]	0.4%	0.9%
Navigante(2010)	15	31	18.0	32		0.86	[0.53; 1.38]	70.5%	62.5%
Navigante(2006)	11	35	7.0	33		1.48	[0.65; 3.36]	28.7%	35.7%
Yamaguchi(2018)	4	9	0.1	8		35.56	[0.07; 17559.48]	0.4%	1.0%
Fixed effect model		84		82		1.22	[0.81; 1.85]	100.0%	--
Random effects model						1.11	[0.60; 2.03]	--	100.0%

Heterogeneity: $I^2 = 22\%$, $\tau^2 = 0.0957$, $p = 0.28$

0.001　0.1　1　10　1000
Favours Morphine　Favours Control

図3　重篤な有害事象

Study	Morphine Events	Total	Control Events	Total	Risk Ratio	RR	95%-CI	Weight (fixed)	Weight (random)
Navigante(2010)	1	31	0.1	32		10.32	[0.02; 6741.29]	0.9%	1.1%
Navigante(2006)	13	35	10.0	33		1.23	[0.63; 2.40]	99.1%	98.9%
Fixed effect model		66		65		1.31	[0.67; 2.56]	100.0%	--
Random effects model						1.25	[0.64; 2.45]	--	100.0%

Heterogeneity: $I^2 = 0\%$, $\tau^2 = 0$, $p = 0.51$

0.001　0.1　1　10　1000
Favours Morphine　Favours Control

単独投与群0名（0%）〕。

　Navigante ら（2006)[4]の試験では，各群の治療に関連した重篤な有害事象（死亡および日中6時間以上の睡眠）が評価されたが，群間の有意差検定は行われなかった〔モルヒネ単独投与群：13名（37.1%，日中の6時間以上の睡眠：2名，死亡11名），ミダゾラム単独投与群10名（30.3%，死亡10名）〕。

　重篤な有害事象に関して，2件の研究を統合したところ，RR 1.25（95%CI 0.64-2.45）で，重篤な有害事象に関してモルヒネ群とそれ以外の薬剤群間で有意差を認めなかった。異質性は $I^2 = 0\%$，p=0.51であった（図3）。

＊＊

　以上より，モルヒネ全身投与はその他薬剤群と比較したメタアナリシスでは有意な呼吸困難の緩和の効果を認めなかったが，プラセボ群と比較したメタアナリシスでは有意差を認めており，呼吸困難の緩和に有用であると判断した。また，傾眠，重篤な有害事象についてはモルヒネ群とそれ以外の薬剤群で有意差を認めなかったため，益と害の差は比較的大きいと考え，「強い推奨」とした。エビデンスの確実性に関しては，複数の無作為化比較試験はあるが，小規模のクロスオーバーデザインの試験が含まれること，その他のオピオイド対照群を含めたメタアナリシスではモルヒネの優位性が証明されていないことから，「中程度」とした。

　したがって，本ガイドラインでは，がん患者の呼吸困難に対して，モルヒネ全身投与を行うことを推奨する。ただし，モルヒネ投与後の呼吸困難緩和効果，傾眠などの有害事象評価を適切に実施して，効果が得られない場合や有害事象が大きい場合には，中止を検討すること。

【文　献】

1）Yamaguchi T, Matsuda Y, Matsuoka H, et al. Efficacy of immediate-release oxycodone for dyspnoea in cancer patient: cancer dyspnoea relief（CDR）trial. Jpn J Clin Oncol 2018; 48: 1070-5

2）Simon ST, Kloke M, Alt-Epping B, et al. EffenDys-fentanyl buccal tablet for the relief of episodic breathlessness in patients with advanced cancer: a multicenter, open-label, randomized, morphine-controlled, crossover, phase Ⅱ trial. J Pain Symptom Manage 2016; 52: 617-25

3）Navigante AH, Castro MA, Cerchietti LC. Morphine versus midazolam as upfront therapy to control dyspnea perception in cancer patients while its underlying cause is sought or treated. J Pain Symptom Manage 2010; 39: 820-30

4）Navigante AH, Cerchietti LC, Castro MA, et al. Midazolam as adjunct therapy to morphine in the alleviation of severe dyspnea perception in patients with advanced cancer. J Pain Symptom Manage 2006; 31: 38-47

5）Bruera E, Sala R, Spruyt O, et al. Nebulized versus subcutaneous morphine for patients with cancer dyspnea: a preliminary study. J Pain Symptom Manage 2005; 29: 613-8

6）Mazzocato C, Buclin T, Rapin CH. The effects of morphine on dyspnea and ventilatory function in elderly patients with advanced cancer: a randomized double-blind controlled trial. Ann Oncol 1999; 10: 1511-4

7）Bruera E, MacEachern T, Ripamonti C, et al. Subcutaneous morphine for dyspnea in cancer patients. Ann Intern Med 1993; 119: 906-7

臨床疑問 **4-2**

呼吸困難を有するがん患者に対して，オキシコドン全身投与は有用か？

推奨

がん患者の呼吸困難に対して，オキシコドン全身投与を行うことを提案する。

推奨の強さ：2（弱い推奨）
エビデンスの確実性：C（低い）

2C（弱い推奨，エビデンスの確実性は低い）

解説

　本臨床疑問ではアウトカムとして，呼吸困難の緩和，QOL の向上，傾眠，重篤な有害事象を設定した。

■ アウトカム 1：呼吸困難の緩和

　本臨床疑問に関する臨床研究として，無作為化比較試験 1 件が同定された。

　Yamaguchi ら（2018）[1]の試験では，呼吸困難を伴うがん患者 17 名を，モルヒネ群（定期内服オピオイド 1 日量の 10〜20％量の速放性製剤）とオキシコドン群（定期内服オピオイド 1 日量の 10〜20％量の速放性製剤）に無作為に割り付け，呼吸困難強度を評価した。目標症例数は 100 名であったが割り付け，試験を完遂されたのは 17 名にとどまった。評価項目である 60 分後の呼吸困難 NRS（0〜10）の変化において，両群で薬剤投与後の呼吸困難強度の軽減を認めたが，オキシコドンのモルヒネに対する非劣性は証明されなかった（平均差 0.75，95％CI −0.89-2.39）。

　呼吸困難に関して，オキシコドン全身投与とモルヒネ全身投与で投与 60 分後の呼吸困難強度に関して上記の 1 件の研究を統合したところ，両群間で有意差を認めなかった（平均差 0.75，95％CI −0.50-2.00）（**図 1**）。

■ アウトカム 2：QOL の向上

　本臨床疑問に関する臨床研究は同定されなかった。

■ アウトカム 3：傾眠

　本臨床疑問に関する臨床研究として，無作為化比較試験 1 件[1]，対照群のない単施設での観察研究 4 件[2-5]が同定された。

　Yamaguchi ら（2018）[1]の試験では，4 点のリッカート尺度（0：なし，1：軽度，2：中等度，3：重度）を用いて傾眠が評価された。中等度から重度の傾眠が，モルヒネ投与群において 60 分後：2 名（22.2％），120 分後：4 名（44.4％）。オキシコドン群は 60 分後，120 分後，共に 0 名であった。

　4 件の観察研究の統合結果ではオキシコドン投与により 19.7％（76 例中 15 例）に傾眠が報告されている。

図1　呼吸困難の緩和

Study or Subgroup	Control Mean	SD	Total	Oxycodone Mean	SD	Total	Weight	Mean Difference IV, Random, 95% CI
Yamaguchi(2018)	-1	1.405	9	-1.75	1.232	8	100.0%	0.75 [-0.50, 2.00]
Total (95% CI)			**9**			**8**	**100.0%**	**0.75 [-0.50, 2.00]**

Heterogeneity: Not applicable
Test for overall effect: Z = 1.17 (P = 0.24)

Mean Difference IV, Random, 95% CI
-4　-2　0　2　4
Favours Control　Favours Oxycodone

■ アウトカム4：重篤な有害事象

本臨床疑問に関する無作為化比較試験は同定されなかった。

Yamamoto ら（2018）[2]は，単施設で，入院中に呼吸困難に対してオキシコドン持続注射を開始したオピオイドナイーブの進行がん患者24名を対象とした後ろ向きのコホート研究を行った。対象患者の生存期間中央値は6日（幅：1〜377日）で，performance status（PS）4の患者2名（8.3%）に投与開始2日以内の早期死亡が生じたが，薬剤投与との因果関係はないと報告されている。

＊＊

以上より，オキシコドン全身投与については，がん患者の呼吸困難の緩和に関する質の高い研究報告は十分ではない。一方で，がん患者の呼吸困難に対する効果に関してエビデンスがより豊富なモルヒネに対する非劣性は示せていないものの，明らかに劣るという結果ではなかった。また，オキシコドン全身投与に伴う重篤な有害事象は報告されておらず，医療従事者による十分な観察を行うことで許容されると考えられる。上記をふまえて，専門家の合議によりオキシコドンは呼吸困難の緩和に有用であると判断した。益と害の差は拮抗していると考え，「弱い推奨」とした。エビデンスの確実性に関しては，1件の無作為化比較試験はあるが，症例集積未達成で試験終了となっており，「低い」とした。

したがって，本ガイドラインでは，呼吸困難を有するがん患者に対して，モルヒネの全身投与が難しい場合などに，モルヒネの代替としてオキシコドンの全身投与を行うことを提案する。具体的には，腎機能障害合併例やモルヒネによる有害事象でモルヒネ投与を回避することが望ましい場合に，モルヒネの代替薬となる可能性がある。

【文　献】

1) Yamaguchi T, Matsuda Y, Matsuoka H, et al. Efficacy of immediate-release oxycodone for dyspnoea in cancer patient: cancer dyspnoea relief（CDR）trial. Jpn J Clin Oncol 2018; 48: 1070-5
2) Yamamoto Y, Watanabe H, Sakurai A, et al. Effect of continuous intravenous oxycodone infusion in opioid-naïve cancer patients with dyspnea. Jpn J Clin Oncol 2018; 48: 748-52
3) 佐々木翼，川越いづみ．オキシコドン注を使用した在宅ターミナル患者31例の検討．癌と化療 2014, 41: 1397-400
4) Shinjo T, Okada M. Efficacy of controlled-release oxycodone for dyspnea in cancer patients-three case series. Gan To Kagaku Ryoho 2006; 33: 529-32
5) 余宮きのみ，松尾直樹．がん患者の呼吸困難に対するオキシコドンの使用経験．がん患者と対療 2005; 16: 52-6

Ⅲ章

推奨

| 臨床疑問 | 4-3 |

呼吸困難を有するがん患者に対して，ヒドロモルフォン全身投与は有用か？

（推奨）

がん患者の呼吸困難に対するヒドロモルフォン全身投与に関しては明確な推奨ができない。

推奨の強さ：なし
エビデンスの確実性：C（低い）

　−C　（推奨の強さなし，エビデンスの確実性は低い）

解説

　本臨床疑問ではアウトカムとして，呼吸困難の緩和，QOL の向上，傾眠，重篤な有害事象を設定した。

■ アウトカム 1：呼吸困難の緩和

　本臨床疑問に関する臨床研究として，無作為化比較試験 1 件が同定された。

　Charles ら（2008）[1]は，入院あるいは在宅でホスピスサービスを受けるオピオイド既使用のがん患者 25 名を対象に，パイロット無作為化比較試験を行った。突出的な呼吸困難に対して患者が治療を求めた時に，1 日に 1 回，ヒドロモルフォン全身投与〔個々の患者の突出痛に使用するオピオイドと同じ経路（内服あるいは皮下注）・等力価の投与量〕，ヒドロモルフォン吸入，生食吸入の 3 つの治療のうちいずれか 1 つの単回投与を行った。盲検化を保つために，各治療ではプラセボの全身投与あるいは吸入も併用された。これらの治療を行う順番は無作為に割り付けられ，投与前と投与後 10 分後，20 分後，30 分後，60 分後に呼吸困難強度を評価した（10分後の呼吸困難の改善が主要評価項目）。計 20 名の患者が試験を完遂した。投与前と投与後 10 分後の呼吸困難強度を比較したところ，ヒドロモルフォン全身投与とプラセボのいずれにおいても有意な呼吸困難の改善がみられたが，臨床的に重要な差（100 mm の VAS で 1 cm 以上の差）には至らなかった。また，投与前後の呼吸困難の変化において，ヒドロモルフォン全身投与とプラセボ投与では有意な群間差は認めなかった。

　呼吸困難に関して，ヒドロモルフォン全身投与とプラセボで投与後 10 分後の呼吸困難強度に関して上記の 1 件の研究を統合したところ，平均差 −0.47（95％CI−1.60-0.66）で，両治療間に有意差を認めなかった（図 1）。

■ アウトカム 2：QOL の向上

　本臨床疑問に関する臨床研究は同定されなかった。

図 1　呼吸困難の緩和

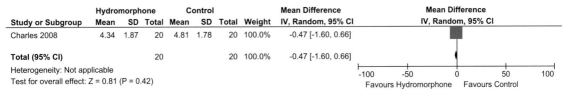

Ⅲ
章

推
奨

■ アウトカム3：傾眠

本臨床疑問に関する臨床研究は同定されなかった。

■ アウトカム4：重篤な有害事象

本臨床疑問に関する臨床研究は同定されなかった。

＊＊

　以上より，ヒドロモルフォン全身投与はプラセボと比較して有意な呼吸困難の緩和の効果を認めず，QOL の向上，傾眠，重篤な有害事象については報告がなかった。上記をふまえて，専門家の合議によりヒドロモルフォン全身投与はがん患者の呼吸困難の緩和に有用と判断するに十分な根拠は不足していると考えた。一方で，今回採用した研究でも，ヒドロモルフォン全身投与の前後で呼吸困難の強度は有意に軽減しており，プラセボ効果や自然経過をみている可能性は否定できないものの，個々の患者においてヒドロモルフォン全身投与が呼吸困難を改善する可能性は残されると考え，ヒドロモルフォンの投与を「行う」か「行わない」かのいずれかの方向を推奨するだけの根拠も不足していると判断した。益と害のバランスは拮抗しており，推奨の強さは「なし」とした。エビデンスの確実性に関しては，採用した文献はサンプル数が小さく，盲検化の記載が不十分な単施設の無作為化比較試験1件のみであることから，中等度のバイアスリスクがあると考え，「低い」とした。

　したがって，本ガイドラインでは，がん患者の呼吸困難に対して，ヒドロモルフォン全身投与に関しては明確な推奨ができない，と判断した。上述の通り，個々の患者においてヒドロモルフォン全身投与が呼吸困難を改善する可能性は残される。もしヒドロモルフォン全身投与を試みる場合は，呼吸困難の緩和と有害事象を慎重に評価し，ヒドロモルフォン全身投与に伴う不利益よりも利益が明らかに上回る場合以外は，ヒドロモルフォン全身投与を中止することが望ましい。

【文　献】

1）Charles MA, Reymond L, Israel F. Relief of incident dyspnea in palliative cancer patients: a pilot, randomized, controlled trial comparing nebulized hydromorphone, systemic hydromorphone, and nebulized saline. J Pain Symptom Manage 2008; 36: 29-38

臨床疑問 **4-4**

呼吸困難を有するがん患者に対して，フェンタニル全身投与は有用か？

（推奨）————————————————————————

がん患者の呼吸困難に対して，フェンタニル全身投与を<u>行わない</u>ことを提案する。

推奨の強さ：2（弱い推奨）
エビデンスの確実性：C（低い）

2C（弱い推奨，エビデンスの確実性は低い）

解説

　本臨床疑問ではアウトカムとして，呼吸困難の緩和，QOL の向上，傾眠，重篤な有害事象を設定した。

■ アウトカム1：呼吸困難の緩和

　本臨床疑問に関する臨床研究として，無作為化比較試験5件が同定された。

　Hui ら（2017）[1]は，episodic dyspnea の平均値が NRS 3/10 以上のがん患者 22 名を，フェンタニル群（定期投与オピオイド1日量の 20～50％量の Fentanyl buccal tablet；FBT 投与）とプラセボ群に無作為に割り付け，試験薬投与前後で運動負荷（6分間歩行試験）を実施して呼吸困難改善効果を NRS で評価した。6分間歩行試験前後の NRS 評価では，フェンタニル使用群での呼吸困難軽減効果を認めた。一方で，両群間の比較では有意差は認めなかった（p＝0.068）。

　Hui ら（2016）[2]は，episodic dyspnea の平均値が NRS 3/10 以上のがん患者 24 名を，フェンタニル群（定期投与オピオイド1日量の 15～25％量の Fentanyl pectin nasal spray；FPNS 投与）とプラセボ群に無作為に割り付け，試験薬投与前後で運動負荷（6分間歩行試験）を合計3回（試験薬投与前，投与後1回目，投与後2回目）実施して呼吸困難改善効果を NRS で評価した（両群間の比較は行われず）。安静時の薬剤投与前後 NRS 評価，6分間歩行試験後の NRS 評価において，フェンタニル使用群での呼吸困難軽減効果を認めるが，プラセボ群でも呼吸困難軽減効果が大きいことが確認された。

　Simon ら（2016）[3]の試験では，呼吸困難を伴うがん患者 10 名を，モルヒネ群（定期投与オピオイド1日量の 1/6 量の速放性製剤）とフェンタニル群（バッカル錠：100～600 μg で至適用量を決定して使用）に無作為に割り付け，クロスオーバーさせて突出的な呼吸困難強度を NRS（0～10）で比較した。薬剤投与 30 分後の呼吸困難強度（前後比較）ではフェンタニル群，モルヒネ群共に呼吸困難軽減効果を認めたが，呼吸困難強度（変化値）は両群間で有意差を認めなかった（平均差 1.0，95％ CI －0.9-2.8，p＝0.234）。

　Pinna ら（2015）[4]の試験では，NRS 3/10 以上の体動時呼吸困難のある進行がん患者 13 名を oral transmucosal fentanyl citrate（OTFC，本邦未発売）群（オピオイ

図 1　呼吸困難の緩和

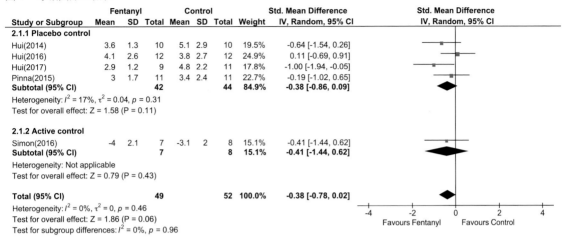

ドナイーブ群の場合は OTFC 200 μg，オピオイド既使用群の場合は OTFC 400 μg）
とプラセボ群に無作為に割り付け，それぞれをクロスオーバーさせて，6 分間歩行
試験後の呼吸困難強度を評価した。評価項目である 6 分間歩行試験後 30 分，60 分
時点の OTFC 群とプラセボ群の各群における呼吸困難 NRS 値は共に低下し呼吸困
難軽減効果を認めたが，両群間の変化値による比較では有意差を認めなかった（薬
剤投与 30 分後：p＝0.531，60 分後：p＝0.562）。

　Hui ら（2014）[5]の試験では，breakthrough dyspnea の平均値が NRS 3/10 以上の
がん患者 20 名を，フェンタニル群（定期オピオイドの総投与量に従って規定した量
のフェンタニルを皮下投与）とプラセボ群に無作為に割り付け，試験薬投与前後に
2 回の運動負荷（6 分間歩行試験）を行い，呼吸困難を評価する介入の実施可能性を
検証する試験（feasibility study）を行った。実施可能性検証試験のためフェンタニ
ル群とプラセボ群の両群間の比較は実施されず，薬剤投与前後での呼吸困難強度の
比較が各群で実施された。1 回目（＝試験薬投与なし）の 6 分間歩行試験後の NRS
と 2 回目（＝試験薬投与後）の 6 分間歩行試験後の NRS の差は，フェンタニル群で
平均差－1.8（95％CI －3.2－－0.4），プラセボ群で平均差－2（95％CI －4.5－－0.3）と
呼吸困難軽減効果を認めた。

　呼吸困難に関して，フェンタニル全身投与群とプラセボまたはモルヒネ投与群で
呼吸困難強度を評価した上記の 5 件[1-5]（プラセボ対照 4 件[1,2,4,5]，その他のオピオイ
ド対照 1 件[3]）を，介入後値が記載されているプラセボ対照 4 件と介入前後差の記
載されているその他のオピオイド対照 1 件の研究に分けて統合した。フェンタニル
全身投与群とプラセボ群の標準化平均差は－0.38（95％CI －0.86-0.09）で両群間に
有意差を認めなかった。異質性は I^2－17％，p＝0.31 であった。またフェンタニル全
身投与群とその他のオピオイド群の標準化平均差は－0.41（95％CI －1.44-0.62）で，
両群間に有意差を認めなかった（図 1）。

■ アウトカム 2：QOL の向上
　本臨床疑問に関する臨床研究は同定されなかった。

図2　傾眠

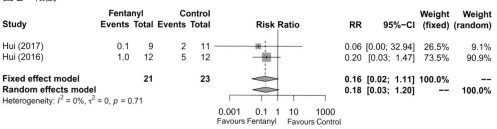

Study	Fentanyl Events	Total	Control Events	Total	Risk Ratio	RR	95%−CI	Weight (fixed)	Weight (random)
Hui (2017)	0.1	9	2	11		0.06	[0.00; 32.94]	26.5%	9.1%
Hui (2016)	1.0	12	5	12		0.20	[0.03; 1.47]	73.5%	90.9%
Fixed effect model		**21**		**23**		**0.16**	**[0.02; 1.11]**	**100.0%**	**--**
Random effects model						**0.18**	**[0.03; 1.20]**	**--**	**100.0%**

Heterogeneity: $I^2 = 0\%$, $\tau^2 = 0$, $p = 0.71$

0.001　0.1　1　10　1000
Favours Fentanyl　　Favours Control

■ アウトカム3：傾眠

　本臨床疑問に関する臨床研究として，無作為化比較試験2件が同定された。

　Hui ら（2017）[1]の試験では，NRS（0〜10）を用いて傾眠が評価された。試験後にNRS値が悪化した患者はフェンタニル群0名（0%），プラセボ群2名（18.2%）であった。

　Hui ら（2016）[2]の試験では，NRS（0〜10）を用いて傾眠が評価された。NRS 1以上の悪化が2回目の運動負荷試験後にフェンタニル群1名（8.3%），プラセボ群2名（16.7%），3回目の運動負荷試験後にフェンタニル群1名（8.3%），プラセボ群5名（45.5%）であった。

　傾眠発現頻度に関して上記の2件の研究を統合したところ，RR 0.18（95%CI 0.03-1.20）で，両群間に有意差を認めなかった。異質性は$I^2 = 0\%$，p＝0.71であった（**図2**）。

■ アウトカム4：重篤な有害事象

　本臨床疑問に関する臨床研究として，無作為化比較試験1件が同定された。
　Pinna ら（2015）[4]の試験では，重篤な有害事象は認めなかった。

＊＊

　以上より，フェンタニル全身投与はプラセボまたはモルヒネ全身投与と比較して有意な呼吸困難の緩和の効果を認めなかったため，フェンタニル全身投与は呼吸困難の緩和に有用とはいえないと判断した。フェンタニル投与に伴う傾眠や重篤な有害事象は認めなかったため，益と害の差は拮抗していると考え，推奨度は「弱い推奨」とした。エビデンスの確実性に関しては，複数の無作為化比較試験はあるが，小規模で探索的な運動負荷時の呼吸困難緩和効果を評価した研究がほとんどであり，安静時に呼吸困難を有する患者群での評価は不十分であることから，エビデンスの確実性を下げると判断し，「低い」とした。したがって，本ガイドラインでは，がん患者の呼吸困難に対して，フェンタニル全身投与を行わないことを提案する。ただし，腎機能障害合併例やモルヒネによる有害事象でモルヒネ投与を回避することが望ましい場合に，モルヒネの代替薬となる可能性は否定できない。フェンタニル全身投与を試みる場合は，呼吸困難の緩和と有害事象を慎重に評価し，フェンタニル全身投与に伴う不利益よりも利益が明らかに上回る場合以外は，フェンタニル全身投与を中止することが望ましい。

【文　献】

1） Hui D, Kilgore K, Frisbee-Hume S, et al. Effect of prophylactic fentanyl buccal tablet on episodic exertional dyspnea: a pilot double-blind randomized controlled trial. 2017; 54: 798-805
2） Hui D, Kilgore K, Park M, et al. Impact of prophylactic fentanyl pectin nasal spray on exercise-induced episodic dyspnea in cancer patients: a double-blind, randomized controlled trial. J Pain Symptom Manage 2016; 52: 459-68
3） Simon ST, Kloke M, Alt-Epping B, et al. EffenDys-fentanyl buccal tablet for the relief of episodic breathlessness in patients with advanced cancer: a multicenter, open-label, randomized, morphine-controlled, crossover, phase Ⅱ trial. J Pain Symptom Manage 2016; 52: 617-25
4） Pinna MÁ, Bruera E, Moralo MJ, et al. A randomized crossover clinical trial to evaluate the efficacy of oral transmucosal fentanyl citrate in the treatment of dyspnea on exertion in patients with advanced cancer. Am J Hosp Paliat Care 2015; 32: 298-304
5） Hui D, Xu A, Frisbee-Hume S, et al. Effects of prophylactic subcutaneous fentanyl on exercise-induced breakthrough dyspnea in cancer patients: a preliminary double-blind randomized, controlled trial. J Pain Symptom Manage 2014: 47: 209-17

Ⅲ章

推奨

臨床疑問 4-5

呼吸困難を有するがん患者に対して，モルヒネ吸入は有用か？

推　奨

がん患者の呼吸困難に対して，モルヒネ吸入を<u>行わない</u>ことを提案する。

推奨の強さ：2（弱い推奨）
エビデンスの確実性：C（低い）

2C　（弱い推奨，エビデンスの確実性は低い）

解　説

　本臨床疑問ではアウトカムとして，呼吸困難の緩和，QOL の向上，傾眠，重篤な有害事象を設定した。

■アウトカム1：呼吸困難の緩和

　本臨床疑問に関する臨床研究として，無作為化比較試験1件が同定された。
　Bruera ら（2005）[1]は，安静時呼吸困難を有するオピオイド既使用のがん患者12名を対象に，モルヒネ吸入群（定期使用中のオピオイドを経口モルヒネに換算し，その1日あたりの投与量の 1/6 に相当する経口モルヒネの50%量を吸入投与）とモルヒネ皮下注射投与群（モルヒネ吸入群と同量のモルヒネを皮下注射で投与）に割り付け，翌日にクロスオーバーさせる無作為化比較試験を行った。盲検化を保つために，各治療ではプラセボの皮下注射あるいは吸入も投与された。両日とも治療後 1.5 時間は15分毎に，その後3時間は30分毎に呼吸困難の強度が評価された。目標症例数は 100 名であったが割り付けされたのは12名にとどまり，11名が試験を完遂した。主要評価項目である投与60分後の呼吸困難 NRS（0〜10）の中央値は，両群間に有意差を認めなかった（モルヒネ吸入群：2 vs. モルヒネ皮下注射投与群：3）。投与前と投与1時間後の呼吸困難強度を比較したところ，モルヒネ吸入とプラセボ吸入のいずれにおいても有意な呼吸困難の改善がみられた。
　中央値の報告のみであったため，データの統合はできなかった。

■アウトカム2：QOL の向上

　本臨床疑問に関する臨床研究は同定されなかった。

■アウトカム3：傾　眠

　本臨床疑問に関する臨床研究として，無作為化比較試験1件が同定された。
　Bruera ら（2005）[1]の試験では，両日とも治療後2時間後に傾眠の程度が評価された。投与2時間後の傾眠は両群とも軽度であり（傾眠の NRS 中央値はモルヒネ吸入群：2 vs. モルヒネ皮下注射投与群：3），両群間に有意差を認めなかった。

■アウトカム4：重篤な有害事象

　本臨床疑問に関する臨床研究として，無作為化比較試験1件と症例集積研究2件

が同定された。

　Bruera ら（2005）[1]の試験では，両日とも治療後2時間後に有害事象の程度が評価された。投与2時間後の有害事象（傾眠の他に悪心，発汗，喘鳴）の程度を比較したところ，傾眠以外ではいずれの有害事象においても両群とも NRS 中央値が0であり，両群間に有意差を認めなかった。モルヒネ吸入による重篤な有害事象は認められなかった。

　Zeppetella（1997）[2]は，ホスピスケアを受け呼吸困難を有する終末期がん患者18名を対象に，モルヒネ吸入を4時間ごとに48時間にわたり投与する研究を行った。初回投与の後に閉所恐怖症のため脱落した1名を除く17名のうち，1名（5.9%）の患者において投与後24時間で呼吸困難の増悪と喀血が認められたが，モルヒネ吸入中止後に改善した。

　Krajnik ら（2009）[3]は，オピオイドナイーブの入院がん患者10名を対象に6分間歩行と数字を音読させる負荷をかけた後，2つの異なる方法を用いたモルヒネ吸入に割り付け，投与後2時間の薬物動態を比較する無作為化比較試験を行った（両群ともモルヒネ吸入が行われているため本臨床疑問では症例集積研究とみなした）。1名（10%）の患者において，投与終了後30分後に発汗を伴う一過性の血圧低下（70/40 mmHg）が認められたが，15分後に改善した。

　上記2件の観察研究を統合すると，27名中2名（7%，95%CI 2-24%）に重篤な有害事象が生じたことになる。

＊＊

　以上より，モルヒネ吸入はモルヒネ皮下注射と比較して有意な呼吸困難の緩和の効果を認めなかった。また，モルヒネ吸入はモルヒネ全身投与と同程度の傾眠がみられ，症例集積研究で少数例ではあるが重篤な有害事象が認められたことより，モルヒネ吸入は呼吸困難の緩和に有用ではないと判断した。益と害のバランスは，報告されている研究では効果も有害事象も対照との有意差はみられていないため，拮抗していると考え「弱い推奨」とした。エビデンスの確実性に関しては，採用した文献がサンプル数の小さい盲検化の記載が不十分な単施設の無作為化比較試験が1件のみと，サンプル数の小さな単施設の症例集積研究2件のみであることから，中等度のバイアスリスクがあると考え，「低い」とした。

　したがって，本ガイドラインでは，がん患者の呼吸困難に対して，モルヒネ吸入を行わないことを提案する。

【文　献】

1) Bruera E, Sala R, Spruyt O, et al. Nebulized versus subcutaneous morphine for patients with cancer dyspnea: a preliminary study. J Pain Symptom Manage 2005; 29: 613-8
2) Zeppetella G. Nebulized morphine in the palliation of dyspnoea. Palliat Med 1997; 11: 267-75
3) Krajnik M, Podolec Z, Siekierka M, et al. Morphine inhalation by cancer patients: a comparison of different nebulization techniques using pharmacokinetic, spirometric, and gasometric parameters. J Pain Symptom Manage 2009; 38: 747-57

Ⅲ章

推奨

5-1

呼吸困難を有するがん患者に対して，ベンゾジアゼピン系薬の単独投与は有用か？

推 奨

がん患者の呼吸困難に対して，ベンゾジアゼピン系薬の単独投与を<u>行わない</u>ことを提案する。

推奨の強さ：2（弱い推奨）
エビデンスの確実性：C（低い）

2C（弱い推奨，エビデンスの確実性は低い）

解 説

　本臨床疑問ではアウトカムとして，呼吸困難の緩和，不安の緩和，傾眠，重篤な有害事象を設定した。

■ アウトカム1：呼吸困難の緩和

　本臨床疑問に関する臨床研究として，無作為化比較試験2件が同定された。

　Navigante ら（2010）[1]は，外来通院中の呼吸困難を有するがん患者63名を，ミダゾラム群（効果的投与量の経口ミダゾラムを4時間毎に定期投与）とモルヒネ群（効果的投与量の経口モルヒネを4時間毎に定期投与）に無作為に割り付け，呼吸困難強度を評価した。試験開始5日目までに呼吸困難NRSが8以上にならなかった患者の割合が評価されたが，群間比較は行われなかった。また，試験開始2日目の呼吸困難NRSはモルヒネ群と比較してミダゾラム群で有意に低かった（p＝0.003）。

　Navigante ら（2006）[2]は，予測される生命予後が1週間以内である重度の呼吸困難を有するがん患者101名を，モルヒネ単独投与群〔モルヒネ皮下注2.5 mgを4時間毎定期投与もしくは定期モルヒネ投与量を25%増量（呼吸困難時レスキューはミダゾラム皮下注5 mg）〕，ミダゾラム単独投与群〔ミダゾラム皮下注5 mgを4時間毎定期投与（呼吸困難時レスキューはモルヒネ皮下注2.5 mg）〕，モルヒネ＋ミダゾラム併用群に無作為に割り付け，呼吸困難強度を評価した。試験開始24時間後に呼吸困難の改善が得られた患者の割合は，モルヒネ単独投与群とミダゾラム単独投与群で有意差を認めなかった。また，試験開始24時間後の修正 Borg スケールは，モルヒネ単独投与群とミダゾラム単独投与群で有意差を認めなかった（p値記載なし）。

　呼吸困難に関して，上記の2件の研究を統合したところ，RR は0.95（95%CI 0.47-1.89）で，呼吸困難の緩和に関して両群間で有意差を認めなかった。異質性は $I^2 =$ 85%，p＝0.009であった（**図1**）。

■ アウトカム2：不安の緩和

　本臨床疑問に関する臨床研究としては，無作為化比較試験1件が同定された。
　Navigante ら（2006）[2]の試験では，ベースライン，試験開始24時間後，48時間

図1　呼吸困難の緩和

Study or Subgroup	Midazolam Events	Midazolam Total	Morphine Events	Morphine Total	Weight	Risk Ratio M-H, Random, 95% CI	Risk Ratio M-H, Random, 95% CI
Navigante 2006	12	26	20	29	45.3%	0.67 [0.41, 1.08]	
Navigante 2010	30	32	23	31	54.7%	1.26 [1.01, 1.58]	
Total (95% CI)		**58**		**60**	**100.0%**	**0.95 [0.47, 1.89]**	
Total events	42		43				

Heterogeneity: $I^2 = 85\%$, $\tau^2 = 0.22$, $p = 0.009$
Test for overall effect: Z = 0.15 (P = 0.88)

0.01　0.1　1　10　100
Favours Morphine　Favours Midazolam

図2　傾眠

Study or Subgroup	Midazolam Events	Midazolam Total	Morphine Events	Morphine Total	Weight	Risk Ratio M-H, Random, 95% CI	Risk Ratio M-H, Random, 95% CI
Navigante 2006	7	33	11	35	66.7%	0.67 [0.30, 1.53]	
Navigante 2010	4	31	6	30	33.3%	0.65 [0.20, 2.06]	
Total (95% CI)		**64**		**65**	**100.0%**	**0.66 [0.34, 1.30]**	
Total events	11		17				

Heterogeneity: $I^2 = 0\%$, $\tau^2 = 0$, $p = 0.95$
Test for overall effect: Z = 1.19 (P = 0.23)

0.01　0.1　1　10　100
Favours Midazolam　Favours Morphine

III章　推奨

後に不安 NRS が測定されていたが，各群の変化量については評価されていなかった。

　不安の緩和に関しては，統合可能なアウトカム報告形式ではなかったため，データの統合を行えなかった。

■ アウトカム3：傾眠
　本臨床疑問に関する臨床研究として，無作為化比較試験2件が同定された。
　Navigante ら（2010）[1]の試験では，各群の治療に関連する傾眠がオリジナルのスケールを用いて評価されたが，群間の有意差検定は行われなかった〔ミダゾラム群：4名（12.9%），モルヒネ群：6名（20.0%）〕。
　Navigante ら（2006）[2]の試験では，各群の治療に関連する傾眠がオリジナルのスケールを用いて評価されたが，群間の有意差検定は行われなかった〔ミダゾラム単独投与群：7名（21.2%），モルヒネ単独投与群：11名（31.4%）〕。

　傾眠に関して，上記2件の研究を統合したところ，RR は 0.66（95%CI 0.34-1.30）で，両群間で有意差を認めなかった。異質性は $I^2 = 0\%$，p = 0.95 であった（**図2**）。

■ アウトカム4：重篤な有害事象
　本臨床疑問に関する臨床研究としては，無作為化比較試験2件が同定された。
　Navigante ら（2010）[1]の試験では，各群の治療に関連する重篤な有害事象（死亡および日中の6時間以上の睡眠）が評価されたが，群間の有意差検定は行われなかった〔ミダゾラム群：0名（0%），モルヒネ群：1名（3.3%）（日中の6時間以上の睡眠1名）〕。
　Navigante ら（2006）[2]の試験では，各群の治療に関連する重篤な有害事象（死亡および日中の6時間以上の睡眠）が評価されたが，群間の有意差検定は行われなかっ

図3　重篤な有害事象

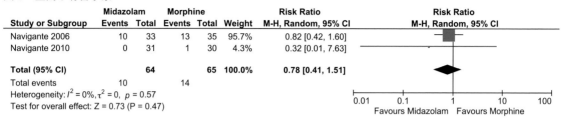

た〔ミダゾラム単独投与群：10 名（30.3%）（死亡 10 名），モルヒネ単独投与群 13 名（37.1%）（日中の 6 時間以上の睡眠 2 名，死亡 11 名）〕。

　重篤な有害事象に関して，上記の 2 件の研究を統合したところ，RR は 0.78（95% CI 0.41-1.51）で，両群間で有意差を認めなかった。異質性は $I^2 = 0$%，p＝0.57 であった（図3）。

＊＊

　以上より，呼吸困難についてはベンゾジアゼピン系薬であるミダゾラムはモルヒネと比較して有意な効果を認めなかったことから，ベンゾジアゼピン系薬の単独投与は，呼吸困難の緩和に有用ではないと判断した。一方で，傾眠，重篤な有害事象についても両薬剤間で有意差を認めなかったことから，益と害のバランスは拮抗していると考え，「弱い推奨」とした。エビデンスの確実性に関しては，採用された 2 件の研究で用いられたミダゾラムは，本邦で使用できない経口薬であること[1]，本邦で使用されている量よりかなり多いこと[2]から非直接性が高いこと，2 件の研究で呼吸困難緩和作用に対する結果が一致していないことから，「低い」とした。

　したがって，本ガイドラインでは，ベンゾジアゼピン系薬の単独投与を<u>行わない</u>ことを提案する。

【文　献】

1）Navigante AH, Castro MA, Cerchietti LC. Morphine versus midazolam as upfront therapy to control dyspnea perception in cancer patients while its underlying cause is sought or treated. J Pain Symptom Manage 2010; 39: 820-30
2）Navigante AH, Cerchietti LC, Castro MA, et al. Midazolam as adjunct therapy to morphine in the alleviation of severe dyspnea perception in patients with advanced cancer. J Pain Symptom Manage 2006; 31: 38-47

臨床疑問 **5-2**

呼吸困難を有するがん患者に対して，ベンゾジアゼピン系薬をオピオイドに併用することは有用か？

推奨

がん患者の呼吸困難に対して，ベンゾジアゼピン系薬をオピオイドに併用することを提案する。

推奨の強さ：2（弱い推奨）
エビデンスの確実性：C（低い）

2C （弱い推奨，エビデンスの確実性は低い）

解説

本臨床疑問ではアウトカムとして，呼吸困難の緩和，不安の緩和，傾眠，重篤な有害事象を設定した。

■ アウトカム 1：呼吸困難の緩和

本臨床疑問に関する臨床研究として，無作為化比較試験 1 件が同定された。

Navigante ら（2006）[1]は，予測される生命予後が 1 週間以内である重度の呼吸困難を有するがん患者 101 名を，モルヒネ単独投与群〔モルヒネ皮下注 2.5 mg を 4 時間毎定期投与もしくは定期モルヒネ投与量を 25％増量（呼吸困難時レスキューはミダゾラム皮下注 5 mg）〕，ミダゾラム単独投与群，モルヒネ＋ミダゾラム併用群〔モルヒネ皮下注 2.5 mg を 4 時間毎定期投与もしくは定期モルヒネ投与量を 25％増量に加えミダゾラム皮下注 5 mg を 4 時間毎定期投与（呼吸困難時レスキューはモルヒネ皮下注 2.5 mg）〕に無作為に割り付け，呼吸困難強度を評価した。試験開始 24 時間後に呼吸困難が改善した患者の割合は，モルヒネ＋ミダゾラム併用群ではモルヒネ単独群と比較し有意に高かった（p＝0.0004）。また，試験開始 24 時間後の修正 Borg スケールは，モルヒネ＋ミダゾラム併用群とモルヒネ単独投与群とで有意差を認めなかった（p 値記載なし）。

呼吸困難（試験開始 24 時間後に呼吸困難が改善した患者の割合）に関して，上記の 1 件の研究から，RR 1.33（95％CI 1.02-1.75）で，モルヒネ＋ミダゾラム併用群がモルヒネ単独群と比較して有意に呼吸困難を改善することが示された（**図 1**）。

修正 Borg スケールの変化量に関しては，アウトカム報告形式が統合可能なデータではなかったためデータ統合を行えなかった。

■ アウトカム 2：不安の緩和

本臨床疑問に関する臨床研究として，無作為化比較試験 1 件が同定された。

Navigante ら（2006）[1]の試験では，ベースライン，試験開始 24 時間後，48 時間後に不安 NRS が測定されていたが，各群の変化量については評価されていなかった。

図 1 呼吸困難の緩和

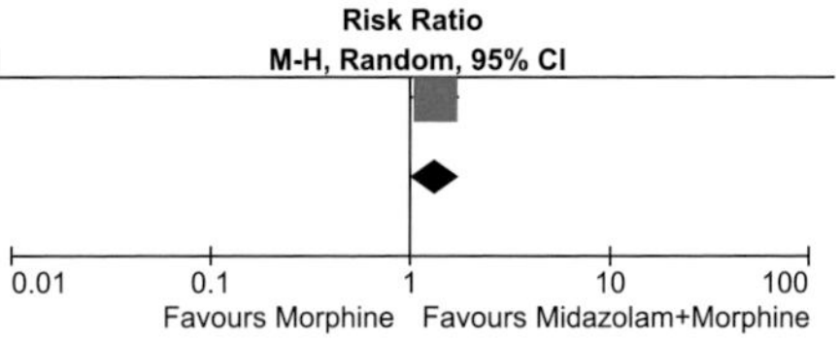

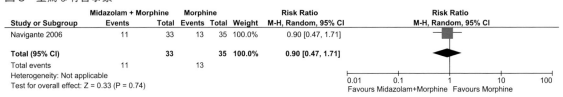

Study or Subgroup	Midazolam + Morphine Events	Midazolam + Morphine Total	Morphine Events	Morphine Total	Weight	Risk Ratio M-H, Random, 95% CI
Navigante 2006	23	25	20	29	100.0%	1.33 [1.02, 1.75]
Total (95% CI)		**25**		**29**	**100.0%**	**1.33 [1.02, 1.75]**
Total events	23		20			
Heterogeneity: Not applicable						
Test for overall effect: Z = 2.09 (P = 0.04)						

図 2 傾眠

Study or Subgroup	Midazolam + Morphine Events	Midazolam + Morphine Total	Morphine Events	Morphine Total	Weight	Risk Ratio M-H, Random, 95% CI
Navigante 2006	7	33	11	35	100.0%	0.67 [0.30, 1.53]
Total (95% CI)		**33**		**35**	**100.0%**	**0.67 [0.30, 1.53]**
Total events	7		11			
Heterogeneity: Not applicable						
Test for overall effect: Z = 0.94 (P = 0.35)						

図 3 重篤な有害事象

Study or Subgroup	Midazolam + Morphine Events	Midazolam + Morphine Total	Morphine Events	Morphine Total	Weight	Risk Ratio M-H, Random, 95% CI
Navigante 2006	11	33	13	35	100.0%	0.90 [0.47, 1.71]
Total (95% CI)		**33**		**35**	**100.0%**	**0.90 [0.47, 1.71]**
Total events	11		13			
Heterogeneity: Not applicable						
Test for overall effect: Z = 0.33 (P = 0.74)						

不安の緩和に関しては，アウトカム報告形式が統合可能なデータではなかったため，データ統合を行えなかった。

アウトカム 3：傾眠

本臨床疑問に関する臨床研究として，無作為化比較試験 1 件が同定された。

Navigante ら（2006）[1]の試験では，各群の治療に関連する傾眠がオリジナルのスケールを用いて評価されたが，群間の有意差検定は行われなかった〔モルヒネ＋ミダゾラム併用群：7 名（21.2%），モルヒネ単独投与群：11 名（31.4%）〕。

傾眠に関して，上記の 1 件の研究から，RR 0.67（95%CI 0.30–1.53）で両群間で有意差を認めなかった（**図 2**）。

アウトカム 4：重篤な有害事象

本臨床疑問に関する臨床研究として，無作為化比較試験 1 件が同定された。

Navigante ら（2006）[1]の試験では，各群の治療に関連する重篤な有害事象（死亡および日中の6時間以上の睡眠）が評価されたが，群間の有意差検定は行われなかった〔モルヒネ＋ミダゾラム併用群 11 名（30.3%）（日中の 6 時間以上の睡眠 1 名，死亡 10 名），モルヒネ単独投与群 13 名(37.1%)(日中の 6 時間以上の睡眠 2 名，死亡 11 名)〕。

重篤な有害事象に関して，上記の 1 件の研究から，RR 0.90（95%CI 0.47–1.71）で両群間で有意差を認めなかった（**図 3**）。

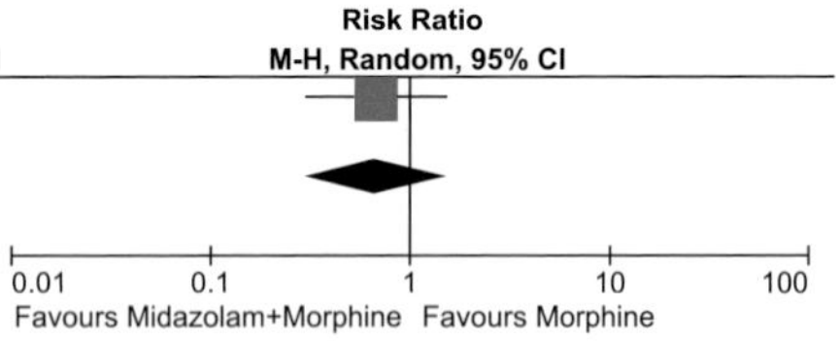

＊＊

　以上より，対象症例が生命予後 1 週以内の終末期患者に限られているが，がん患者のみを対象とした 1 つの無作為化比較試験でベンゾジアゼピン系薬をモルヒネに併用することはモルヒネ単独と比較して一部の評価項目で呼吸困難に対する有意な効果を示し，一方で，傾眠，重篤な有害事象についても両群間で有意差を認めなかったことから，ベンゾジアゼピン系薬をモルヒネに併用することは有用であると判断した。また，益と害のバランスは拮抗していると考え，「弱い推奨」とした。エビデンスの確実性に関しては，1 件の無作為化比較試験の一部のアウトカムでのみ有効性が示されていることから，「低い」とした。

　したがって，本ガイドラインでは，がん患者の呼吸困難に対して，ベンゾジアゼピン系薬をオピオイドに併用することを提案する。ベンゾジアゼピン系薬とオピオイドの併用がオピオイド単独投与より有効である可能性があるという結果を考えると，オピオイド単独投与で十分に緩和できない呼吸困難に対してベンゾジアゼピン系薬が上乗せ効果を期待できるという位置づけになると考えられる。また，本臨床疑問で採用になった試験で使用されたミダゾラム投与量は本邦で呼吸困難に使用されている投与量（10 mg/日）[2]と比べてかなり多い投与量であることに注意が必要である。本項で扱うベンゾジアゼピン系薬の使用は，「苦痛緩和のための鎮静」を意図した投与方法ではないため，特に全身状態の悪い患者では，ベンゾジアゼピン系薬をオピオイドと併用開始後に，意識状態に関して慎重な観察を行うこと。苦痛緩和のための鎮静については，日本緩和医療学会の『がん患者の治療抵抗性の苦痛と鎮静に関する基本的な考え方の手引き 2023 年版』を参照されたい。

【文　献】

1）Navigante AH, Cerchietti LC, Castro MA, et al. Midazolam as adjunct therapy to morphine in the alleviation of severe dyspnea perception in patients with advanced cancer. J Pain Symptom Manage 2006; 31: 38-47

【参考文献】

2）Mori M, Matsunuma R, Suzuki K, et al. Palliative care physicians'practice in the titration of parenteral opioids for dyspnea in terminally ill cancer patients: a nationwide survey. J Pain Symptom Manage 2019; 58: e2-5

| 臨床疑問 | **6-1** |

呼吸困難を有するがん患者に対して，コルチコステロイドの全身投与は有用か？

推　奨

肺病変（肺転移やがん性リンパ管症などの肺実質病変）があるがん患者の呼吸困難に限定して，コルチコステロイドの全身投与を行うことを提案する。

　　推奨の強さ：2（弱い推奨）
　　エビデンスの確実性：C（低い）

　2C（弱い推奨，エビデンスの確実性は低い）

解　説

　本臨床疑問ではアウトカムとして，呼吸困難の緩和，QOL の向上，せん妄，重篤な有害事象を設定した。

■ アウトカム 1：呼吸困難の緩和

　本臨床疑問に関する臨床研究として，無作為化比較試験 2 件が同定された。

　Hui ら（2016）[1]は，肺病変があり，直前 1 週間に NRS 4 以上の呼吸困難を有するがん患者 41 名を対象にして，二重盲検無作為化比較試験を行った。患者は無作為に割り付けられ，治療群は，デキサメタゾンを第 1〜4 日は 8 mg/回を 1 日 2 回，第 5〜7 日は 4 mg/回を 1 日 2 回経口投与し，対照群はプラセボを第 1〜7 日に 1 日 2 回経口投与した。デキサメタゾン群に第 8 日から 4 mg/回を 1 日 2 回オープンラベルで 7 日間追加投与した。第 4 日と第 7 日に治療前との NRS の変化で呼吸困難に対する効果の評価を行った。治療群の第 4 日，第 7 日の NRS の変化値はそれぞれ −1.9（95%CI −3.3〜−0.5, p＝0.01），−1.8（95%CI −3.2〜−0.3, p＝0.02）であり，対照群の第 4 日，第 7 日の NRS の変化値はそれぞれ−0.7（95%CI −2.1〜−0.6, p＝0.38），−1.3（95%CI −2.4〜−0.2, p＝0.03）であった。両群間に有意差は示されなかった。

　Yennurajalingam ら（2013）[2]は，外来進行がん患者で直前 24 時間に痛み，倦怠感，持続する悪心，悪液質，睡眠障害，抑うつ，食欲不振のうち 3 つ以上の症状があり，その平均の Edmonton Symptom Assessment Scale（ESAS）スコアが 4 以上の 84 人を対象に，二重盲検無作為化比較試験を行った。患者は無作為に割り付けられ，治療群は，デキサメタゾン 4 mg/回を 1 日 2 回，14 日間経口投与した。対照群はプラセボを 1 日 2 回 14 日間経口投与した。第 8，15 日に治療前との呼吸困難 NRS の変化で薬剤の効果の評価を行った。第 8 日の治療群，対照群の介入前後の息切れ（shortness of breath）NRS の変化はそれぞれ −1.56±2.44，−0.58±2.37（p＝0.07）で，第 15 日では，治療群，対照群はそれぞれ −2.16±2.92，−0.89±2.40（p＝0.06）で，いずれの時点でも有意差はなかった。

　呼吸困難の緩和に関して，上記 2 件の研究（Hui らの第 7 日と Yennurajalingam

図1　呼吸困難の緩和

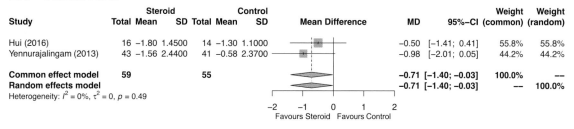

らの第8日）の結果を統合したところ，標準化平均差−0.71（95％CI −1.40−−0.03）で，デキサメタゾン投与群がプラセボ群と比較して有意に呼吸困難を緩和することが確認された。異質性は$I^2 = 0$％，p＝0.49であった（**図1**）。

■ アウトカム2：QOLの向上

本臨床疑問に関する臨床研究として，無作為化比較試験1件が同定された。

Huiら（2016）[1]の試験では，ESASの眠気の介入前後でのデキサメタゾン群と対照群のスコアの平均差は第4日（−2.2±2.9 vs. 0.7±2.9，p＝0.03），第7日（−1.8±3.1 vs. 1.1±2.1，p＝0.01）でデキサメタゾン群が有意に改善していたが，第14日（−1.2 vs. 0.2，p＝0.51）では有意差はなかった。その他EORTC-QLQ-C30の項目である倦怠感のデキサメタゾン群，対照群の治療前後のscoreの平均差は第4日（−0.7±3.1 vs. 0.4±3.4，p＝0.3），第7日（−1.2±2.3 vs. 0.5±3.3，p＝0.08）で有意な効果の差はなかった。また食欲のデキサメタゾン群，対照群の治療前後のスコアの平均差は第4日（−0.4±4.4 vs. −1.1±3.2，p＝0.87），第7日（−0.2±4.5 vs. 1.4±2.8，p＝0.58）で有意差はなかった。

■ アウトカム3：せん妄

本臨床疑問に関する臨床研究として，無作為化比較試験2件，前向き観察研究1件が同定された。

Huiら（2016）[1]の試験では，デキサメタゾン群において，第14日までCTCAE ver 4.03で評価した有害事象にせん妄はなかった。

Yennurajalingamら（2013）[2]の試験では，14日間のデキサメタゾン投与後にCTCAE ver 3.0でせん妄はなかった。

Moriら（2017）[3]の臨床研究では，74名中6名（8.1％，95％CI 4-17％）がConfusion Assessment Method（CAM）-short versionでせん妄と診断，6名（8.1％）がMemorial Delirium Assessment Scale（MDAS）-item 9で軽度過活動型せん妄と診断された。

■ アウトカム4：重篤な有害事象

本臨床疑問に関する臨床研究として，無作為化比較試験2件が同定された。

Huiら（2016）[1]の試験では，第14日までの有害事象の評価では，デキサメタゾン群に，CTCAE ver 4.03でgrade3以上の有害事象はなかった。対照群では，grade3の有害事象として胃出血・潰瘍（2件），不眠（1件）があった。

　Yennurajalingam ら（2013）[2]の試験では，14 日間のデキサメタゾン投与後に CTCAE ver 3.0 で，grade 3 以上の有害事象が 17 件あり，痛み（5 件），不眠（2 件），倦怠感（5 件），感染（2 件），不特定死（1 件），嚥下障害（1 件），神経障害（1 件）であった。対照群では，grade 3 以上の有害事象は 11 件で，痛み（2 件），不眠（4 件），咳嗽（1 件），めまい（1 件），呼吸困難（1 件），浮腫（1 件），眠気（1 件）であった。

＊＊

　以上より，コルチコステロイドの全身投与は，プラセボと比較して有意に呼吸困難を改善することが確認され，有用であると判断した。一方で，せん妄や重篤な有害事象に関しては対照群と明らかな差は認めなかった。今回の結果は，盲検化された単施設の無作為化比較試験の 1 件は肺病変のあるがん患者を対象にしているが，他方の 1 件は，痛み，倦怠感，持続する悪心，悪液質，睡眠障害，抑うつ，食欲不振のうち 3 つ以上の症状のあるがん患者を対象にした無作為化比較試験の結果で，呼吸困難のあるがん患者を直接対象にしたものではないことから，専門家の合議により肺病変があるがん患者の呼吸困難に限定して，コルチコステロイドの全身投与を行うことを提案して，「弱い推奨」とした。エビデンスの確実性としては，上述のように対象を呼吸困難のあるがん患者を対象と設定すると，直接性の高い臨床試験は，単施設で行った報告が 1 件のみであることから，中等度のバイアスリスクがあると考えて，「低い」とした。

　したがって，本ガイドラインでは，肺実質病変があるがん患者の呼吸困難に限定してコルチコステロイドの全身投与を行うことを提案するが，コルチコステロイドによる呼吸困難の緩和作用が期待しうる病態〔がん性リンパ管症，上大静脈症候群，主要気道閉塞（MAO），気管支攣縮，化学療法・放射線治療・免疫療法による肺障害〕がある場合にも，コルチコステロイドの全身投与を検討する。ただしコルチコステロイドの全身投与開始後は，効果と有害事象を慎重に評価して，害よりも益が上回る場合に限定し，十分な効果が得られない場合や害が益を上回る場合は，全身投与の中止を検討し，漫然と使用しないことが望ましい。

【文　献】

1) Hui D, Kilgore K, Frisbee-Hume S, et al. Dexamethasone for dyspnea in cancer patients: a pilot double-blind, randomized, controlled trial. J Pain Symptom Manage 2016; 52: 8-16
2) Yennurajalingam S, Frisbee-Hume S, Palmer JL, et al. Reduction of cancer-related fatigue with dexamethasone: a double-blind, randomized, placebo-controlled trial in patients with advanced cancer. J Clin Oncol 2013; 31: 3076-82
3) Mori M, Shirado AN, Morita T, et al. Predictors of response to corticosteroids for dyspnea in advanced cancer patients: a preliminary multicenter prospective observational study. Support Care Cancer 2017; 25: 1169-81

臨床疑問 **6-2**

がん性リンパ管症による呼吸困難を有するがん患者に対して，コルチコステロイドの全身投与は有用か？

推奨

がん性リンパ管症による呼吸困難を有するがん患者に対して，コルチコステロイドの全身投与を行うことを提案する。

推奨の強さ：2（弱い推奨）
エビデンスの確実性：D（とても低い）

2D （弱い推奨，エビデンスの確実性はとても低い）

解説

　本臨床疑問ではアウトカムとして，呼吸困難の緩和，QOL の向上，せん妄，重篤な有害事象を設定した。

■ アウトカム 1：呼吸困難の緩和

　本臨床疑問に関する臨床研究として，単アームの前向き観察研究 1 件，後ろ向き観察研究 1 件が同定された。

　Mori ら（2017）[1]は，直前 24 時間で最も強い時の NRS 3 以上の呼吸困難を有するがん患者82名に，日本緩和医療学会が作成した呼吸器症状のガイドラインに従ってコルチコステロイドを投与して，3日後に効果の評価が可能であった 74 名を分析した。ベタメタゾン 67 名（91％），デキサメタゾン 6 名（8.1％），プレドニゾロン 1 名（1.4％）が投与され，投与量は第 1 日，第 3 日にベタメタゾン換算で中央値 4.0 mg であった。がん性リンパ管症を有していた 22 名中 15 名（68％）で NRS 1 以上の改善を認めた。

　Maeda ら（2017）[2]は，呼吸困難に対してコルチコステロイド治療を行った進行がん患者 52 名の効果を後ろ向きに評価した。STAS-J で 2 以上改善があれば有効，それ以外を無効と設定した。52 名中 30 名が有効で，22 名は無効であり，有効例，無効例のコルチコステロイド投与量は，それぞれプレドニゾロン換算で 29.0±12.8 mg，29.1±18.5 mg で投与量には有意差はなかった（p＝0.75）。有効と判断された 30 名中，5 名（16.7％）がコルチコステロイド単独療法で，25 名（83.3％）はオピオイドとの併用療法であった。がん性リンパ管症を有するがん患者は，52 名中 10 名で，6 名（60％）が有効，4 名（40％）が無効であった。

■ アウトカム 2：QOL の向上

　本臨床疑問に関する臨床研究は同定されなかった。

■ アウトカム 3：せん妄

　本臨床疑問に関する臨床研究として，前向き観察研究 1 件，後ろ向き観察研究 1 件が同定された。

　Mori ら（2017）[1] の臨床研究では，74 名中 6 名（8.1%，95%CI 4-17%）が CAM-short version でせん妄が出現，6 名（8.1%）が MDAS-item9 で軽度過活動型せん妄と診断された。がん性リンパ管症の症例のみを対象にした分析はされなかった。

　Maeda ら（2017）[2] の臨床研究では，52 名中 grade 2 が 1 名（1.9%），grade 1 が 5 名（9.6%）で 46 名（88.5%）がせん妄はなかった。がん性リンパ管症の症例のみを対象にした検討はなされなかった。

■ アウトカム 4：重篤な有害事象

本臨床疑問に関する臨床研究は同定されなかった。

＊＊

　以上より，2 件の観察研究の結果から，がん性リンパ管症による呼吸困難を有するがん患者に対してコルチコステロイド全身投与で呼吸困難が改善する可能性が示唆され，コルチコステロイド全身投与は有用であると判断した。一方で，コルチコステロイド全身投与はせん妄を合併するリスクを高める可能性が示唆され，益と害の差は非常に小さいと考えられ，「弱い推奨」とした。エビデンスの確実性に関しては，サンプル数の少ない単アームの前向き観察研究が 1 件と，単施設の後ろ向き観察研究が 1 件のみであることから，高度のバイアスリスクがあると考え，「とても低い」とした。

　したがって，本ガイドラインでは，がん性リンパ管症による呼吸困難を有するがん患者に対して，コルチコステロイドの全身投与を行うことを提案する。ただしコルチコステロイドの投与を検討する前に，がん薬物療法の適応の有無を専門家に相談して，その適応がない場合に使用を検討する＊。さらにコルチコステロイドの全身投与開始後は，効果と有害事象を慎重に評価して，害よりも益が上回る場合に限定し，十分な効果が得られない場合や害が益を上回る場合は，速やかに全身投与を中止することを前提とする。

＊背景知識（P35）を参照

【文　献】

1）Mori M, Shirado AN, Morita T, et al. Predictors of response to corticosteroids for dyspnea in advanced cancer patients: a preliminary multicenter prospective observational study. Support Care Cancer 2017; 25: 1169-81

2）Maeda T, Hayakawa T. Dyspnea-alleviating and survival-prolonging effects of corticosteroids in patients with terminal cancer. Prog Palliat Care 2017; 25: 117-20

臨床疑問 6-3

上大静脈症候群による呼吸困難を有するがん患者に対して，コルチコステロイドの全身投与は有用か？

推 奨

上大静脈症候群による呼吸困難を有するがん患者に対して，コルチコステロイドの全身投与を行うことを提案する。

推奨の強さ：2（弱い推奨）
エビデンスの確実性：D（とても低い）

2D（弱い推奨，エビデンスの確実性はとても低い）

解 説

本臨床疑問ではアウトカムとして，呼吸困難の緩和，QOL の向上，せん妄，重篤な有害事象を設定した。

■ アウトカム 1：呼吸困難の緩和

本臨床疑問に関する臨床研究として，単アームの前向き観察研究 1 件，後ろ向き観察研究 1 件が同定された。

Mori ら（2017）[1]は，直前 24 時間で最も強い時の NRS 3 以上の呼吸困難を有するがん患者 82 名に，日本緩和医療学会が作成した呼吸器症状のガイドラインに従ってコルチコステロイドを投与して，3 日後に効果の評価が可能であった 74 名を分析した。ベタメタゾン 67 名（91%），デキサメタゾン 6 名（8.1%），プレドニゾロン 1 名（1.4%）が投与され，投与量は第 1 日，第 3 日にベタメタゾン換算で中央値 4.0 mg であった。上大静脈症候群を有していた 4 名中 1 名（25%）で NRS 1 以上の改善を認めた。

Sookprasert ら（2018）[2]は，臨床症状や CT で新規に上大静脈症候群と診断した 81 名〔呼吸困難 50 名（61.7%），咳嗽 27 名（33.3%）〕にコルチコステロイドを含む複合的な治療を行った。48 名（59.3%）で臨床的に治療が有効であった。治療内容は，コルチコステロイド＋放射線治療 35 名（43.2%），コルチコステロイド単独治療 26 名（32.1%），放射線単独治療 7 名（8.6%），コルチコステロイド＋放射線治療＋化学療法 4 名（4.9%），ヘパリン単独治療 4 名（4.9%），コルチコステロイド＋放射線治療＋ヘパリン療法 2 名（2.5%），コルチコステロイド＋ヘパリン療法 1 名（1.2%），無治療 1 名（1.2%）でコルチコステロイドは 68 名（84%）に使用されていた。

■ アウトカム 2：QOL の向上

本臨床疑問に関する臨床研究は同定されなかった。

■ アウトカム 3：せん妄

本臨床疑問に関する臨床研究として，前向き観察研究 1 件が同定された。

　Mori ら（2017）[1]の臨床研究では，74 名中 6 名（8.1％，95％CI 4-17％）が CAM-short version でせん妄が出現，6 名（8.1％）が MDAS-item9 で軽度過活動型せん妄と診断された。上大静脈症候群の症例のみを対象にした分析はされなかった。

■ アウトカム 4：重篤な有害事象
　本臨床疑問に関する臨床研究は同定されなかった。

＊＊

　以上より，2 件の観察研究の結果から，上大静脈症候群による呼吸困難を有するがん患者に対してコルチコステロイド全身投与で呼吸困難が改善する可能性が示唆され，コルチコステロイド全身投与は有用であると判断した。一方で，コルチコステロイドの全身投与はせん妄を合併するリスクを高める可能性が示唆され，益と害の差は非常に小さいと考えられ，「弱い推奨」とした。エビデンスの確実性に関しては，サンプル数の少ない単アームの前向き観察研究が 1 件と，単施設の後ろ向き観察研究が 1 件のみであることから，高度のバイアスリスクがあると考え，「とても低い」とした。

　したがって，本ガイドラインでは，上大静脈症候群による呼吸困難を有するがん患者に対して，コルチコステロイドの全身投与を行うことを提案する。ただしコルチコステロイドの投与を検討する前に，がん薬物療法や放射線治療および IVR（interventional radiology）治療の適応の有無を，それぞれの専門家に相談して，その適応がない場合に使用を検討する＊。さらにコルチコステロイドの全身投与開始後は，効果と有害事象を慎重に評価して，害よりも益が上回る場合に限定し，十分な効果が得られない場合や害が益を上回る場合は，速やかに全身投与を中止することを前提とする。またコルチコステロイド全身投与によって，上大静脈症候群自体の病態を改善させるエビデンスは得られていないことにも留意する。

＊背景知識（P36）を参照

【文　献】
1) Mori M, Shirado AN, Morita T, et al. Predictors of response to corticosteroids for dyspnea in advanced cancer patients: a preliminary multicenter prospective observational study. Support Care Cancer 2017; 25: 1169-81
2) Sookprasert A, Sinchaiyaphum V, Chindaprasirt J, et al. Superior vena cava Syndrome: clinical presentation and treatment outcome. J Med Assoc Thai 2018; 101（Suppl 7）: S149-S153.

臨床疑問 6-4

主要気道閉塞（major airway obstruction；MAO）による呼吸困難を有するがん患者に対して，コルチコステロイドの全身投与は有用か？

推奨

主要気道閉塞（MAO）による呼吸困難を有するがん患者に対して，コルチコステロイドの全身投与を行うことを提案する。

推奨の強さ：2（弱い推奨）
エビデンスの確実性：D（とても低い）

2D（弱い推奨，エビデンスの確実性はとても低い）

解説

本臨床疑問ではアウトカムとして，呼吸困難の緩和，QOL の向上，せん妄，重篤な有害事象を設定した。

■ アウトカム 1：呼吸困難の緩和

本臨床疑問に関する臨床研究として，単アームの前向き観察研究 1 件が同定された。

Mori ら（2017）[1]は，直前 24 時間で最も強い時の NRS 3 以上の呼吸困難を有するがん患者82 名に，日本緩和医療学会が作成した呼吸器症状のガイドラインに従ってコルチコステロイドを投与して，3 日後に効果の評価が可能であった 74 名を分析した。ベタメタゾン 67 名（91%），デキサメサゾン 6 名（8.1%），プレドニゾロン 1 名（1.4%）が投与され，投与量は第 1 日，第 3 日にベタメタゾン換算で中央値 4.0 mg であった。主要気道閉塞（MAO）を有していた 16 名中 13 名（81%）で NRS 1 以上の改善を認めた。

■ アウトカム 2：QOL の向上

本臨床疑問に関する臨床研究は同定されなかった。

■ アウトカム 3：せん妄

本臨床疑問に関する臨床研究として，単アームの前向き観察研究 1 件が同定された。

Mori ら（2017）[1]の臨床研究では，74 名中 6 名（8.1%，95%CI 4-17%）が CAM-short version でせん妄が出現，6 名（8.1%）が MDAS-item9 で軽度過活動型せん妄と診断された。上大静脈症候群の症例のみを対象にした分析はされていない。

■ アウトカム 4：重篤な有害事象

本臨床疑問に関する臨床研究は同定されなかった。

＊＊

　以上より，1件の観察研究の結果から，主要気道閉塞（MAO）による呼吸困難を有するがん患者に対してコルチコステロイド全身投与で呼吸困難が改善する可能性が示唆され，コルチコステロイド全身投与は有用であると判断した。一方で，過活動型を含むせん妄を出現させるリスクを高める可能性が示唆され，益と害の差は非常に小さいと考えられ，「弱い推奨」とした。エビデンスの確実性に関しては，サンプル数の少ない単アームの前向き観察研究が1件のみであることから，高度のバイアスリスクがあると考え，「とても低い」とした。

　したがって，本ガイドラインでは，主要気道閉塞（MAO）によるがん患者の呼吸困難に対して，コルチコステロイドの全身投与を行うことを提案する。ただしコルチコステロイドの投与を検討する前に，がん薬物療法や放射線治療およびステント治療の適応の有無を，それぞれの専門家に相談して，その適応がない場合に使用を検討する＊。さらにコルチコステロイドの全身投与開始後は，効果と有害事象を慎重に評価して，害よりも益が上回る場合に限定し，十分な効果が得られない場合や害が益を上回る場合は，速やかに全身投与を中止することを前提とする。

＊背景知識（P38）を参照

【文　献】

1) Mori M, Shirado AN, Morita T, et al. Predictors of response to corticosteroids for dyspnea in advanced cancer patients: a preliminary multicenter prospective observational study. Support Care Cancer 2017; 25: 1169–81

IV章
今後の検討課題

　以下の項目については，ガイドラインとして示すに足る十分なエビデンスや情報がなかったため，または，十分な検討，議論を行う時間がなかったため，次回改訂の際に再度検討することとした。今後，この領域の臨床研究が推進されることを期待する。

1　推奨項目について

❶ 酸素療法
・安静時低酸素血症がない患者の労作時呼吸困難に対する，適切な酸素投与量を検討すること。
・終末期（特に，死亡直前期）患者の呼吸困難（低酸素血症あり・なしいずれの状況も含む）に対する酸素投与の効果を検討すること。特に，実臨床における有害事象に関する詳細を明らかにすること。

❷ 高流量鼻カニュラ酸素療法（HFNC）
・高流量鼻カニュラ酸素療法（HFNC）の短期使用と長期使用の効果を分けて検討すること。
・高流量鼻カニュラ酸素療法（HFNC）を長期使用する際の適切な使用方法（持続使用，間欠使用，夜間のみ使用，など）を検討すること。
・高流量鼻カニュラで高濃度酸素投与を行う必要性について検討すること。

❸ 送風療法
・送風療法の長期使用の効果を検討すること。
・送風療法を長期使用する際の適切な使用方法（持続使用，間欠使用，など）を検討すること。
・送風療法を行う際の，風量など適切な設定に関する検討を行うこと。

❹ オピオイド
・がん患者の呼吸困難に対するモルヒネとその他のオピオイド（オキシコドン，フェンタニル，ヒドロモルフォンなど）の全身投与における有効性および有害事象発現について比較検討すること。
・がん患者の呼吸困難に対するオピオイドの定期投与（徐放性製剤定期投与，持続注投与）の有効性および有害事象を検討すること。
・がん患者の呼吸困難に対してオピオイドの効果が期待できる患者群を抽出すること。
・呼吸困難に対するオピオイドの適切な投与量設定に関する知見を示すこと。
・各種非がん慢性進行疾患における呼吸困難に対するオピオイドの有効性および有害事象に関して検討すること。

❺ ベンゾジアゼピン系薬
・がん患者の呼吸困難に対するベンゾジアゼピン系薬の効果が期待できる患者群を抽出すること。特に，不安・抑うつの有無によるベンゾジアゼピン系薬の効果の

違いがあるかを検討すること。
・がん患者の呼吸困難に対してオピオイドにベンゾジアゼピン系薬を追加併用することの効果をより質の高いデザインの研究で検討すること。

⑥ コルチコステロイド
・がん患者の呼吸困難に対するコルチコステロイドの有効性や有害事象を予測する因子（病態・原因・並存疾患・全身状態〔performance status（PS）など〕など）を同定すること。
・特定の病態に対するコルチコステロイドの有効性・有害事象を検討すること。
・がん患者の呼吸困難に対するコルチコステロイドの適切な投与量，効果発現までの時間，効果が持続する期間などについて検討すること。

⑦ その他
・看護ケア，リハビリテーション，アロマセラピー，鍼灸などの呼吸困難に対する非薬物療法に関する推奨を行うこと。
・ガイドラインを遵守することに関するモニタリング・監査のための基準を示し，方法を提案すること。
・今回，推奨項目として扱わなかった呼吸困難以外の呼吸器症状に関するガイドラインの作成を検討すること。
・今回のガイドライン作成では，アカデミック COI に関するマネジメントが明確でなかったため，今後のガイドライン作成時にはその点に対する対応を明確にすること。

（山口　崇）

IV章

今後の検討課題

Ⅴ章

資　料

1 臨床疑問の設定

●臨床疑問 1-1

スコープで取り上げた重要臨床課題（Key Clinical Issue）		
進行性疾患患者における呼吸困難に対する酸素療法の有効性		
CQ の構成要素		
P（Patients, Problem, Population）		
性　別	指定なし	
年　齢	成人	
疾患・病態	進行性疾患患者（がん，慢性呼吸器疾患，慢性心不全，神経疾患，など），呼吸困難あり，低酸素血症を有する	
地理的要件	特になし	
I（Interventions）/C（Comparisons, Controls）のリスト		
I：酸素吸入（高流量鼻カニュラ酸素療法，陽圧換気は除く） C：空気吸入（プラセボ），無治療		
O（Outcomes）のリスト		
	Outcome の内容	益か害か	重要度
O1	呼吸困難の緩和	益	9 点
O2	運動耐容能（6MWT など）の向上	益	7 点
O3	Quality of Life の向上	益	7 点
O4	意識障害・傾眠	害	7 点
O5	不快感（鼻腔・顔面など）	害	4 点
作成した CQ		
安静時低酸素血症があり呼吸困難を有する進行性疾患患者に対して，酸素吸入を行うことは呼吸困難の緩和に有用か？		

●臨床疑問 1-2

スコープで取り上げた重要臨床課題（Key Clinical Issue）		
進行性疾患患者における呼吸困難に対する酸素療法の有効性		
CQ の構成要素		
P（Patients, Problem, Population）		
性　別	指定なし	
年　齢	成人	
疾患・病態	進行性疾患患者（がん，慢性呼吸器疾患，慢性心不全，神経疾患，など），呼吸困難あり，低酸素血症がない，または軽度にとどまる	
地理的要件	特になし	
I（Interventions）/C（Comparisons, Controls）のリスト		
I：酸素吸入（高流量鼻カニュラ酸素療法，陽圧換気は除く） C：空気吸入（プラセボ），無治療		
O（Outcomes）のリスト		
	Outcome の内容	益か害か	重要度
O1	呼吸困難の緩和	益	9 点
O2	運動耐容能（6MWT など）の向上	益	7 点

（つづく）

O3	Quality of Life の向上	益	7 点
O4	意識障害・傾眠	害	7 点
O5	不快感（鼻腔・顔面など）	害	4 点
作成した CQ			

安静時低酸素血症がない，または軽度にとどまるが呼吸困難を有する進行性疾患患者に対して，酸素吸入を行うことは呼吸困難の緩和に有用か？

●臨床疑問 2

スコープで取り上げた重要臨床課題（Key Clinical Issue）
進行性疾患患者の呼吸困難に対する高流量鼻カニュラ酸素療法（high flow nasal cannula oxygen：HFNC）の有効性

CQ の構成要素	
P（Patients, Problem, Population）	
性　別	指定なし
年　齢	成人
疾患・病態	進行性疾患患者（がん，慢性心不全，慢性呼吸器疾患，神経疾患，など），呼吸困難あり，低酸素血症を有する
地理的要件	特になし

I（Interventions）/C（Comparisons, Controls）のリスト
I：高流量鼻カニュラ酸素療法（high flow nasal cannula oxygen：HFNC） C：（通常の）酸素吸入，非侵襲的陽圧換気

O（Outcomes）のリスト			
	Outcome の内容	益か害か	重要度
O1	呼吸困難の緩和	益	9 点
O2	Quality of LIfe の向上	益	7 点
O3	不快感	害	7 点
O4	皮膚障害	害	5 点
作成した CQ			

低酸素血症があり呼吸困難を有する進行性疾患患者に対して，高流量鼻カニュラ酸素療法（high flow nasal cannula oxygen；HFNC）を行うことは呼吸困難の緩和に有用か？

●臨床疑問 3

スコープで取り上げた重要臨床課題（Key Clinical Issue）		
進行性疾患患者の呼吸困難に対する，送風療法（顔への送風）の有効性		
CQ の構成要素		
P（Patients, Problem, Population）		
性　別	指定なし	
年　齢	成人	
疾患・病態	進行性疾患患者（がん，慢性心不全，慢性呼吸器疾患，神経疾患，など），呼吸困難あり	
地理的要件	特になし	
I（Interventions）/C（Comparisons, Controls）のリスト		
I：送風療法（顔への送風） C：顔以外への送風，あるいは送風以外の薬物療法を除く介入，もしくは介入なし。		
O（Outcomes）のリスト		
	Outcome の内容	益か害か	重要度
O1	呼吸困難の緩和	益	9 点
O2	安心感・自己効力感	益	7 点
O3	不快感	害	7 点
作成した CQ		
呼吸困難を有する進行性疾患患者に対して，送風療法（顔への送風）を行うことは有用か？		

●臨床疑問 4-1

スコープで取り上げた重要臨床課題（Key Clinical Issue）		
がん患者の呼吸困難に対するオピオイドの有効性		
CQ の構成要素		
P（Patients, Problem, Population）		
性　別	指定なし	
年　齢	成人	
疾患・病態	がん患者，呼吸困難あり	
地理的要件	特になし	
I（Interventions）/C（Comparisons, Controls）のリスト		
I：モルヒネ全身投与 C：プラセボ，あるいは呼吸困難の緩和目的に用いられた I 以外の薬物の全身投与		
O（Outcomes）のリスト		
	Outcome の内容	益か害か	重要度
O1	呼吸困難の緩和	益	9 点
O2	Quality of life の向上	益	8 点
O3	傾眠	害	6 点
O4	重篤な有害事象	害	8 点
作成した CQ		
呼吸困難を有するがん患者に対して，モルヒネ全身投与は有用か？		

●臨床疑問 4-2

スコープで取り上げた重要臨床課題（Key Clinical Issue）		
がん患者の呼吸困難に対するオピオイドの有効性		
CQ の構成要素		
P（Patients, Problem, Population）		
性　別	指定なし	
年　齢	成人	
疾患・病態	がん患者，呼吸困難あり	
地理的要件	特になし	
I（Interventions）/C（Comparisons, Controls）のリスト		
I：オキシコドン全身投与 C：プラセボ，あるいは呼吸困難の緩和目的に用いられた I 以外の薬物の全身投与		
O（Outcomes）のリスト		
	Outcome の内容	益か害か	重要度
O1	呼吸困難の緩和	益	9 点
O2	Quality of life の向上	益	8 点
O3	傾眠	害	6 点
O4	重篤な有害事象	害	8 点
作成した CQ			
呼吸困難を有するがん患者に対して，オキシコドン全身投与は有用か？			

●臨床疑問 4-3

スコープで取り上げた重要臨床課題（Key Clinical Issue）		
がん患者の呼吸困難に対するオピオイドの有効性		
CQ の構成要素		
P（Patients, Problem, Population）		
性　別	指定なし	
年　齢	成人	
疾患・病態	がん患者，呼吸困難あり	
地理的要件	特になし	
I（Interventions）/C（Comparisons, Controls）のリスト		
I：ヒドロモルフォン全身投与 C：プラセボ，あるいは呼吸困難の緩和目的に用いられた I 以外の薬物の全身投与		
O（Outcomes）のリスト		
	Outcome の内容	益か害か	重要度
O1	呼吸困難の緩和	益	9 点
O2	Quality of life の向上	益	8 点
O3	傾眠	害	6 点
O4	重篤な有害事象	害	8 点
作成した CQ			
呼吸困難を有するがん患者に対して，ヒドロモルフォン全身投与は有用か？			

Ⅴ章

資料

●臨床疑問 4-4

スコープで取り上げた重要臨床課題（Key Clinical Issue）			
がん患者の呼吸困難に対するオピオイドの有効性			
CQ の構成要素			
P（Patients, Problem, Population）			
性　別	指定なし		
年　齢	成人		
疾患・病態	がん患者，呼吸困難あり		
地理的要件	特になし		
I（Interventions）/C（Comparisons, Controls）のリスト			
I：フェンタニル全身投与 C：プラセボ，あるいは呼吸困難の緩和目的に用いられたI以外の薬物の全身投与			
O（Outcomes）のリスト			
	Outcome の内容	益か害か	重要度
O1	呼吸困難の緩和	益	9 点
O2	Quality of life の向上	益	8 点
O3	傾眠	害	6 点
O4	重篤な有害事象	害	8 点
作成した CQ			
呼吸困難を有するがん患者に対して，フェンタニル全身投与は有用か？			

●臨床疑問 4-5

スコープで取り上げた重要臨床課題（Key Clinical Issue）			
がん患者の呼吸困難に対するオピオイドの有効性			
CQ の構成要素			
P（Patients, Problem, Population）			
性　別	指定なし		
年　齢	成人		
疾患・病態	がん患者，呼吸困難あり		
地理的要件	特になし		
I（Interventions）/C（Comparisons, Controls）のリスト			
I：モルヒネ吸入 C：プラセボ吸入/全身投与，あるいはオピオイドの全身投与			
O（Outcomes）のリスト			
	Outcome の内容	益か害か	重要度
O1	呼吸困難の緩和	益	9 点
O2	Quality of life の向上	益	8 点
O3	傾眠	害	6 点
O4	重篤な有害事象	害	8 点
作成した CQ			
呼吸困難を有するがん患者に対して，モルヒネ吸入は有用か？			

● 臨床疑問 5-1

スコープで取り上げた重要臨床課題（Key Clinical Issue）		
がん患者の呼吸困難に対するベンゾジアゼピン系薬の有効性		
CQ の構成要素		
P（Patients, Problem, Population）		
性　別	指定なし	
年　齢	成人	
疾患・病態	がん患者，呼吸困難あり	
地理的要件	特になし	
I（Interventions）/C（Comparisons, Controls）のリスト		
I：ベンゾジアゼピン系薬単独 C：プラセボ，あるいは呼吸困難の緩和目的に用いられたベンゾジアゼピン以外の薬剤の単独全身投与		
O（Outcomes）のリスト		
	Outcome の内容	益か害か	重要度
O1	呼吸困難の緩和	益	9 点
O2	不安の緩和	益	6 点
O3	重篤な有害事象	害	8 点
O4	傾眠	害	6 点
作成した CQ		
呼吸困難を有するがん患者に対して，ベンゾジアゼピン系薬の単独投与は有用か？		

● 臨床疑問 5-2

スコープで取り上げた重要臨床課題（Key Clinical Issue）		
がん患者の呼吸困難に対するベンゾジアゼピン系薬の有効性		
CQ の構成要素		
P（Patients, Problem, Population）		
性　別	指定なし	
年　齢	指定なし	
疾患・病態	がん患者，呼吸困難あり	
地理的要件	特になし	
I（Interventions）/C（Comparisons, Controls）のリスト		
I：ベンゾジアゼピン系薬とオピオイドの併用 C：ベンゾジアゼピン系薬単独もしくはオピオイド単独		
O（Outcomes）のリスト		
	Outcome の内容	益か害か	重要度
O1	呼吸困難の緩和	益	9 点
O2	不安の緩和	益	6 点
O3	重篤な有害事象	害	8 点
O4	傾眠	害	6 点
作成した CQ		
呼吸困難を有するがん患者に対して，ベンゾジアゼピン系薬をオピオイドに併用することは有用か？		

V 章

資 料

●臨床疑問 6-1

スコープで取り上げた重要臨床課題（Key Clinical Issue）			
がん患者の呼吸困難に対するコルチコステロイドの有効性			
CQ の構成要素			
P（Patients, Problem, Population）			
性　別	指定なし		
年　齢	成人		
疾患・病態	がん患者，呼吸困難あり		
地理的要件	特になし		
Ⅰ（Interventions）/C（Comparisons, Controls）のリスト			
Ⅰ：コルチコステロイドの全身投与 C：プラセボ，あるいは呼吸困難の緩和目的に用いられたⅠ以外の介入			
O（Outcomes）のリスト			
	Outcome の内容	益か害か	重要度
O1	呼吸困難の緩和	益	9 点
O2	Quality of life の向上	益	8 点
O3	せん妄	害	8 点
O4	重篤な有害事象	害	8 点
作成した CQ			
呼吸困難を有するがん患者に対して，コルチコステロイドの全身投与は有用か？			

●臨床疑問 6-2

スコープで取り上げた重要臨床課題（Key Clinical Issue）			
がん患者の呼吸困難に対するコルチコステロイドの有効性			
CQ の構成要素			
P（Patients, Problem, Population）			
性　別	指定なし		
年　齢	成人		
疾患・病態	がん患者・がん性リンパ管症		
地理的要件	特になし		
Ⅰ（Interventions）/C（Comparisons, Controls）のリスト			
Ⅰ：コルチコステロイドの全身投与 C：プラセボ，あるいは呼吸困難の緩和目的に用いられたⅠ以外の介入			
O（Outcomes）のリスト			
	Outcome の内容	益か害か	重要度
O1	呼吸困難の緩和	益	9 点
O2	Quality of life の向上	益	8 点
O3	せん妄	害	8 点
O4	せん妄以外の有害事象	害	7 点
作成した CQ			
がん性リンパ管症による呼吸困難を有するがん患者に対して，コルチコステロイドの全身投与は有用か？			

●臨床疑問 6-3

スコープで取り上げた重要臨床課題（Key Clinical Issue）		
がん患者の呼吸困難に対するコルチコステロイドの有効性		
CQ の構成要素		
P（Patients, Problem, Population）		
性　別	指定なし	
年　齢	成人	
疾患・病態	がん患者・上大静脈症候群	
地理的要件	特になし	
I（Interventions）/C（Comparisons, Controls）のリスト		
I：コルチコステロイドの全身投与 C：プラセボ，あるいは呼吸困難の緩和目的に用いられた I 以外の介入		
O（Outcomes）のリスト		
	Outcome の内容	益か害か	重要度
O1	呼吸困難の緩和	益	9 点
O2	Quality of life の向上	益	8 点
O3	せん妄	害	8 点
O4	せん妄以外の有害事象	害	7 点
作成した CQ		
上大静脈症候群による呼吸困難を有するがん患者に対して，コルチコステロイドの全身投与は有用か？		

●臨床疑問 6-4

スコープで取り上げた重要臨床課題（Key Clinical Issue）		
がん患者の呼吸困難に対するコルチコステロイドの有効性		
CQ の構成要素		
P（Patients, Problem, Population）		
性　別	指定なし	
年　齢	成人	
疾患・病態	がん患者・主要気道閉塞	
地理的要件	特になし	
I（Interventions）/C（Comparisons, Controls）のリスト		
I：コルチコステロイドの全身投与 C：プラセボ，あるいは呼吸困難の緩和目的に用いられた I 以外の介入		
O（Outcomes）のリスト		
	Outcome の内容	益か害か	重要度
O1	呼吸困難の緩和	益	9 点
O2	Quality of life の向上	益	8 点
O3	せん妄	害	8 点
O4	せん妄以外の有害事象	害	7 点
作成した CQ		
主要気道閉塞（major airway obstruction；MAO）による呼吸困難を有するがん患者に対して，コルチコステロイドの全身投与は有用か？		

V

章

資

料

2 文献検索式

系統的文献検索は，下記の方法で行った。

(1) PubMed〔http://www.ncbi.nlm.nih.gov/pubmed〕

(2) Cochrane Library〔http://onlinelibrary.wiley.com/cochranelibrary/search/advanced〕

(3) EMBASE

(4) 医中誌 Web 版

※検索日：英文は 2019 年 9 月 23 日，和文は 2019 年 10 月 17 日

[適格基準]

・2019 年 9 月 23 日時点で掲載されたもの（2020 年 6 月 30 日と 2021 年 12 月 7 日に PubMed のみで up-date サーチを行った）

[重要臨床課題 1]
進行性疾患患者における呼吸困難に対する酸素療法の有効性

Cochrane Library

#1	MeSH descriptor: [Oxygen Inhalation Therapy] explode all trees	1,436 件
#2	((O2 or oxygen) NEAR/2 (administration or therap* or treatment*)):ti,ab,kw (Word variations have been searched)	5,695 件
#3	("supplement* oxygen" or "oxygen supplement*" or oxygenotherap*):ti,ab,kw (Word variations have been searched)	1,734 件
#4	#1 or #2 or #3	6,843 件
#5	MeSH descriptor: [Dyspnea] explode all trees	1,144 件
#6	(dyspnea* or dyspnoea* or dyspneic or "short* of breath" or breathless*):ti,ab,kw (Word variations have been searched)	11,857 件
#7	((difficult* or laboured or labored) NEAR/1 (respiration or breathing)):ti,ab,kw (Word variations have been searched)	322 件
#8	#5 or #6 or #7	12,095 件
#9	#4 and #8 in Trials	518 件

EMBASE

1	exp Oxygen Therapy/	31,612 件
2	((O2 or oxygen) adj2 (administration or therap* or treatment*)).tw,kw.	21,389 件
3	(supplement* oxygen or oxygen supplement* or oxygenotherap*).tw,kw.	8,354 件
4	or/1-3	47,884 件
5	exp dyspnea/	158,707 件
6	(dyspnea* or dyspnoea* or dyspneic or short* of breath or breathless*).tw,kw.	100,076 件
7	((difficult* or laboured or labored) adj (respiration or breathing)).tw,kw.	1,680 件
8	or/5-7	183,505 件
9	4 and 8	6,087 件
10	(clin* adj2 trial).mp.	1,515,008 件
11	((singl* or doubl* or trebl* or tripl*) adj (blind* or mask*)).mp.	296,188 件
12	(random* adj5 (assign* or allocat*)).mp.	183,724 件
13	randomi*.mp.	1,168,611 件

14	crossover.mp.	95,230 件
15	exp randomized-controlled-trial/	572,713 件
16	exp double-blind-procedure/	166,358 件
17	exp crossover-procedure/	60,954 件
18	exp single-blind-procedure/	36,705 件
19	exp randomization/	84,575 件
20	or/10-19	2,212,844 件
21	9 and 20	870 件
22	exp Animals/ or exp Invertebrate/ or Animal Experiment/ or Animal Model/ or Animal Tissue/ or Nonhuman/	26,511,848 件
23	Human/ or Normal Human/ or Human Cell/	20,258,899 件
24	22 and 23	20,199,555 件
25	22 not 24	6,312,293 件
26	21 not 25	868 件

MEDLINE

0	exp Oxygen Inhalation Therapy/	25,097 件
2	((O2 or oxygen) adj2 (administration or therap* or treatment*)).tw,kw,kf.	16,601 件
3	(supplement* oxygen or oxygen supplement* or oxygenotherap*).tw,kw,kf.	5,217 件
4	or/1-3	36,690 件
5	exp Dyspnea/	20,449 件
6	(dyspnea* or dyspnoea* or dyspneic or short* of breath or breathless*).tw,kw,kf.	55,748 件
7	((difficult* or laboured or labored) adj (respiration or breathing)).tw,kw,kf.	999 件
8	or/5-7	64,384 件
9	4 and 8	1,524 件
10	exp clinical trial/	836,373 件
11	exp randomized controlled trials/	129,031 件
12	exp double-blind method/	153,319 件
13	exp single-blind method/	27,320 件
14	exp cross-over studies/	46,001 件
15	randomized controlled trial.pt.	489,565 件
16	clinical trial.pt.	517,993 件
17	controlled clinical trial.pt.	93,261 件
18	(clinic* adj2 trial).mp.	699,742 件
19	(random* adj5 control* adj5 trial*).mp.	695,232 件
20	(crossover or cross-over).mp.	92,471 件
21	((singl* or doubl* or trebl* or tripl*) adj (blind* or mask*)).mp.	228,465 件
22	randomi*.mp.	845,881 件
23	(random adj5 (assign* or allocat* or assort*)).mp.	106,903 件
24	or/10-23	1,347,713 件
25	9 and 24	270 件
26	animals/ not humans/	4,583,794 件
27	25 not 26	268 件

医中誌 Web

1	Breath Shortness/TA or "Breath Shortness"/TA or "Breathlessness"/TA or "Breathlessnesses"/TA or Dyspnea/TA or Dyspneas/TA or "Inspiratory Retraction"/TA or "Shortness of Breath"/TA or 呼吸困難/TH or 呼吸困難/AL or 息切れ/TA or 陥没呼吸/TA or 息苦しさ/TA	31,147 件
2	(酸素吸入療法/TH or 酸素吸入療法/AL or 酸素治療/TA or 酸素療法/TA or 酸素投与/TA or 酸素吸入/TA or 補助酸素/TA or 酸素補給/TA or 酸素補充/TA) or ("oxygen supplement"/TA or "oxygen inhalation therapy"/TA or "oxygen therapy"/TA or "oxygen administration"/TA or "supplemental oxygen"/TA or "Oxygentherapy"/TA)	26,215 件
3	#1 and #2	2,010 件
4	(#3) and (PT= 会議録除く)	1,892 件

検索式により英文 1,122 件（重複した 532 件を除く），和文 1,892 件の文献が得られた。一次スクリーニングの結果，106 件の文献を採用した。そのうち，二次スクリーニングの結果，44 件の文献を採用した。また，ハンドサーチにより 9 件の文献を採用した。

そのうち，CQ1-1 に該当するものは 5 件，CQ1-2a に該当するものは 22 件，CQ1-2b に該当するものは 4 件，CQ1-2c に該当するものは 4 件，CQ1-2d に該当するものは 9 件であった。

[重要臨床課題 2]
進行性疾患患者の呼吸困難に対する高流量鼻カニュラ酸素療法（high flow nasal cannula oxygen：HFNC）の有効性

Cochrane Library

#1	((highflow or high-flow) NEAR/2 (nasal or oxygen)):ti,ab,kw (Word variations have been searched)	955 件
#2	("nasal cannula*" or HFNC):ti,ab,kw (Word variations have been searched)	1,102 件
#3	#1 or #2	1,419 件
#4	MeSH descriptor: [Dyspnea] explode all trees	1,144 件
#5	(dyspnea* or dyspnoea* or dyspneic or "short* of breath" or breathless*):ti,ab,kw (Word variations have been searched)	11,857 件
#6	((difficult* or laboured or labored) NEAR/1 (respiration or breathing)):ti,ab,kw (Word variations have been searched)	322 件
#7	#4 or #5 or #6	12,095 件
#8	#3 and #7 in Trials	154 件

EMBASE

1	((high-flow or high flow) adj2 (nasal or oxygen)).tw,kw.	2,761 件
2	(nasal cannula* or HFNC).tw,kw.	3,490 件
3	or/1-2	4,552 件
4	exp dyspnea/	158,707 件
5	(dyspnea* or dyspnoea* or dyspneic or short* of breath or breathless*).tw,kw.	100,076 件
6	((difficult* or laboured or labored) adj (respiration or breathing)).tw,kw.	1,680 件
7	or/4-6	183,505 件
8	3 and 7	739 件
9	(clin* adj2 trial).mp.	1,515,008 件
10	((singl* or doubl* or trebl* or tripl*) adj (blind* or mask*)).mp.	296,188 件
11	(random* adj5 (assign* or allocat*)).mp.	183,724 件
12	randomi*.mp.	1,168,611 件
13	crossover.mp.	95,230 件
14	exp randomized-controlled-trial/	572,713 件
15	exp double-blind-procedure/	166,358 件
16	exp crossover-procedure/	60,954 件
17	exp single-blind-procedure/	36,705 件
18	exp randomization/	84,575 件
19	or/9-18	2,212,844 件
20	8 and 19	143 件
21	exp Animals/ or exp Invertebrate/ or Animal Experiment/ or Animal Model/ or Animal Tissue/ or Nonhuman/	26,511,848 件
22	Human/ or Normal Human/ or Human Cell/	20,258,899 件
23	21 and 22	20,199,555 件
24	21 not 23	6,312,293 件
25	20 not 24	140 件

MEDLINE

1	((high-flow or high flow) adj2 (nasal or oxygen)).tw,kw,kf.	1,385 件
2	(nasal cannula* or HFNC).tw,kw,kf.	1,658 件
3	or/1-2	2,173 件
4	exp Dyspnea/	20,449 件
5	(dyspnea* or dyspnoea* or dyspneic or short* of breath or breathless*).tw,kw,kf.	55,748 件
6	((difficult* or laboured or labored) adj (respiration or breathing)).tw,kw,kf.	999 件

7	or/4-6	64,384 件
8	exp clinical trial/	836,373 件
9	exp randomized controlled trials/	129,031 件
10	exp double-blind method/	153,319 件
11	exp single-blind method/	27,320 件
12	exp cross-over studies/	46,001 件
13	randomized controlled trial.pt.	489,565 件
14	clinical trial.pt.	517,993 件
15	controlled clinical trial.pt.	93,261 件
16	(clinic* adj2 trial).mp.	699,742 件
17	(random* adj5 control* adj5 trial*).mp.	695,232 件
18	(crossover or cross-over).mp.	92,471 件
19	((singl* or doubl* or trebl* or tripl*) adj (blind* or mask*)).mp.	228,465 件
20	randomi*.mp.	845,881 件
21	(random* adj5 (assign* or allocat* or assort*)).mp.	234,735 件
22	or/8-21	1,374,023 件
23	3 and 7 and 22	53 件

医中誌 Web

1	Breath Shortness/TA or "Breath Shortness"/TA or "Breathlessness"/TA or "Breathlessnesses"/TA or Dyspnea/TA or Dyspneas/TA or "Inspiratory Retraction"/TA or "Shortness of Breath"/TA or 呼吸困難/TH or 呼吸困難/AL or 息切れ/TA or 陥没呼吸/TA or 息苦しさ/TA	31,147 件
2	((ハイフロー/TA or 高流量/TA) and (カニューラ/TA or カニュラ/TA or 鼻/TA or ネーザル/TA)) or ("High-Flow "/TA and (Nasal/TA or Oxygen/TA)) or "nasal cannula"/TA or 鼻カニューラ/TA or 鼻カニューラ/TA or " ネーザルカニュラ "/TA or " ネーザルカニューラ "/TA or HFNC/TA	888 件
3	1 and 2	51 件

検索式により英文226件（重複した121件を除く），和文51件の文献が得られた。一次スクリーニングの結果，49件の文献を採用した。そのうち，二次スクリーニングの結果，4件の文献を採用した。また，ハンドサーチにより2件の文献を採用した。

［重要臨床課題 3］
進行性疾患患者の呼吸困難に対する，送風療法（顔への送風）の有効性

Cochrane Library

#1	(fan or fans):ti,ab,kw (Word variations have been searched)	343 件
#2	MeSH descriptor: [Dyspnea] explode all trees	1,144 件
#3	(dyspnea* or dyspnoea* or dyspneic or "short* of breath" or breathless*):ti,ab,kw (Word variations have been searched)	11,857 件
#4	((difficult* or laboured or labored) NEAR/1 (respiration or breathing)):ti,ab,kw (Word variations have been searched)	322 件
#5	#2 or #3 or #4	12,095 件
#6	#1 and #5 in Trials	32 件

EMBASE

1	(fan or fans).tw,kw.	7,380 件
2	exp dyspnea/ (158707)	
3	(dyspnea* or dyspnoea* or dyspneic or short* of breath or breathless*).tw,kw.	100,076 件
4	((difficult* or laboured or labored) adj (respiration or breathing)).tw,kw.	1,680 件
5	or/2-4	183,505 件
6	(clin* adj2 trial).mp.	1,515,008 件
7	((singl* or doubl* or trebl* or tripl*) adj (blind* or mask*)).mp.	296,188 件
8	(random* adj5 (assign* or allocat*)).mp.	183,724 件
9	randomi*.mp.	1,168,611 件
10	crossover.mp.	95,230 件

11	exp randomized-controlled-trial/	572,713 件
12	exp double-blind-procedure/	166,358 件
13	exp crossover-procedure/	60,954 件
14	exp single-blind-procedure/	36,705 件
15	exp randomization/	84,575 件
16	or/6-15	2,212,844 件
17	1 and 5 and 16	40 件

MEDLINE

1	(fan or fans).tw,kw,kf.	5,707 件
2	exp Dyspnea/	20,449 件
3	(dyspnea* or dyspnoea* or dyspneic or short* of breath or breathless*).tw,kw,kf.	55,748 件
4	((difficult* or laboured or labored) adj (respiration or breathing)).tw,kw,kf.	999 件
5	or/2-4	64,384 件
6	exp clinical trial/	836,373 件
7	exp randomized controlled trials/	129,031 件
8	exp double-blind method/	153,319 件
9	exp single-blind method/	27,320 件
10	exp cross-over studies/	46,001 件
11	randomized controlled trial.pt.	489,565 件
12	clinical trial.pt.	517,993 件
13	controlled clinical trial.pt.	93,261 件
14	(clinic* adj2 trial).mp.	699,742 件
15	(random* adj5 control* adj5 trial*).mp.	695,232 件
16	(crossover or cross-over).mp.	92,471 件
17	((singl* or double* or trebl* or tripl*) adj (blind* or mask*)).mp.	228,453 件
18	randomi*.mp.	845,881 件
19	(random* adj5 (assign* or allocat* or assort*)).mp.	234,735 件
20	or/6-19	1,374,017 件
21	1 and 5 and 20	21 件

医中誌 Web

1	Breath Shortness/TA or "Breath Shortness"/TA or "Breathlessness"/TA or "Breathlessnesses"/TA or Dyspnea/TA or Dyspneas/TA or "Inspiratory Retraction"/TA or "Shortness of Breath"/TA or 呼吸困難/TH or 呼吸困難/AL or 息切れ/TA or 陥没呼吸/TA or 息苦しさ/TA	31,147 件
2	送風/TA or ファン療法/TA or 扇風機/TH or 扇風機/TA	200 件
3	1 and 2	11 件

検索式により英文57件（重複した36件を除く），和文11件の文献が得られた。一次スクリーニングの結果，16件の文献を採用した。そのうち，二次スクリーニングの結果，8件の文献を採用した。また，ハンドサーチにより1件の文献を採用した。そのうち，1件は4つの介入の比較であり，2つの研究に分けて統合解析では扱った。

［重要臨床課題4］
がん患者の呼吸困難に対するオピオイドの有効性

Cochrane Library

| #1 | MeSH descriptor: [Analgesics, Opioid] explode all trees | 7,008 件 |
| #2 | (opioid* or opiate* or algopan or avinza or biopon or buprenorphine or cofapon or codeine or cyclobenzaprine or fentanyl or heroin or hydrocodone or hydromorphone or kadian or laudanon or laudanum or laudopan or levorphanol or loperamide or meperidine or methadone or morphine or nepenthe or omnopon or opial or opium or opana or opon or oposal or oxycodone or oxycontin or oxymorphonmme or pantopon* or papaveretum or pavon or pentazocine or percocet or pethidine or propoxyphene or tapentadol or tetrapon or tramadol or vicodin):ti,ab,kw (Word variations have been searched) | 47,008 件 |

#3	#1 or #2	47,008 件
#4	MeSH descriptor: [Dyspnea] explode all trees	1,144 件
#5	(dyspnea* or dyspnoea* or dyspneic or "short* of breath" or breathless*):ti,ab,kw (Word variations have been searched)	11,857 件
#6	((difficult* or laboured or labored) NEAR/1 (respiration or breathing)):ti,ab,kw (Word variations have been searched)	322 件
#7	#4 or #5 or #6	12,095 件
#8	MeSH descriptor: [Neoplasms] explode all trees	71,353 件
#9	(cancer* or tumor* or tumour* or neoplas* or carcinoma* or adenocarcinoma* or malignan* or oncolog* or sarcoma*):ti,ab,kw (Word variations have been searched)	206,969 件
#10	#8 or #9	214,366 件
#11	MeSH descriptor: [Administration, Oral] explode all trees	23,344 件
#12	MeSH descriptor: [Administration, Intravenous] explode all trees	18,040 件
#13	MeSH descriptor: [Injections, Subcutaneous] explode all trees	4,285 件
#14	MeSH descriptor: [Infusions, Subcutaneous] explode all trees	141 件
#15	MeSH descriptor: [Infusions, Parenteral] explode all trees	12,125 件
#16	MeSH descriptor: [Nebulizers and Vaporizers] explode all trees	2,253 件
#17	MeSH descriptor: [Administration, Inhalation] explode all trees	5,241 件
#18	MeSH descriptor: [Aerosols] explode all trees	2,333 件
#19	(aerosol* or atomizer* or atomiser* or inhalation or inhalator* or inhaler* or intravenous or nebulise* or nebulize* or oral or parenteral or po or subcutaneous or spray* or vaporizer* or vaporiser*):ti,ab,kw (Word variations have been searched)	301,542 件
#20	#11 or #12 or #13 or #14 or #15 or #16 or #17 or #18 or #19	303,088 件
#21	#3 and #7 and #10 and #20	107 件

EMBASE

1	exp Opiate/	80,041 件
2	(opioid* or opiate* or algopan or avinza or biopon or buprenorphine or cofapon or codeine or cyclobenzaprine or fentanyl or heroin or hydrocodone or hydromorphone or kadian or laudanon or laudanum or laudopan or levorphanol or loperamide or meperidine or methadone or morphine or nepenthe or omnopon or opial or opium or opana or opon or oposal or oxycodone or oxycontin or oxymorphonmme or pantopon* or papaveretum or pavon or pentazocine or percocet or pethidine or propoxyphene or tapentadol or tetrapon or tramadol or vicodin).mp.	361,170 件
3	or/1-2	361,170 件
4	exp dyspnea/	158,707 件
5	(dyspnea* or dyspnoea* or dyspneic or short* of breath or breathless*).tw,kw.	100,076 件
6	((difficult* or laboured or labored) adj (respiration or breathing)).tw,kw.	1,680 件
7	or/4-6	183,505 件
8	exp Neoplasms/	4,239,845 件
9	(cancer* or tumor* or tumour* or neoplas* or carcinoma* or adenocarcinoma* or malignan* or oncolog* or sarcoma*).tw,kw.	4,260,466 件
10	or/8-9	5,259,994 件
11	exp oral drug administration/	385,047 件
12	exp intravenous drug administration/	354,599 件
13	exp parenteral drug administration/	722,198 件
14	exp nebulizer/	9,724 件
15	exp vaporizer/	976 件
16	exp inhalation/	23,744 件
17	cxp acrosol/	51,804 件
18	(aerosol* or atomi?er* or inhalation or inhalator* or inhaler* or intravenous or nebuli?e* or oral or parenteral or po or subcutaneous or spray* or vapori?er*).tw,kw.	1,493,211 件
19	or/11-18	2,279,054 件
20	3 and 7 and 10 and 19	491 件

MEDLINE

1	exp Analgesics, Opioid/	111,691 件
2	(opioid* or opiate* or algopan or avinza or biopon or buprenorphine or cofapon or codeine or cyclobenzaprine or fentanyl or heroin or hydrocodone or hydromorphone or kadian or laudanon or laudanum	

or laudopan or levorphanol or loperamide or meperidine or methadone or morphine or nepenthe or omnopon or opial or opium or opana or opon or oposal or oxycodone or oxycontin or oxymor-phonmme or pantopon* or papaveretum or pavon or pentazocine or percocet or pethidine or pro-poxyphene or tapentadol or tetrapon or tramadol or vicodin).mp. ································ 198,322 件

3	or/1-2 ·· 203,124 件
4	exp Dyspnea/ ·· 20,449 件
5	(dyspnea* or dyspnoea* or dyspneic or short* of breath or breathless*).tw,kw,kf. ·············· 55,748 件
6	((difficult* or laboured or labored) adj (respiration or breathing)).tw,kw,kf. ······················· 999 件
7	or/4-6 ·· 64,384 件
8	exp Neoplasms/ ··· 3,217,351 件
9	(cancer* or tumor* or tumour* or neoplas* or carcinoma* or adenocarcinoma* or malignan* or oncolog* or sarcoma*).tw,kw,kf. ·· 3,263,933 件
10	or/8-9 ·· 4,160,474 件
11	exp Administration, Oral/ ··· 141,771 件
12	exp Administration, Intravenous/ ·· 140,345 件
13	exp Injections, Subcutaneous/ or exp Infusions, Subcutaneous/ ························· 40,629 件
14	exp Infusions, Parenteral/ ··· 90,882 件
15	exp "Nebulizers and Vaporizers"/ ·· 10,943 件
16	exp Administration, Inhalation/ ··· 29,717 件
17	Aerosols/ ··· 29,444 件
18	(aerosol* or atomi?er* or inhalation or inhalator* or inhaler* or intravenous or nebuli?e* or oral or parenteral or po or subcutaneous or spray* or vapori?er*).tw,kw,kf. ······················· 1,124,899 件
19	or/11-18 ·· 1,295,557 件
20	3 and 7 and 10 and 19 ·· 145 件

医中誌 Web

1　("Breath Shortness"/TA or "Breath Shortness"/TA or "Breathlessness"/TA or "Breathlessnesses"/TA or Dyspnea/TA or Dyspneas/TA or "Inspiratory Retraction"/TA or "Shortness of Breath"/TA or 呼吸困難/TH or 呼吸困難/AL or 息切れ/TA or 陥没呼吸/TA or 息苦しさ/TA) and (腫瘍/TH or がん/TA or 癌/TA) ·· 7,388 件

2　((morphine/TA or モルヒネ/TA or アンペック/TA or anpec/TA or プレペノン/TA or prepenon/TA or モルフィナン/TA or Morphinan/TA or Morphinans/TA or オプソ/TA or パシーフ/TA or カディアン/TA or "MS コンチン "/TA or "MS ツワイスロン "/TA or Opso/TA or Pacif/TA or Kadian/TA or "MS contin"/TA or "MS-Twicelon"/TA or モヒアト/TA) or (オキシコドン/TA or oxycodone/TA or オキノーム/TA or オキファスト/TA or オキシコンチン/TA or Oxinorm/TA or Oxifast/TA or Oxycontin/TA or Hydromorphone/TA or ヒドロモルフォン/TA or ナルラピド/TA or ナルサス/TA or ナルベイン/TA or narupaid/TA or narusus/TA or naruvein/TA) or (フェンタニル/TA or fentanyl/TA or フェントス/TA or イーフェン/TA or アブストラル/TA or デュロテップ/TA or ワンデュロ/TA or Fentos/TA or E-fen/TA or Abstral/TA or Durotep/TA or One-duro/TA or Pethidine/TA or ペチジン/TA or ペチロルファン/TA or タラモナール/TA or Pethi-lorfan/TA or thalamonal/TA or metadone/TA or メサドン塩/TA) or (メサペイン/TA or meth-apain/TA or tapentadol/TA or タペンタドール/TA or タペンタ/TA or tapenta/TA or pentazo-cine/TA or ペンタゾシン/TA or ソセゴン/TA or セダペイン/TA or sosegon/TA or sedapin/TA or ブプレノルフィン/TA or buprenorphine/TA or レペタン/TA or ノルスパン/TA or lepetan/TA or norspan/TA or tramadol/TA or トラマドール/TA or tramal/TA or トラマール/TA or ワントラム/TA or onetram/TA or トラムセット/TA or tramcet/TA)) or ([オピオイド系鎮痛剤]/TH) ·· 36,681 件

| 3 | 1 and 2 ··· 530 件 |
| 4 | 3　and (PT= 会議録除く) ·· 438 件 |

検索式により英文 560 件 (重複した 183 件を除く), 和文 438 件の文献が得られた。一次スクリーニングの結果, 160 件の文献を採用した。そのうち, 二次スクリーニングの結果, 21 件の文献を採用した。ハンドサーチによる追加採用文献はなかった。

そのうち, CQ4-1 に該当するものは 7 件, CQ4-2 に該当するものは 5 件, CQ4-3 に該当するものは 1 件, CQ4-4 に該当するものは 5 件, CQ4-5 に該当するものは 3 件であった。

［重要臨床課題 5］
がん患者の呼吸困難に対するベンゾジアゼピン系薬の有効性

Cochrane Library

#1 MeSH descriptor: [Benzodiazepines] explode all trees ·································· 8,997 件
#2 (alprazolam or anthramycin or benzodiazepine* or bretazenil or bromazepam or chlordiazepoxide or cinolazepam or clobazam or clonazepam or clorazepate or cloxazolam or diazepam or diltiazem or estazolam or eszopiclone or fludiazepam or flumazenil or flunitrazepam or flurazepam or flutoprazepam or halazepam or ketazolam or loprazolam or lorazepam or medazepam or midazolam or nimatazepam or nitrazepam or nodazepam or olanzapine or oxazepam or phenazepam or pinazepam or pirenzepin or prazepam or premazepam or quazepam or temazepam or tetrazepam or triazolam or zaleplon or zolpidem or zopiclone):ti,ab,kw (Word variations have been searched) 25,854 件
#3 #1 or #2·· 25,879 件
#4 MeSH descriptor: [Dyspnea] explode all trees ································· 1,144 件
#5 (dyspnea or dyspnoea or dyspneic or "short* of breath" or breathless*):ti,ab,kw (Word variations have been searched) ··· 11,856 件
#6 ((difficult* or laboured or labored) NEAR/1 (respiration or breathing)):ti,ab,kw (Word variations have been searched) ··· 322 件
#7 #4 or #5 or #6 ·· 12,094 件
#8 MeSH descriptor: [Neoplasms] explode all trees ································ 71,353 件
#9 (cancer* or tumor* or tumour* or neoplas* or carcinoma* or adenocarcinoma* or malignan* or oncolog* or sarcoma*):ti,ab,kw ·· 206,969 件
#10 #8 or #9·· 214,366 件
#11 #3 and #7 and #10 ·· 35 件

EMBASE

1 exp Benzodiazepine/ ·· 26,602 件
2 (alprazolam or anthramycin or benzodiazepine* or bretazenil or bromazepam or chlordiazepoxide or cinolazepam or clobazam or clonazepam or clorazepate or cloxazolam or diazepam or diltiazem or estazolam or eszopiclone or fludiazepam or ?umazenil or flunitrazepam or flurazepam or flutoprazepam or halazepam or ketazolam or loprazolam or lorazepam or medazepam or midazolam or nimatazepam or nitrazepam or nodazepam or olanzapine or oxazepam or phenazepam or pinazepam or pirenzepin or prazepam or premazepam or quazepam or temazepam or tetrazepam or triazolam or zaleplon or zolpidem or zopiclone).tw,kw. ··· 121,764 件
3 or/1-2 ··· 136,235 件
4 exp Dyspnea/ ·· 158,707 件
5 (dyspnea* or dyspnoea* or dyspneic or short* of breath or breathless*).tw,kw. ·············· 100,076 件
6 ((difficult* or laboured or labored) adj (respiration or breathing)).tw,kw. ························ 1,680 件
7 or/4-6 ··· 183,505 件
8 exp Neoplasms/ ··· 4,239,845 件
9 (cancer* or tumor* or tumour* or neoplas* or carcinoma* or adenocarcinoma* or malignan* or oncolog* or sarcoma*).tw,kw. ··· 4,260,466 件
10 or/8-9 ·· 5,259,994 件
11 3 and 7 and 10 ·· 353 件

MEDLINE

1 exp Benzodiazeplnes/ ··· 64,208 件
2 (alprazolam or anthramycin or benzodiazepine* or bretazenil or bromazepam or chlordiazepoxide or cinolazepam or clobazam or clonazepam or clorazepate or cloxazolam or diazepam or diltiazem or estazolam or eszopiclone or fludiazepam or ?umazenil or flunitrazepam or flurazepam or flutoprazepam or halazepam or ketazolam or loprazolam or lorazepam or medazepam or midazolam or nimatazepam or nitrazepam or nodazepam or olanzapine or oxazepam or phenazepam or pinazepam or pirenzepin or prazepam or premazepam or quazepam or temazepam or tetrazepam or triazolam or zaleplon or zolpidem or zopiclone).tw,kw,kf. ·································· 86,436 件
3 or/1-2 ··· 104,343 件
4 exp Dyspnea/ ·· 20,449 件

5　(dyspnea* or dyspnoea* or dyspneic or short* of breath or breathless*).tw,kw,kf. ················55,748 件

6　((difficult* or laboured or labored) adj (respiration or breathing)).tw,kw,kf. ··················· 999 件

7　or/4-6 ···64,384 件

8　exp Neoplasms/ ···3,217,351 件

9　(cancer* or tumor* or tumour* or neoplas* or carcinoma* or adenocarcinoma* or malignan* or oncolog* or sarcoma*).tw,kw,kf. ··3,263,933 件

10　or/8-9 ··4,160,474 件

11　3 and 7 and 10 ·· 110 件

医中誌 Web

1　("Breath Shortness"/TA or "Breath Shortness"/TA or "Breathlessness"/TA or "Breathlessnesses"/TA or Dyspnea/TA or Dyspneas/TA or "Inspiratory Retraction"/TA or "Shortness of Breath"/TA or 呼吸困難/TH or 呼吸困難/AL or 息切れ/TA or 陥没呼吸/TA or 息苦しさ/TA) and (腫瘍/TH or がん/TA or 癌/TA) ···7,388 件

2　Benzodiazepines/TH or ベンゾジアゼピン/AL···23,906 件

3　((クロチアゼパム/TA or clotiazepam/TA or リーゼ/TA or Rize/TA or エチゾラム/TA or etizolam/TA or デパス/TA or Depas/TA or フルタゾラム/TA or flutazolam/TA or コレミナール/TA or Coreminal/TA or アルプラゾラム/TA or alprazolam/TA or Constan/TA or Solanax/TA or コンスタン/TA or ソラナックス/TA or ロラゼパム/TA or lorazepam/TA or ワイパックス/TA or Wypax/TA or ブロマゼパム/TA or bromazepam/TA or レキソタン/TA or lexotan/TA or セニラン/TA or Seniran/TA) or (ジアゼパム/TA or diazepam/TA or セルシン/TA or Cercine/TA or ホリゾン/TA or Horizon/TA or クロキサゾラム/TA or cloxazolam/TA or セパゾン/TA or Sepazon/TA or フルジアゼパム/TA or Fludiazepam/TA or エリスパン/TA or erispan/TA or クロジアゼポキシド/TA or chlordiazepoxide/TA or コントール/TA or contol/TA or バランス/TA or オキサゾラム/TA or oxazolam/TA or セレナール/TA or Serenal/TA) or (メダゼパム/TA or medazepam/TA or レスミット/TA or Resmit/TA or メキサゾラム/TA or mexazolam/TA or メレックス/TA or クロラゼプ酸二カリウム/TA or "clorazepate dipotassium"/TA or メンドン/TA or mendon/TA or ロフラゼプ酸エチル/TA or "Ethyl loflazepate"/TA or メイラックス/TA or Meilax/TA or フルトプラゼパム/TA or Flutoprazepam/TA or レスタス/TA or Restas/TA or トリアゾラム/TA or toriazolam/TA or ハルシオン/TA or halcion/TA) or (ブロチゾラム/TA or brotizolam/TA or レンドルミン/TA or lendormin/TA or ロルメタゼパム/TA or lormetazepam/TA or ロラメット/TA or loramet/TA or エバミール/TA or Evamyl/TA or リルマザホン/TA or rilmazahone/TA or リスミー/TA or rhythmy/TA or フルニトラゼパム/TA or flunitrazepam/TA or サイレース/TA or Silece/TA or ロヒプノール/TA or ニトラゼパム/TA or nitrazepam/TA or ベンザリン/TA or benzalin/TA or ネルボン/TA or Nelbon/TA or エスタゾラム/TA or estazolam/TA or ユーロジン/TA or eurodin/TA) or (クアゼパム/TA or quazepam/TA or ドラール/TA or Doral/TA or フルラゼパム/TA or flurazepam/TA or ダルメート/TA or Dalmate/TA or ハロキサゾラム/TA or haloxazolam/TA or ソメリン/TA or somelin/TA)) or (ミダゾラム/TA or Midazolam/TA or ドルミカム/TA or ミダフレッサ/TA or MIDAFRESA/TA or クロナゼパム/TA or Clonazepam/TA or ランドセン/TA or Landsen/TA or リボトリール/TA or RIVOTRIL/TA) ·························43,043 件

4　2 or 3 ···59,611 件

5　1 and 4 ·· 149 件

6　5 and (PT= 会議録除く)··· 121 件

検索式により英文 384 件（重複した 114 件を除く），和文 121 件の文献が得られた。一次スクリーニングの結果，30 件の文献を採用した。そのうち，二次スクリーニングの結果，2 件の文献を採用した。また，ハンドサーチによる追加採用文献はなかった。

そのうち，CQ5-1 に該当するものは 2 件，CQ5-2 に該当するものは 1 件であった。

［重要臨床課題 6］
がん患者の呼吸困難に対するコルチコステロイドの有効性

Cochrane Library

#1　MeSH descriptor: [Adrenal Cortex Hormones] explode all trees ·································13,868 件

#2　(Corticosteroid* or adrenal cortex hormone* or adrenal cortical hormone or adrenal steroid* or adreno cortical steroid* or adrenocortical hormone* or adrenocortical steroid* or adrenocorticosteroid* or cortical steroid* or cortico steroid* or corticoid* or Aclovate or alclometasone or amcinonide or Apexicon or betamethasone or Betanate or Beta-Val or Cinalog or clobetasol or Clobex or Cordran or Cutivate or Desonate or desonide or Desowen or desoximetasone or dexamethasone or diflorasone or Diprolene or Diprosone or Elocon or fluocinolone or fluocinonide or flurandrenolide or fluticasone or halcinonide or halobetasol or Halog or hydrocortisone or Kenalog or Lidex or Locoid or Lokara or Luxiq or methylprednisolone or mometasone or Olux or Pandel or prednisolone or prednisone or Synalar or Temovate or Topicort or triamcinolone or Triderm or Ultravate or Vanos or Verdeso or Westcort):ti,ab,kw (Word variations have been searched) ··································59,872 件

#3	#1 or #2····································	62,394 件
#4	MeSH descriptor: [Dyspnea] explode all trees ··································	1,144 件
#5	(dyspnea or dyspnoea or dyspneic or "short* of breath" or breathless*):ti,ab,kw (Word variations have been searched) ····································	11,856 件
#6	((difficult* or laboured or labored) NEAR/1 (respiration or breathing)):ti,ab,kw (Word variations have been searched) ····································	322 件
#7	#4 or #5 or #6 ··································	12,094 件
#8	MeSH descriptor: [Neoplasms] explode all trees ··································	71,353 件
#9	(cancer* or tumor* or tumour* or neoplas* or carcinoma* or adenocarcinoma* or malignan* or oncolog* or sarcoma*):ti,ab,kw	206,969 件
#10	#8 or #9·································	214,366 件
#11	#3 and #7 and #10 in Trials ····································	252 件

EMBASE

1	exp corticosteroid/ ··································	892,063 件
2	(Corticosteroid* or adrenal cortex hormone* or adrenal cortical hormone or adrenal steroid* or adreno cortical steroid* or adrenocortical hormone* or adrenocortical steroid* or adrenocorticosteroid* or cortical steroid* or cortico steroid* or corticoid* or Aclovate or alclometasone or amcinonide or Apexicon or betamethasone or Betanate or Beta-Val or Cinalog or clobetasol or Clobex or Cordran or Cutivate or Desonate or desonide or Desowen or desoximetasone or dexamethasone or diflorasone or Diprolene or Diprosone or Elocon or fluocinolone or fluocinonide or flurandrenolide or fluticasone or halcinonide or halobetasol or Halog or hydrocortisone or Kenalog or Lidex or Locoid or Lokara or Luxiq or methylprednisolone or mometasone or Olux or Pandel or prednisolone or prednisone or Synalar or Temovate or Topicort or triamcinolone or Triderm or Ultravate or Vanos or Verdeso or Westcort).mp. ··································	825,475 件
3	or/1-2 ··································	942,378 件
4	exp Dyspnea/ ··································	158,707 件
5	(dyspnea* or dyspnoea* or dyspneic or short* of breath or breathless*).tw,kw. ··································	100,076 件
6	((difficult* or laboured or labored) adj (respiration or breathing)).tw,kw. ··································	1,680 件
7	or/4-6 ··································	183,505 件
8	exp Neoplasms/ ··································	4,239,845 件
9	(cancer* or tumor* or tumour* or neoplas* or carcinoma* or adenocarcinoma* or malignan* or oncolog* or sarcoma*).tw,kw. ··································	4,260,466 件
10	or/8-9 ··································	5,259,994 件
11	(clin* adj2 trial).mp. ··································	1,515,008 件
12	((singl* or doubl* or trebl* or tripl*) adj (blind* or mask*)).mp. ··································	296,188 件
13	(random* adj5 (assign* or allocat*)).mp. ··································	183,724 件
14	randomi*.mp. ··································	1,168,611 件
15	crossover.mp. ··································	95,230 件
16	exp randomized-controlled-trial/ ··································	572,713 件
17	exp double-blind-procedure/ ··································	166,358 件
18	exp crossover-procedure/ ··································	60,954 件
19	exp single-blind-procedure/ ··································	36,705 件
20	exp randomization/ ··································	84,575 件
21	Clinical study/ ··································	154,760 件
22	Case control study/ ··································	146,476 件
23	Family study/ ··································	26,134 件
24	Longitudinal study/ ··································	131,003 件
25	Retrospective study/ ··································	828,331 件

26	Prospective study/	552,857 件
27	Cohort analysis/	510,734 件
28	(Cohort adj (study or studies)).mp.	277,615 件
29	(Case control* adj (study or studies)).tw.	130,046 件
30	(follow up adj (study or studies)).tw.	61,134 件
31	(observational adj (study or studies)).tw.	152,493 件
32	(epidemiologic* adj (study or studies)).tw.	102,541 件
33	(cross sectional adj (study or studies)).tw.	198,033 件
34	or/11-33	4,378,162 件
35	3 and 7 and 10 and 34	3,136 件

MEDLINE

1	exp Adrenal Cortex Hormones/	387,954 件
2	(Corticosteroid* or adrenal cortex hormone* or adrenal cortical hormone or adrenal steroid* or adreno cortical steroid* or adrenocortical hormone* or adrenocortical steroid* or adrenocorticosteroid* or cortical steroid* or cortico steroid* or corticoid* or Aclovate or alclometasone or amcinonide or Apexicon or betamethasone or Betanate or Beta-Val or Cinalog or clobetasol or Clobex or Cordran or Cutivate or Desonate or desonide or Desowen or desoximetasone or dexamethasone or diflorasone or Diprolene or Diprosone or Elocon or fluocinolone or fluocinonide or flurandrenolide or fluticasone or halcinonide or halobetasol or Halog or hydrocortisone or Kenalog or Lidex or Locoid or Lokara or Luxiq or methylprednisolone or mometasone or Olux or Pandel or prednisolone or prednisone or Synalar or Temovate or Topicort or triamcinolone or Triderm or Ultravate or Vanos or Verdeso or Westcort).mp.	371,683 件
3	or/1-2	482,859 件
4	exp Dyspnea/	20,449 件
5	(dyspnea* or dyspnoea* or dyspneic or short* of breath or breathless*).tw,kw,kf.	55,748 件
6	((difficult* or laboured or labored) adj (respiration or breathing)).tw,kw,kf.	999 件
7	or/4-6	64,384 件
8	exp Neoplasms/	3,217,351 件
9	(cancer* or tumor* or tumour* or neoplas* or carcinoma* or adenocarcinoma* or malignan* or oncolog* or sarcoma*).tw,kw,kf.	3,263,933 件
10	or/8-9	4,160,474 件
11	exp clinical trial/	836,373 件
12	exp randomized controlled trials/	129,031 件
13	exp double-blind method/	153,319 件
14	exp single-blind method/	27,320 件
15	exp cross-over studies/	46,001 件
16	randomized controlled trial.pt.	489,565 件
17	clinical trial.pt.	517,993 件
18	controlled clinical trial.pt.	93,261 件
19	(clinic* adj2 trial).mp.	699,742 件
20	(random* adj5 control* adj5 trial*).mp.	695,232 件
21	(crossover or cross-over).mp.	92,471 件
22	((singl* or double* or trebl* or tripl*) adj (blind* or mask*)).mp.	228,453 件
23	randomi*.mp.	845,881 件
24	(random* adj5 (assign* or allocat* or assort*)).mp.	234,735 件
25	Epidemiologic studies/	8,079 件
26	exp case control studies/	1,019,326 件
27	exp cohort studies/	1,899,073 件
28	Case control*.tw.	121,473 件
29	(cohort adj (study or studies)).tw.	184,260 件
30	Cohort analy*.tw.	7,248 件
31	(Follow up adj (study or studies)).tw.	47,508 件
32	(observational adj (study or studies)).tw.	96,107 件
33	Longitudinal.tw.	228,234 件
34	Retrospective.tw.	486,523 件
35	Cross sectional.tw.	321,416 件
36	Cross-sectional studies/	303,731 件

37	or/11-36 ･･･	3,885,468 件
38	3 and 7 and 10 and 37 ･･････････････････････････････････････	167 件

医中誌 Web

1	("Breath Shortness"/TA or "Breath Shortness"/TA or "Breathlessness"/TA or "Breathlessnesses"/TA or Dyspnea/TA or Dyspneas/TA or "Inspiratory Retraction"/TA or "Shortness of Breath"/TA or 呼吸困難/TH or 呼吸困難/AL or 息切れ/TA or 陥没呼吸/TA or 息苦しさ/TA) and (腫瘍/TH or がん/TA or 癌/TA) ･･････････････････････････････	7,388 件
2	(Fluticasone/TH or フルチカゾン/TA or フルタイド/TA or Budesonide/TH or ブデソニド/TA or パルミコート/TA or Beclomethasone/TH or ベクロメタゾン/TA or キュバール/TA or Ciclesonide/TH or シクレソニド/TA or オルベスコ/TA or Mometasone/TH or モメタゾン/TA or アズマネックス/TA) ･･･	5,709 件
3	((Dexamethasone/TH or デキサメタゾン/AL)) or (Betamethasone/TH or ベタメタゾン/AL) or ((Prednisolone/TH or プレドニゾロン/AL)) or ((Methylprednisolone/TH or メチルプレドニゾロン/AL)) or ((Hydrocortisone/TH or ヒドロコルチゾン/AL)) or (Glucocorticoids/TH or コルチコステロイド/AL) ･･･	112,647 件
4	(cotisone/TA or コートン/TA or cortone/TA or hydrocortisone/TA or cortisol/TA or cortril/TA or コートリル/TA or Hydrocortone/TA or 水溶性ハイドロコートン/TA or "ソル・コーテフ"/TA or "Solu-Cortef"/TA or サクシゾン/TA or Saxizon/TA) or (プレドニゾロン/TA or プレドニン/TA or prednisolone/TA or predonine/TA or 水溶性プレドニン/TA or methylprednisolone/TA or メチルプレドニゾロン/TA or メドロール/TA or medrol/TA or "depo-medrol"/TA or "デポ・メドロール"/TA or "ソル・メドロール"/TA or "solu-medrol"/TA) or (triamcinolone/TA or トリアムシノロン/TA or レダコート/TA or Ledercort/TA or "ケナコルトー A"/TA or "kenacort-A"/TA) or (デキサメタゾン/TA or dexamethasone/TA or デカドロン/TA or decadron/TA or オルガドロン/TA or Orgadrone/TA or リメタゾン/TA or limethason/TA) or (ベタメタゾン/TA or betamethasone/TA or リンデロン/TA or Rinderon/TA or セレスタミン/TA or Celestamine/TA or fludrocortisone/TA or フルドロコルチゾン/TA or フロリネフ/TA or Florinef/TA) ･･･････････････････	32,217 件
5	2 or 3 or 4 ･･	119,139 件
6	1 and 5 ･･･	729 件
7	6 and (PT= 会議録除く) ･･･････････････････････････････････	708 件

検索式により英文 3,187 件（重複した 368 件を除く），和文 708 件の文献が得られた。一次スクリーニングの結果，30 件の文献を採用した。そのうち，二次スクリーニングの結果，5 件の文献を採用した。ハンドサーチによる追加採用文献はなかった。
そのうち，CQ6-1 に該当するものは 2 件，CQ6-2 に該当するものは 2 件，CQ6-3 に該当するものは 2 件，CQ6-4 に該当するものは 1 件であった。

V 章

資 料

3 ガイドライン作成者と利益相反

以下に本ガイドラインの作成者と利益相反を示す。

[利益相反開示事項]
　日本緩和医療学会の利益相反に関する指針，細則，報告事項，Q&A については学会ホームページ（https://www.jspm.ne.jp/aboutus/COI/index.html）をご確認いただきたい。

[役員・委員等の利益相反開示事項（概要）]
1　報告対象企業等の職員，顧問職か
2　給与・報酬等　　　　　100 万円以上
3　株式等　　　　　　　　100 万円以上のものあるいは当該株式 5%以上保有
4　特許権使用料　　　　　100 万円以上
5　講演料等　　　　　　　50 万円以上
6　原稿料等　　　　　　　50 万円以上
7　顧問料　　　　　　　　100 万円以上
8　奨学寄附金　　　　　　100 万円以上
9　研究費　　　　　　　　100 万円以上
10　寄付講座等　　　　　　100 万円以上
11　旅行・贈答品等　　　　5 万円以上
12　自由診療
　　　保険外診療（自由診療）を行っていたかどうか

[備　考]
1〜12　　　　　　　報告者自身について報告
2, 3, 4, 12　　　　報告者と生計を一にする親族について報告

[開示期間]
2021 年 1 月 1 日〜2021 年 12 月 31 日

[ガイドライン統括委員会]

役職	氏名	所属	利益相反	ガイドライン作成上の役割
委員長	中島　信久	琉球大学病院地域・国際医療部／緩和ケアセンター診療教授	講演料等：第一三共株式会社	—
担当委員	山口　崇	神戸大学医学部附属病院緩和支持治療科特命教授	該当なし	全体統括，背景知識執筆，デルファイラウンド（評価・コメント・議論）

[呼吸器症状ガイドライン改訂 WPG]

役職	氏名	所属	利益相反	ガイドライン作成上の役割
WPG 員長	山口　崇	神戸大学医学部附属病院緩和支持治療科特命教授	該当なし	全体統括，背景知識執筆，デルファイラウンド（評価・コメント・議論）
WPG副員長	松田　能宣	国立病院機構近畿中央呼吸器センター心療内科医長	該当なし	背景知識執筆，推奨文執筆，デルファイラウンド（評価・コメント・議論）
WPG 員	渡邊　紘章	在宅緩和ケアあすなろ医院院長，緩和ケア科	該当なし	推奨文執筆，デルファイラウンド（評価・コメント・議論）
	角甲　純	三重大学大学院医学系研究科看護学専攻実践看護学領域教授	該当なし	背景知識執筆，推奨文執筆，デルファイラウンド（評価・コメント・議論）
	笠原　庸子	県立広島病院薬剤科	該当なし	背景知識執筆，デルファイラウンド（評価・コメント・議論）
	合屋　将	公立学校共済組合近畿中央病院呼吸器内科部長	該当なし	背景知識執筆，推奨文執筆，デルファイラウンド（評価・コメント・議論）
	小原　弘之	廿日市記念病院内科，緩和ケア病棟施設長	該当なし	推奨文執筆，デルファイラウンド（評価・コメント・議論）
	森　雅紀	聖隷三方原病院緩和支持治療科部長	該当なし	推奨文執筆，デルファイラウンド（評価・コメント・議論）
	中山　健夫	京都大学大学院医学研究科社会健康医学系専攻健康情報学分野教授〔外部委員〕	研究費：I & H 株式会社，株式会社ココカラファインヘルスケア，コニカミノルタ株式会社	系統的レビュー/推奨文作成アドバイス
WG 員	越智　拓良	松山ベテル病院内科	該当なし	系統的レビュー
	片山　英樹	岡山大学病院緩和支持医療科助教	該当なし	系統的レビュー
	熊野　宏治	松下記念病院診療技術部リハビリテーション療法室臨床准教授	該当なし	背景知識執筆
	小林　成光	聖路加国際大学大学院看護学研究科講師	該当なし	背景知識執筆
	坂下　明大	兵庫県立はりま姫路総合医療センター緩和ケア内科診療科長	該当なし	背景知識執筆
	佐藤　淳也	湘南医療大学薬学部教授	該当なし	系統的レビュー，背景知識執筆
	菅野　康二	順天堂大学医学部附属順天堂東京江東高齢者医療センター呼吸器内科科長	該当なし	系統的レビュー
	鈴木　梢	がん・感染症センター都立駒込病院緩和ケア科医長	該当なし	系統的レビュー
	高木　雄亮	帝京大学医学部附属病院緩和ケア内科講師	団体の職員，顧問職の報酬：株式会社 CureApp	系統的レビュー
	十九浦宏明	あかり在宅クリニック院長	該当なし	系統的レビュー
	中野　泰	川崎市立井田病院呼吸器内科担当部長	該当なし	系統的レビュー，背景知識執筆

（つづく）

V章

資料

中村　陽一	東邦大学医療センター大森病院緩和ケアセンター教授	該当なし		系統的レビュー，背景知識執筆
西　　智弘	川崎市立井田病院腫瘍内科部長／緩和ケア内科	該当なし		系統的レビュー
長谷川貴昭	名古屋市立大学病院緩和ケアセンター助教	該当なし		系統的レビュー，背景知識執筆
松沼　　亮	甲南医療センター緩和ケア内科	該当なし		系統的レビュー，背景知識執筆
安田俊太郎	東京医科歯科大学病院薬剤部	該当なし		系統的レビュー，背景知識執筆
山本　泰大	小牧市民病院薬局	該当なし		系統的レビュー，背景知識執筆
吉田　沙蘭	東北大学大学院教育学研究科教育心理学講座臨床心理学分野准教授	該当なし		背景知識執筆
大石　醒悟	真星病院循環器内科部長〔外部委員，日本心不全学会〕	講演料等：大塚製薬株式会社，第一三共株式会社		背景知識執筆
北川　知佳	長崎呼吸器リハビリクリニックリハビリテーション科〔外部委員，日本呼吸ケア・リハビリテーション学会〕	該当なし		背景知識執筆
清水　俊夫	東京都立神経病院副院長，脳神経内科〔外部委員，日本神経学会〕	該当なし		背景知識執筆
立川　　良	神戸市立医療センター中央市民病院呼吸器内科医長〔外部委員，日本呼吸器学会〕	該当なし		背景知識執筆
樋野　恵子	順天堂大学医療看護学部成人看護学准教授〔外部委員，日本呼吸ケア・リハビリテーション学会〕	該当なし		背景知識執筆

［デルファイ担当者］

役職	氏名	所属	利益相反	ガイドライン作成上の役割
デルファイ担当者	井上　　彰	東北大学大学院医学系研究科緩和医療学分野教授〔日本臨床腫瘍学会：医師〕	講演料等：アストラゼネカ株式会社，小野薬品工業株式会社，中外製薬株式会社 奨学（奨励）寄付金：中外製薬株式会社	デルファイラウンド（評価・コメント・議論）
	今井　芳枝	徳島大学大学院医歯薬学研究部がん看護学分野教授〔日本がん看護学会：看護師〕	該当なし	デルファイラウンド（評価・コメント・議論）
	富井　啓介	神戸市立医療センター中央市民病院副院長，呼吸器内科部長〔日本呼吸器学会：医師〕	講演料等：日本ベーリンガーインゲルハイム株式会社，帝人ヘルスケア株式会社	デルファイラウンド（評価・コメント・議論）
	橋本佐与子	認定NPO法人ささえあい医療人権センターCOML理事	該当なし	デルファイラウンド（コメント・議論）
	浜野　　淳	筑波大学医学医療系緩和支持治療科〔日本プライマリ・ケア連合学会：医師〕	該当なし	デルファイラウンド（評価・コメント・議論）

（つづく）

| | 矢野　琢也 | 住友別子病院薬剤部医薬品情報科長〔日本緩和医療薬学会：薬剤師〕 | 該当なし | デルファイラウンド（評価・コメント・議論） |

[外部評価担当者]

役職	氏名	所属	利益相反	ガイドライン作成上の役割
外部評価担当者	足立　誠司	国民健康保険智頭病院院長〔日本プライマリ・ケア連合学会：医師〕	該当なし	外部評価
	安藤　雄一	名古屋大学医学部附属病院化学療法部部長〔日本癌治療学会：医師〕	講演料等：中外製薬株式会社，バイエル薬品株式会社 奨学（奨励）寄附金：株式会社ゲオホールディングス，中外製薬株式会社 研究費：ベイジーン株式会社	外部評価
	高橋　孝輔	安城更生病院呼吸器内科代表部長〔日本肺癌学会：医師〕	該当なし	外部評価
	津田　徹	霧ケ丘つだ病院院長〔日本呼吸ケア・リハビリテーション学会：医師〕	講演料等：アストラゼネカ株式会社	外部評価
	武井　大輔	埼玉県立がんセンター薬剤部〔日本緩和医療学会：薬剤師〕	該当なし	外部評価
	林　ゑり子	横浜市立大学医学部看護学科助教〔日本緩和医療学会：看護師〕	該当なし	外部評価
	山本　亮	佐久総合病院佐久医療センター緩和ケア内科部長〔日本緩和医療学会：医師〕	該当なし	外部評価

（五十音順）

V章

資料

索引

進行性疾患患者の
呼吸困難の緩和に関する診療ガイドライン 2023 年版

がん患者の呼吸器症状の緩和に関するガイドライン 2016 年版：改訂・改題

2011 年 7 月 27 日　第 1 版（2011 年版）発行
2016 年 6 月 20 日　第 2 版（2016 年版）発行
2023 年 6 月 20 日　第 3 版（2023 年版）第 1 刷発行

編　集　特定非営利活動法人　日本緩和医療学会
　　　　ガイドライン統括委員会

発行者　福村　直樹

発行所　金原出版株式会社
　　　　〒113-0034 東京都文京区湯島 2-31-14
　　　　電話　編集　（03）3811-7162
　　　　　　　営業　（03）3811-7184
　　　　FAX　　　　（03）3813-0288
　　　　振替口座　00120-4-151494
　　　　http://www.kanehara-shuppan.co.jp/

© 日本緩和医療学会，2011，2023

検印省略

Printed in Japan

ISBN 978-4-307-10219-3

印刷・製本／三報社印刷㈱

WEB アンケートにご協力ください

読者アンケート（所要時間約 3 分）にご協力いただいた方の中から
抽選で毎月 10 名の方に図書カード 1,000 円分を贈呈いたします。
アンケート回答はこちらから ➡
https://forms.gle/U6Pa7JzJGfrvaDof8

緩和医療に携わる医療者必携の手引きを、5年ぶりに改訂!

がん患者の 治療抵抗性の苦痛と鎮静 に関する基本的な考え方の手引き

2023年版

特定非営利活動法人 **日本緩和医療学会 ガイドライン統括委員会** 編

本手引きでは、がん患者の治療抵抗性の苦痛に対する、鎮静を含めた総合的な対応や考え方を提示している。今版では、①重要事項を要点としてまとめ、鎮静の実施を検討するうえでのフローチャートを作成、②難治性の痛み・せん妄・呼吸困難の治療アルゴリズムと、治療抵抗性と判断する目安を提示、③複数の法律家で検討した「法的検討」の章を本文に掲載、④鎮静の実証研究をレビューした図表の作成、などの改訂を行った。前版の2018年版で改訂された方針を踏襲しつつ、さらに臨床現場で使いやすくなった一冊。

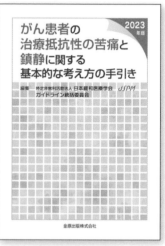

がん患者の
治療抵抗性の苦痛と
鎮静に関する
基本的な考え方の手引き

2023年版

編集 特定非営利活動法人 日本緩和医療学会
ガイドライン統括委員会 JSPM

金原出版株式会社

CONTENTS

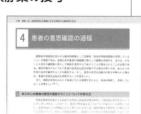

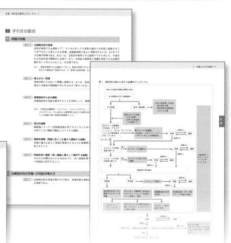

読者対象 緩和ケア・がん治療に携わる医師、看護師、薬剤師、心理職 など

◆B5判 212頁 ◆定価2,860円(本体2,600円+税10%) ISBN978-4-307-10225-4

K 金原出版 〒113-0034 東京都文京区湯島2-31-14 TEL03-3811-7184(営業部直通) FAX03-3813-0288
本の詳細、ご注文等はこちらから▶https://www.kanehara-shuppan.co.jp/